中医经典
·跟读名师手记·

伤寒辑

总主编　周春祥

总　审　顾武军

[清] 柯　琴/编撰

赵鸣芳/笺注
方　令

伤寒来苏集

上海科学技术出版社

图书在版编目（CIP）数据

伤寒来苏集 / （清）柯琴编撰；赵鸣芳，方令笺注
. -- 上海 ：上海科学技术出版社，2021.9
（中医经典·跟读名师手记 / 周春祥总主编. 伤寒
辑）
ISBN 978-7-5478-5449-5

Ⅰ．①伤… Ⅱ．①柯… ②赵… ③方… Ⅲ．①《伤寒
论》－研究 Ⅳ．①R222.29

中国版本图书馆CIP数据核字(2021)第164088号

伤寒来苏集

［清］柯　琴/编撰

赵鸣芳　方　令　笺注

上海世纪出版（集团）有限公司
上 海 科 学 技 术 出 版 社　出版、发行
（上海钦州南路 71 号　邮政编码 200235　www.sstp.cn）

上海盛通时代印刷有限公司印刷

开本 787×1092　1/16　印张 22.75
字数：450 千字
2021 年 9 月第 1 版　2021 年 9 月第 1 次印刷
ISBN 978－7－5478－5449－5/R·2359
定价：68.00 元

伤寒来苏集

内容提要

　　《伤寒来苏集》为清代医家柯琴所撰,该书共八卷,包括《伤寒论注》《伤寒论翼》和《伤寒附翼》三部分。柯氏对王叔和整理的《伤寒论》原文重新编次,先立总纲一篇,然后六经分病。六经各立纲要,病下列证,随证出方,证以方名,以方类证,并予阐明每一个证治的病因病位、寒热虚实属性及诊疗机制。

　　本次笺注,以柯琴《伤寒来苏集》为引,力主从临床应用出发,结合当今伤寒名师写就的手札笔记,从"注文浅释""医理探微""临证薪传""案例犀烛"四个方面,对注文中的医理、辨治思路、应用要点、存在争鸣处进行诠释与解读,使《伤寒论》深厚的理论更加通俗易懂,使读者在名师的点拨下领悟经典的含义,明确方药理论的应用思路。

　　本书以笺注形式全面、深入诠释《伤寒来苏集》,希冀读者能在笺注者的心得体会中全面、深入领悟柯琴注解《伤寒论》之宗旨,汲取《伤寒论》精华,提升临证能力。

王序

　　学中医,不可不读《伤寒论》,已是自隋唐至今的医界通论。其原因在于,《伤寒论》所蕴含的理法方药一以贯之的理论体系,奠定了中医临床各科学术发展的基础,是以古代学者称其为"开万世之法程,诚医门之圣书"。

　　《伤寒论》虽贵为圣书,但其难以参悟,也是医界之共识。古今医家,皆深谙读懂《伤寒论》难,用好《伤寒论》更难,故历代名家纷纷将一得之见记录于笔端,以至千余年来《伤寒论》注本卷帙浩繁,难以数计。而正是这些注本铺就起后世读者读懂《伤寒论》的坚实阶梯。

　　《伤寒论》的注本,种类繁多。据不完全统计,截止于中华人民共和国成立前,有名可查的注本竟达1040本之上;而注本之中,各家又观点各异:有非议王叔和、成无己,倡言错简者;有反对乱编原文,维护旧论者;也有另辟蹊径,重在研究辨证精华者。如此浩繁之注书,如此杂乱之注家,如何参考,如何择善而从,又给现今的《伤寒论》学人带来了迷惘、疑惑乃至后续的懈怠。

　　古语有云"将登泰岱,舍径奚从;欲谒扶桑,无舟莫适",如何在众多的注本中选取平正公允、观点上乘的注本,如何在伤寒学派中选取最具代表性的注家,如何对注家的观点进行进一步的注疏阐释,从而为当今的学者开拓一条攀登《伤寒论》高峰的蹊径,为欲达仲景学术彼岸的追求者提供一叶扁舟,是当前众多学者应当认真思考的问题。基于此,上海科学技术出版社编辑出版了这套"中医经典·跟读名师手记"伤寒辑,丛书力求承先贤之见,并能对注本玄幽奥秘之处做全面深入解析,意在从艰深玄奥的医理中明晰其理路,领会其精神,把握其要领,进而更好地将《伤寒论》理论灵活运用于实践,可谓用心良苦!

　　通过对《伤寒论》注本不同学术流派的梳理，丛书选取迄今伤寒界最具学术代表性的注本为底本，包括《注解伤寒论》《伤寒论条辨》《伤寒论集注》《伤寒溯源集》《伤寒来苏集》《伤寒贯珠集》《伤寒论纲目》七种，由二十世纪八十年代享誉全国的南京中医学院陈亦人教授的嫡传弟子们作深层次的笺注解读。鉴于他们都是国内高等中医药院校及三级医院的学科带头人，深厚的理论功底与丰富的临床经验，使得笺注内容异彩纷呈。

　　余早年在刘渡舟先生门下攻读博士研究生时，曾遵恩师之嘱，借在全国遍访《伤寒论》各家注本之机，专程去南京拜见陈亦人先生。当时曾多蒙教诲，而本人对陈老之著作，更是认真研习，受益颇深。此次"中医经典·跟读名师手记"伤寒辑书成，出版社邀余作序，又认真学习了各位专家的注疏之文。笺注中各位名师对辨治思路、应用要点的解析，对前人注本内容的补充与订正，以及切中要点、彰显隐秘的临床案例，都对余有很大的启发与开拓。

　　相信这套丛书对读者领悟经典原文、熟悉历代中医大家学术特点、拓宽经典临床应用视野都大有裨益。

　　是为序。

北京中医药大学

王庆国

2021 年 8 月

刘序

仲景祖述轩岐越人，宪章神尹，作《伤寒论》，将医经经方裁合为一，为医道之久远奠立法脉准绳。其论言至简而义蕴深，若非经年累月精究细琢，并得名师点拨，实难入其堂奥。因之，不少读伤寒人喟叹"百年钻故纸，何日出头时"！

忆1989年往南京随亦人老学习，吾师常以"孔圣作《十翼》为《周易》注释，垂万古而不弊"之例劝勉我等同门，谓研读《伤寒论》须多读历代注本，以汲取其丰厚滋养。博览众家，激荡思维，不时亦有柳暗花明、豁然开朗或是英雄所见略同之感。

"问渠那得清如许？为有源头活水来"。如今业已成一方伤寒名家的众位同门，各出机杼，由师弟春祥教授担纲，编纂出版一套带笺注的《伤寒论》注本，欲将诵读注本之活水直趋经典之源，使之成为《伤寒论》学习进阶之梯，让后来者明仲景之理，达仲景之事，以期精英辈出。同时，师门众师兄弟还深思熟虑，精心挑选了伤寒界迄今最具学术代表性的注本为底本，融入各人学习心得、临床体会，既实现了与注家的互融互通，以帮助读者较好地把握伤寒学的学术发展脉络，亦可拉近经典理论、注家学术与临床实践的距离。

"百战归来再读书"。理论方药固不可少，但临床应用更为重要。该丛书不仅汇集了陈老师门一众师兄弟们的理论见解，尤为可贵的是其中镶嵌了较多临床案例及诊疗心悟，堪能犀烛后学。

作为师门的一分子，既为众师兄弟付出的努力击掌，亦感惭愧不已。一赞伤寒园中又添新枝，更赞吾师之衣钵有继，是为序。

刘力红

2021年8月

丛书编纂散记
（代前言）

看着案头甫定的"中医经典·跟名师读手记"伤寒辑笺注本书稿,思绪不禁拉回到三年前的沪上之旅,忆起与上海科学技术出版社编辑们商讨编纂这套丛书的缘起。

在上海一条记不起名字的弄堂里,一间简陋但却整洁的小酒屋中,我们以茶代酒敲定了这套丛书的编纂出版计划。

上海科学技术出版社曾以出版全国高等中医院校第五版中医教材蜚声海内外。先师陈亦人教授撰写的《伤寒论译释》影响数代中医人,出版方亦是上海科学技术出版社。近年来,在中医本科生、研究生《伤寒论》教材编写、出版方面,我们有过数度愉快的合作。

出版社此次新的编纂出版计划,开初着实令我吃惊! 要知道,虽然三年前"读经典,做临床"已成为中医界的蔚然之风,但在崇尚"大道至简"、效率至上的时代,所谓的"读经典"实际是有其特定内涵的。以研读经典《伤寒论》为例,在众多人印象中,且不论诵读带笺注的注本,即或连读全本《伤寒论》似乎亦是问题,大家抱怨全本《伤寒论》太厚、责怪现代教材欠精要,于是经方成为当下最能迎合人们胃口的"快餐"。这样的背景下,确定编纂出版一套带笺注的《伤寒论》注本,无论对出版社还是对作者其实都是莫大的挑战,需要足够的勇气与底气。

这样一件做起来不易且可能难以"叫座"的活儿,为什么我们会欣然接下? 这可能与我们过往接受的教诲与训练有关,是曾经的学习与成长经历让我们与出版社产生了强烈的共鸣。

谈起引发上述共鸣的具体动因,要回溯至二十世纪八十年代。考上陈亦人老师研究生、忝列门墙的我，与一众师兄弟都曾有过诵读注本的共同经历，在我们每届研究生的培养计划中赫然条列着《注解伤寒论》《伤寒论条辨》《伤寒来苏集》等必读的注本书目；此外，在培养目标中甚至还会看到诸如读一本注本需要摘记多少张读书卡片、发表几篇读后感等至为具体的考核指标，这俨然是一份放在当下也算时髦的教学过程管理计划。如此培养模式不仅造就了我们这一代，其中的合理内核在我们指导研究生时也得到了全面的继承，在我们师门中，这一读书习惯似乎已浸润骨髓。这可能亦是后来我将丛书编写计划在师门公开后，虽未作过多说明，大家仍踊跃参与的缘由。

为什么读《伤寒论》一定要读注本？步入师门的第一堂专业课，接受的便是陈亦人老师针对这一问题令人信服的解答。陈师认为经典是示范、是永恒，但是，经典难读。他甚至援引"昔孔圣作《十翼》之传为其注释，将《易》之奥义转变为系统化的哲学思想，垂万古而不弊"来佐证经典注本的重要。谈到《伤寒论》，他感佩前人总结的"经语奥深，句字藏躐"，"详其句说，审其字意，知一章各有其源，六经各有其本，片言必有其归，只字必体其蕴"，认为《伤寒论》著成后，正是因为众多医家的皓首穷经，并结合自身临床实践，才能从不同学术视角，在注释中见仁见智、各出机杼，明《伤寒论》之理，发其奥旨，使这部经典著作得以流传，珠光闪耀，并亦因此促进了伤寒学术的进步。所以，是不同时代注家为《伤寒论》注入了强大的生命动力，注本提供了维系《伤寒论》历一千八百年而不衰的活力支撑。

讲到这里，或许仍有人质疑，诵读注本对专门从事《伤寒论》教学、理论研究者来说确实无可非议，但与临床家可能关系不大。要回答这一问题，我们不妨从古今医家的众多著述以及他们的成长之路中寻找答案。无论是金元四大家的刘、张、李、朱，还是温病学派的叶、薛、吴、王，在他们著述中都可以窥见对《伤寒论》注家学术的关注与临床运用的剪影。不只这些古代著名的临床大家如此，即或在其他众多近代医家身上也不难发现这样的端倪。如徐灵胎巧妙引用注本理论为《临证指南医案》评点；俞根初汇聚前人著述发扬与完善热病遗证辨治理论……当代众多国医大师在辨治现代疾病时更是从《伤寒论》注本中汲取了充足的养料。周仲瑛教授结合历代医家创见，运用蓄水、蓄血理论辨治流行性出血热；张伯礼院士在后世注家创用《伤寒论》复法启示下，巧用合方，最终成为"新冠"战场的人民英雄……

因此，凡是从事医、教、研工作的中医人，对经典的关注都不应仅限于经典本身！如果经典本身是中医学术之源，则经典之注应该是经典学术得以延续的活水。

明确了中医人读经典需读注本后，读哪些注本成为需要回答的第二个重要问题。众所周知，在一千八百多年的历史长河中，流传下来的《伤寒论》注本可谓汗牛充栋，这是一个大洋般的知识宝库，如何在偌大的书库中抽取代表性样本，尽最大可能地窥一斑而知全豹，这是一个颇难把握的技术问题。

值得庆幸的是，《伤寒论》注本虽然内容、特色各有千秋，但历代医家的研究积累为我们提供了极大的帮助。依照前人经验，结合学界共识，丛书将学界公认的《伤寒论》常见流派及其学术特点作为选取注本时的首要参考，同时充分考虑了注本作者的学术影响力。在上述原则指导下，本套丛书第一批选定了伤寒界迄今最具学术代表性的注本为底本，包括《注解伤寒论》《伤寒论条辨》《伤寒论集注》《伤寒溯源集》《伤寒来苏集》《伤寒贯珠集》《伤寒论纲目》七种，它们或倡导以经解经，或强调维护旧论，或执着错简重订，或属意辨证论治，可谓各显风采，争相斗艳。借助这套丛书，能够大概领略《伤寒论》色彩斑斓的注本世界。

在《伤寒论》研究史上，整理、校订《伤寒论》注本有较多的范例，而以注本为底本，针对注释内容进行全面、深入的补充订正与分辨剖析，本套笺注本的编纂可谓是做了一次有益的尝试。本次笺注，拟定从"注文浅释""医理探微""临证薪传""案例犀烛"四个方面，真实记录现代伤寒名师读书心悟，为方家抛砖引玉。亦希冀读者能在名师札记中全面、深入领悟前人注解《伤寒论》之宗旨，更希望以此为契机踏上高效学习《伤寒论》之路。

如果将注本喻作攀登经典高峰的阶梯，则笺注应该能成为阶梯上一道道能帮助大家攀梯的鲜明指引。借助笺注，不仅能让读者加深对注家作注的认识、解读出各注本精妙微奥的义蕴、把握住伤寒学学术发展脉络，也可以藉由笺注中指出的注释偏颇，帮助大家在攀援阶梯时避开歧路与误区。此外，由于笺注中嵌入了较多的鲜活案例，因而，本套丛书除能帮助读者藉注本进一步领悟《伤寒论》深厚理论外，还能帮读者拉近经典理论、注家学术与临床实践的距离。

由于新冠肺炎疫情阻隔，尽管正式编纂前门内师兄弟们曾进行过数度线上交流与论证，但仍不如线下交流那么直接与顺畅，加之作为总主编的我协调能力有限,导致不少有益建议未能悉数摄纳其中,由此可能直接影响了丛书的编纂质量,这些,都应该责之于我。

希望丛书在出版发行后能得到大家批评与教正,以便下次再版时更上一层楼。

周春祥

2021 年 6 月

伤寒来苏集

导读

柯琴与《伤寒来苏集》

一、《伤寒来苏集》作者

柯琴,字韵伯,号似峰,清代医学家。浙江慈溪文亭(今属余姚)人,其生卒年代不详。《浙江人物简志》载柯琴生卒年是"1619—1705",《历代名医名术》载柯琴的生卒年为"1662—1735",两者不仅生卒年份不同,而且年龄还不一致。

柯琴工诗善文,后因科场失意,遂弃儒而矢志医学,"不为良相",终成良医。曾著《内经合璧》一书,可惜已佚。对《伤寒论》的学习研究更是用足工夫,"凝神定志,慧眼静观,逐条细勘,逐句研审"。不仅对《伤寒论》全文注释,而且还有许多专题论述,所著《伤寒论注》四卷、《伤寒论翼》二卷、《伤寒附翼》二卷,三部分合称《伤寒来苏集》,又名《伤寒来苏全集》。

二、《伤寒来苏集》书名来历

《伤寒来苏集》是《伤寒论注》《伤寒论翼》《伤寒附翼》的合订本,但为何用"来苏"之名呢?孙介夫在《伤寒论翼·序》中有"吾乡似峰先生……栖息于虞山之邑之论"。虞山,位于常熟。常熟隶属于苏州,苏州即姑苏,简称"苏"。柯琴是浙江慈溪人,但长期生活在苏州常熟,"来苏"即来到苏州之意。该书是作者在常熟生活及诊疗期间写成的,所以书名为"来苏"。

"来苏"还有一个含义是"因其来而于困苦中获得苏息"。语本《尚书·商书·仲虺之诰》:"攸徂之民,室室相庆曰'徯予后,后来其苏!'"孔传:"汤所往之民皆喜曰'待我君来,其可苏息。'""来苏",谓因其来而休养生息、脱离困苦,柯琴伤寒书籍之名恐怕与此意无关。

三、柯琴为何要著《伤寒来苏集》

1.《伤寒论》是医学之准绳

《伤寒论翼·自序》:"仲景先师著《伤寒杂病论》合十六卷,良法大备。此《灵》《素》已具诸病之体,而明针法之巧妙。至仲景复备诸病之用,而详方药之准绳。"很明显,柯琴是因推崇仲景之书而著《伤寒来苏集》。

2. 为《伤寒论》恢复原貌

《伤寒论注·自序》:"《伤寒论》一书,经叔和编次,已非仲景之书。仲景之文遗失者多,叔和之文附会者亦多矣……何者为仲景言,何者是叔和笔,其间若脱落、若倒句,与讹字、衍文,须一一指破,顿令作者真面目见于语言文字间。且其笔法之纵横、详略不同,或互文以见意,或比类以相形,可因此而悟彼、见微而知著者,须一一提醒。"可见,柯琴著书的主要目的是为了恢复《伤寒论》原貌。

3. 为《伤寒论》正义

"何前此注疏诸家,不将仲景书始终理会、先后合参,但随文敷衍,故彼此矛盾,黑白不辨,令砥砆与美璞并登,鱼目与夜光同珍。前此之疑辨未明,继此之迷涂更远。"柯琴对其前注家观点中正确的给予肯定,错误的进行批判。柯琴希望通过自己的努力,纠正王叔和、许叔微、林亿、成无己、方有执等人的错误,为《伤寒论》正义,为"六经"正义。

四、《伤寒来苏集》的主要学术思想

《伤寒来苏集》注疏《伤寒论》,溯本求源,引经据典。持论公允,说理明晰,内容全面,重点突出,《伤寒来苏集》是学习研究《伤寒论》的模板,柯琴是历代《伤寒论》注家中的佼佼者。

注疏《伤寒论》的内容除了具体汤证,还包括如下几个核心问题:仲景所言"伤寒"是广义伤寒,还是狭义伤寒;《伤寒论》是专论伤寒,还是伤寒与杂病合论;仲景的原文及其次序;六经的含义及体例等。《伤寒来苏集》对此类核心问题皆有论述,是柯琴研究《伤寒论》的成果,也是《伤寒来苏集》的主要学术思想。

1.《伤寒论》所论是多种外感病

柯琴指出:"六经各有伤寒,非伤寒中独有六经。""六经皆有中风。""《内经》论温之脉症治法甚详,学者多不得要领,仲景独挈'发热而渴,不恶寒'为提纲,洞悉温病之底蕴……温病症状,散见六经……肝胆为发温之源,肠胃为市,故阳明

为成温之薮……若夫温热不因伤寒而致者,只须扶阴抑阳,不必补中益气矣。且温邪有浅深,治法有轻重……厥阴病,下利欲饮水者,白头翁汤主之。此仲景治温之大略也"。《伤寒论》本有"痉湿暍"篇,据此柯琴又指出:"'太阳病发汗太多,因致痉',则痉之属燥无疑也。夫痉以状命名,因血虚而筋急耳。六气为患,皆足以致痉……六经皆有痉病,须审部位以别之。""《内经》曰'诸湿肿满,皆属于脾',又曰'湿用则濡泄',此指湿伤于内者言……本论伤寒发汗,寒湿在里不解。""《内经》又曰'地之湿气,感则害人皮肉筋骨','因于湿,首如裹'此指湿伤于外者言也……内湿相合,则阴阳相搏,上下内外交病矣,所以身体烦疼,不能转侧,骨切掣痛,不能屈伸。"所以《伤寒论》所论外感病,包括伤寒、中风、热病、燥病、温病、湿病,也就是风、寒、暑、湿、燥、热六淫外感病。不仅如此,柯琴还强调:"观仲景独于太阳篇,另其名曰伤寒、曰中风、曰中暑、曰温病、曰湿痹,而他经不复分者,则一隅之举,可以寻其一贯之理也。"意指不仅六经皆有伤寒、中风,而中暑、温病、湿病亦遍布六经。

2. 《伤寒论》是伤寒与杂病合论

《伤寒论翼·自序》曰:"世谓治伤寒,即能治杂病,岂知仲景'杂病论'即在《伤寒论》中,且伤寒中又最多杂病夹杂其间,故伤寒与杂病合论,则伤寒、杂病之症治井然。"其伤寒与杂病合论的论据有: ①"按仲景自序言作《伤寒杂病论》合十六卷,则伤寒杂病,未尝分两书也。"②"凡条中不冠伤寒者,即与杂病同义。"③"六经之为病,不是六经之伤寒,乃是六经分司诸病之提纲,非专为伤寒一症立法也……而六经分症,皆兼伤寒、杂病也明矣。"④"其曰'太阳病,或已发热,或未发热,必恶寒,体痛呕逆,脉阴阳俱紧者,名曰伤寒'是伤寒另有提纲矣。"⑤"结胸、藏结、阳结、阴结、瘀热发黄、热入血室、谵语如狂等症,或因伤寒,或非伤寒,纷纭杂沓之中,正可思伤寒杂病合论之旨矣。"⑥"伤寒之外皆杂病,病名多端,不可以数计,故立六经而分司之;伤寒之中最多杂病,内外夹杂,虚实互呈,故将伤寒杂病而合参之。"应该说,柯琴之"《伤寒论》伤寒与杂病合论",论点鲜明,论据充分。

3. 《伤寒论》六经是"六区地面"

《伤寒论翼·六经正义》:"仲景之六经,是分六区地面。"所谓六区地面,实际是指六个区域,即将人体分成六个系统。六经区域以腰之上、下分阳、阴,即"腰以上为三阳地面,三阳主外而本乎里,心者三阳夹界之地也……腰以下为三阴地面,三阴主里,而不及外,腹者三阴夹界之地也。"具体的六个区域如下。

太阳区域:"内由心胸,外至颠顶,前至额颅,后至肩背,下及于足,内合膀胱,是太阳地面,此经统领营卫,主一身之表证。"

阳明区域:"内自心胸而至胃及肠,外自头颅,由面至腹,下及于足,是阳明地面。"

少阳区域:"由心至咽,出口颊,上耳目,斜至颠,外自肋内属胆,是少阳地面。"

太阴区域:"自腹由脾及二肠魄门为太阴地面。"

少阴区域:"自腹至两肾及膀胱溺道,为少阴地面。"

厥阴区域:"自腹由肝上膈至心,从胁肋下及小腹宗筋为厥阴地面。"

六区地面的理论依据还是《素问·皮部论》,"按《皮部论》云'皮有分部,脉有经纪,其生病各异,别其部分,左右上下,阴阳所在,诸经始终',此仲景创立六部位之原。"皮部是十二经脉及其络脉在体表皮肤的分布区域,所以六区地面所说的理论依据就是"经络",说明柯琴所言"是经界之经,而非经络之经"是强调以线性经络带出的面,否定的是纯"线性"的经络。六区地面较之单纯的线性经络更能反映六经的实质。

4.《伤寒论》六经病皆有表里寒热虚实

仲景《伤寒论》六经分病,注家对六经的病理机制认识不一,可以分为两大类。一种是"简单"的观点,太阳病是表病,阳明病是里热实,少阳病是半表半里,太阴病是里虚寒,少阴病有寒化、热化之别,厥阴病是上热下寒。而另一种观点较为复杂,即六经每一经病皆有表、里、寒、热、虚、实的不同病证,每一经病的区别在于经络、脏腑不同。柯琴所持观点为后一种,此与六经为"六区地面""六经皆有伤寒""六经皆有中风"诸观点一致。"太阳总纲示人以正面,阳明总纲反示人以底板。其正面与太阳之表同,又当看出阳明之表与太阳不同矣。如阳明病,脉迟汗出多,微恶寒者,是阳明之桂枝症;阳明病,脉浮无汗而喘者,是阳明之麻黄症。""六经伤寒,惟阳明最轻,以阳明为水谷之海,谷气足以胜邪气;阳明为十二经脉之长,血气足以御寒气;阳明寓两阳合明之地,阳气足以御阴气也。""少阳之表有二:脉弦细、头痛、发热,或呕而发热者,少阳伤寒也;耳聋、目赤、胁满而烦,少阳中风也。此少阳风寒之表,而非少阳之半表。""阳明风寒之表,亦有麻、桂症。少阳风寒之表,既不得用麻桂之汗,亦不得用瓜蒂之吐。若发汗则谵语,吐下则悸而惊,是少阳之和解,不特在半表而始宜也……若外有微热而不往来寒热,是风寒之表未解,不可谓之半表,当小发汗,故(小柴胡汤)去参加桂。""太阴脉浮为在表,当见四肢烦疼等症……宜桂枝汤。太阴而脉浮者,因于风,风为阳邪,浮为阳脉也……太阴中风,四肢烦疼,太阴伤寒,手足自温。""少阴脉微,不可发汗……发热脉沉者,是病为在表,以无里症,故可发汗。""伤寒,阳脉涩,阴脉弦,腹中急痛者……故先与小建中……要知小建中是桂枝汤倍加芍药以平木,加饴糖以缓急,为厥阴驱邪发表、和中止痛之神剂也。"可见,六经皆有表证,但六经之表证特点不同,用方有别。太阳表证须分表虚表实,别用桂枝汤、麻黄汤;阳明之表亦有使用桂枝汤、麻黄汤的机会,但因阳明经腑谷气足、血气足、阳气足,风寒之邪很快化热入里,所以较少使用麻桂剂。"血弱气尽、腠理开,邪气因入,结于胁下"。少阳表证用小柴胡汤加减治疗。太阴里虚,其表证,不管是中风还是伤寒,皆用桂枝汤治疗。少阴表证用麻黄细辛附子汤温阳解表,厥阴表证用小建中汤补肝血而解表。表证非太阳病独有,而太阳病不仅有表证,也有里证。"脉浮而数者,可发汗。病在表之表,宜麻黄汤;病在表之里,宜桂枝汤;病在里之表,宜五苓散。若病里之里,当用猪苓汤但利其水,不可用五苓散兼发汗矣。要知五苓是太阳半表半里之剂,归重以在半表"。

五、如何读《伤寒来苏集》

《伤寒来苏集》不同于一般的随文注释,柯琴在重新编排仲景原文的基础上进行注释,并且对自己提出的观点进行专题论证。《伤寒论注》《伤寒论翼》《伤寒附翼》三书各有侧重。

《伤寒论注》首列"伤寒总论",然后六经分篇。每经各列提纲,提纲下以方证为标题,因方类证进行归类,柯琴对仲景原文逐一注释。

《伤寒论翼》是专题论述。所论专题包括"全论大法""六经正义""合并启微""风寒辨惑""温暑指归""痉湿异同""平脉准绳""各经病解"和"制方大法"。

《伤寒附翼》是方剂专论。仍以六经分篇,列述每一方剂的组成意义和使用法则。

书籍的次序是《伤寒论注》《伤寒论翼》《伤寒附翼》,因《伤寒论翼》论述了一系列核心问题,带有"总论"性质,故是《伤寒来苏集》的纲领。《伤寒论注》与《伤寒附翼》关系更为接近,都是注疏具体证治,《伤寒论注》侧重于证,而《伤寒附翼》

侧重在方药。对于已学过《伤寒论》的医者,阅读研究《伤寒来苏集》的次序可以改为《伤寒论翼》《伤寒论注》《伤寒附翼》。

三书都是围绕《伤寒论》体例、原文及"病脉证治"展开,注疏内容会有交叉重复,学习者要前后联系进行对比理解。

三书不是同一时间段内完成,还存在观点不一致,甚至自相矛盾的问题,学习者又当择善而从。

赵鸣芳

2021 年 3 月

伤寒来苏集

目录

伤寒论翼卷上

伤寒论翼卷下

伤寒附翼卷上

伤寒附翼卷下

自序

尝谓胸中有万卷书，笔底无半点尘者，始可著书；胸中无半点尘，目中无半点尘者，才许作古书注疏。夫著书固难，而注疏更难。著书者往矣，其间几经兵燹^①，几番播迁，几次增删，几许抄刻，亥豕^②者有之，杂伪者有之，脱落者有之，错简^③者有之。如注疏者着眼，则古人之隐旨明、尘句新；注疏者失眼，非依样葫芦，则另寻枝叶，鱼目混珠，碔砆^④胜玉矣。

《伤寒论》一书，经叔和^⑤编次，已非仲景之书。仲景之文遗失者多，叔和之文附会者亦多矣。读是书者，必凝神定志，慧眼静观，逐条细勘，逐句研审，何者为仲景言，何者是叔和笔，其间若脱落、若倒句，与讹字、衍文、须一一指破，顿令作者真面目见于语言文字间。且其笔法之纵横、详略不同，或互文以见意，或比类以相形，可因此而悟彼、见微而知著者，须一一提醒。更令作者精神见于语言文字之外。始可羽翼仲景，注疏《伤寒》。

何前此注疏诸家，不将仲景书始终理会、先后合参？但随文敷衍，故彼此矛盾，黑白不辨，令碔砆与美璞并登，鱼目与夜光^⑥同珍。前此之疑辨未明，继此之迷途更远。

①【注文浅释】
兵燹：指因战乱所受到的焚烧破坏。燹（xiǎn），野火。

②【注文浅释】
亥豕：把"亥"字误为"豕"字。指因字形相近，而形成的文字错误。

③【注文浅释】
错简：古书以竹简按次串联编成，竹简前后次序错乱谓"错简"。后用以指书中文字次序错乱。

④【注文浅释】
碔砆（wǔ fū）：像玉的石头。亦作珷玞。

⑤【注文浅释】
叔和：即王叔和。西晋著名医学家，所著《脉经》是我国现存最早的脉学专著。《伤寒论》宋版本和成注本在正文前皆标注"汉张仲景著，晋王叔和撰次"字样。

⑥【注文浅释】
夜光：指夜明珠。

学者将何赖焉？如三百九十七法之言，既不见于仲景之序文，又不见于叔和之序例，林氏倡于前，成氏、程氏和于后，其不足取信，王安道已辨之矣①。而继起者，犹琐琐于数目，即丝毫不差，亦何补于古人，何功于后学哉？然此犹未为斯道备累也。独怪大青龙汤，仲景为伤寒中风无汗而兼烦躁者设，即加味麻黄汤耳。而谓其伤寒见风，又谓之伤风见寒，因以麻黄汤主寒伤营，治营病而卫不病；桂枝汤主风伤卫，治卫病而营不病；大青龙主风寒两伤营卫，治营卫俱病。三方割据瓜分。太阳之主寒多风少、风多寒少，种种蛇足，羽翼青龙，曲成三纲鼎立②之说，巧言

①【注文浅释】

三百九十七法：此语首见于"宋刻伤寒论序"，《注解伤寒论》中严器之的"注解伤寒论序"亦见。所指为何，后世多有争议。《医经溯洄集》书中有一篇题为"伤寒三百九十七法辨"，比对成注本《伤寒论》原文，否定了"三百九十七法"的说法。

仲景之序文：指张仲景自序，原书称《伤寒卒病论集》。"卒"字误，当作"杂"。此序文《伤寒来苏集》未收录。

叔和之序例：指"伤寒例"，最早见于宋版《伤寒论》，《伤寒来苏集》未收录。

林氏：即林亿，《伤寒论》宋版本的校注者。

成氏：指成无己，金代医学家，著《注解伤寒论》《伤寒明理论》等书。

程氏：指程应旄，清代医学家，著《伤寒论后条辨》。

王安道：即王履，元末明初医学家，著《医经溯洄集》。

②【医理探微】

三纲鼎立：指喻嘉言创立的三纲鼎立学说。《尚论篇》："风伤卫，寒伤营，风寒两伤营卫"；"卫中于风，以桂枝汤为纲；寒伤于营，以麻黄汤为纲；营卫俱中于风寒，以大青龙汤为纲"。此学说的形成有如下脉络。

唐代孙思邈《千金翼方·卷第九·伤寒上》："尝见太医疗伤寒，惟大青、知母等诸冷物投之，极与仲景本意相反。汤药虽行，百无一效……遂披《伤寒大论》，鸠集要妙，以为其方。行之以来，未有不验……夫寻方之大意，不过三种：一则桂枝，二则麻黄，三则青龙。此之三方，凡疗伤寒不出之也。"

宋代朱肱《类证活人书》："大抵感外风者为伤风，感寒冷者为伤寒……桂枝主伤卫，麻黄主伤营，大青龙主营卫俱伤故也。"

宋代许叔微《伤寒百证歌》："一则桂枝二麻黄，三则青龙如鼎立。"

明代方有执《伤寒论条辨》依据三纲划分太阳病篇。"太阳一经，风寒所始，营卫二道，各自中伤。风则中卫，故以卫中风而病者为上篇"；"太阳统摄之荣卫，乃风寒始入之两途，寒则伤荣，故以营伤于寒而病者为中篇"；"中风者，单只卫中于风而病也。伤寒者，单只荣伤于寒而病也。若风寒俱有而中伤，则荣卫皆受而俱病，故以荣卫俱中伤风寒而病者为下篇"，分别选用桂枝汤、麻黄汤、大青龙汤。喻嘉言在此基础上"底定"了三纲鼎立之说。

三纲鼎立学说之非：确立风与卫、寒与营的机械对应关系。《内经》："卫气者，所以温分肉，充皮肤，肥腠理，司开合者也。"仲景曰："营行脉中，卫行脉外。"营卫谐和，卫分受病必然影响到营分，不管是太阳中风还是太阳伤寒，都是营卫俱病。太阳中风，不仅风伤卫，且因卫气开合失司，营阴外泄而汗出，汗出而营阴亏虚；太阳伤寒，寒邪更易伤阳，卫阳被遏，营阴郁滞。而将营卫两伤冠于大青龙汤证更是错得离谱。大青龙汤证是太阳伤寒基础上兼有里热烦躁。用石膏清热除烦，与风寒及营卫都无关系。

三纲学说的可取之处在于强调了风寒外感初起的三种病证类型，分别用桂枝汤、麻黄汤及大青龙汤治疗，避免了见"发热"而一味使用寒凉药清热的错误。

簧簧，洋洋盈耳，此郑声①所为乱雅乐②也。

夫仲景之道，至平至易，仲景之门，人人可入，而使之茅塞如此，令学者如夜行歧路，莫之指归，不深可悯耶？且以十存二三之文，而谓之全篇，手足厥冷之厥，混同两阴交尽之厥，其间差谬，何可殚举？此愚所以执卷长吁，不能已于注疏也。

丙午秋，校正《内经》始成，尚未出而问世，以《伤寒》为世所甚重，故将仲景书校正而注疏之，分篇汇论，挈其大纲，详其细目，证因类聚，方随附之，倒句讹字，悉为改正，异端邪说，一切辨明。岐伯、仲景之隐旨，发挥本论各条之下，集成一帙，名《论注》。不揣卑鄙，敢就正高明，倘得片言首肯，亦稍慰夫愚者之千虑云尔。

慈水柯琴韵伯氏，题时己酉初夏也。

①【注文浅释】
郑声：原指春秋时郑国的民间音乐，也是"淫靡音乐"的代称。

②【注文浅释】
雅乐：雅，正也。雅乐即典雅纯正的音乐，是古代的传统宫廷音乐。

凡例

一、伤寒论一书,自叔和编次后,仲景原篇不可复见。虽章次混淆,犹得寻仲景面目。方喻①辈各为更定,《条辨》既中邪魔,《尚论》浸循陋习矣,大背仲景之旨。琴有志重编,因无所据,窃思仲景有太阳证、桂枝证、柴胡证等辞,乃宗此义,以症②名篇,而以论次第之。虽非仲景编次,或不失仲景心法耳。

一、起手先立总纲一篇,令人开卷便知伤寒家脉症得失之大局矣;每经各立总纲一篇,读此便知本经之脉症大略矣;每篇各标一症为题,看题便知此方之脉证治法矣。

一、是编以症为主,故汇集六经诸论,各以类从。其症是某经所重者,分列某经,如桂枝、麻黄等症列太阳,栀子、承气等症列阳明之类。其有变证化方;如从桂枝症更变加减者,即附桂枝症后;从麻黄症更变加减者,附麻黄症后③。

一、叔和序例,固与仲景本论不合,所集脉法,其中有关于伤寒者,合于某证,即采附其间。片长可取,即得攀龙附骥耳。

一、六经中有症治疏略,全条删去者,如少阴病下利,白通汤主之,少阴病下利便脓血,桃花汤主之等类。为既有下利脉微者与白通汤、腹痛小便不利与桃花汤主之之详,则彼之疏略者可去矣。又有脉症各别,不相统摄者,如太阳病发汗太多因致痉,与脉沉而细,病身热足寒等症,三条合一,论理甚明,故合之。

① 【注文浅释】
方喻:方指方有执,著《伤寒论条辨》;喻指喻嘉言,著《尚论篇》。

② 【注文浅释】
症:症通证。症是宋代出现的俗字,《伤寒论》只作"证",《伤寒来苏集》中症、证互用。

③ 【注文浅释】
以药物或方剂命名证来自于张仲景。《伤寒杂病论》中有桂枝证、柴胡证、柴胡汤证等语,但其中的药物是方剂名,不是单指药物,如桂枝证等同于桂枝汤证,而不是桂枝的药证。柯氏沿用此说法,部分将证改为症。此处的桂枝症是指桂枝汤证,栀子、承气等症即栀子汤、承气汤等证,后同于此。

一、本论每多倒句,此古文笔法耳,如太阳病血症麻黄汤主之句,语意在当发其汗下。前辈但据章句次序,不审前后文理,不顾衄家禁忌,竟谓衄后仍当用麻黄解表。夫既云衄乃解,又云自衄者愈,何得阵后兴兵? 衄家不可发汗,更有明禁,何得再为妄汗? 今人胶柱者多,即明理者,亦多为陶氏^①所惑,故将麻黄、桂枝、小青龙等条,悉为称正。

一、条中有冗句者删之。如桂枝症云:"先发汗不解,而复下之,脉浮者不愈。浮为在外,须解外则愈。"何等直捷? 在外下更加"而反下之,故令不愈,今脉浮,故知在外"等句,要知此等繁音,不是汉人之笔。凡此等口角,如"病常自汗出"条,亦从删例。

一、条中有衍文者删之;有讹字者改之;有缺字者补之。然必详本条与上下条有据,确乎当增删改正者,直书之。如无所据,不敢妄动,发明注中,以俟高明之定夺。

一、加减方分两、制度、煎法,与本方同者,于本方下书本方加某味、减某味。或一篇数方,而后方煎法与前方同者,于方末书煎法同前。方中药味修治同前者,如麻黄去节、杏仁去皮之类,但不再注;附子必炮,若有生用者注之。

一、可汗不可汗等篇,鄙俚固不足取,而六经篇中,多有叔和附入,合于仲景者取之。如太阳脉浮动数、三阳明论、脾约脉症等条,与本论不合,无以发明,反以滋惑,剔出附后,候识者辨焉。

一、正文逐句圈断,俱有深意。如本论中一字句最多,如太阳病,"脉、浮、头、项、强、痛"六字,当作六句读,言脉气来尺寸俱浮,头与项强而痛。若脉浮两字连读,头项强痛而恶寒,作一句读,疏略无味。则字字读断,大义先明矣。如心下温温欲吐,郁郁微烦之类,温温、郁郁,俱不得连读,连读则失其义矣。

伤寒论翼自序

世之补《伤寒》者百余家，究其所作，不出二义：一则因论本文为之注疏，犹公、谷说《春秋》^①也；一则引仲景之文而为立论，犹韩婴说《诗》^②而为《外传》也。然引征者，固不得断章取义之理；而注疏者，反多以辞害义之文。初不知仲景先师著《伤寒杂病论》合十六卷，良法大备。此《灵》《素》已具诸病之体，而明针法之巧妙；至仲景复备诸病之用，而详方药之准绳。其常中之变，变中之常，靡不曲尽。使全书具在，寻其所集，尽可以见病知源。自王叔和编次，伤寒、杂病分为两书，于本论削去杂病。然论中杂病，留而未去者尚多，是叔和有《伤寒论》之专名，终不失伤寒杂病合论之根蒂也。名不副实，是非混淆，古人精义弗彰，是以读之者鲜。而旁门歧路，莫知适从，岂非叔和编次谬以祸之欤？

世谓治伤寒，即能治杂病，岂知仲景《杂病论》，即在《伤寒论》中。且伤寒中又最多杂病夹杂其间，故伤寒与杂病合论，则伤寒、杂病之症治井然。今伤寒与杂病分门，而头绪不清，必将以杂病混伤寒而妄治之矣。乃后人专为伤寒著书，自朱奉议^③出而伤寒之书日多，而伤寒之病日混。非其欲伤寒之混也，由不识何病是伤寒也。陶节庵^④出而伤寒之书更多，非真伤寒多也，即《金匮》中杂病，亦尽指为伤寒也。世锢于邪说，反以仲景书难读，而不知仲景书皆叔和改头换面，非本来面目也。冠脉法、序

①【注文浅释】

公、谷说《春秋》：《春秋》，是我国现存最早的编年体史书，孔子依据鲁国史官所编《春秋》加以整理修订，成为儒家经典之一。公指公羊高，受学于孔子弟子子夏，著《公羊传》。谷，指谷梁赤，亦受学于子夏，著《谷梁传》。《公羊传》《谷梁传》皆是解说《春秋》的书。

②【注文浅释】

韩婴说《诗》：《诗》，即《诗经》。韩婴，西汉燕人，著《韩诗内传》《韩诗外传》以注释《诗经》，南宋以后仅存《韩诗外传》。

③【注文浅释】

朱奉议：即朱肱，宋代医家。字翼中，号无求子，晚号大隐翁。曾任邓州（今河南邓州市）录事、奉议郎，故后人亦称朱奉议。著《类证活人书》（初名《无求子伤寒百问》，又名《南阳活人书》）。

④【注文浅释】

陶节庵：即陶华，明代医家。字尚文，号节庵、节庵道人。撰有伤寒书六种，合称《伤寒六书》，亦名《陶氏伤寒全书》。

例于前集,可汗不可汗等于后,引痉、湿、暍于太阳之首,霍乱、劳复等于厥阴之外,杂鄙见于六经之中,是一部王叔和之书矣。林亿诸公校正,不得仲景原集,惑于《伤寒论》之名,又妄编三百九十七法、一百一十三方之数,以附会叔和所定之伤寒。于是欲知仲景之道,更不可得。成无己信古笃好,矫然特出,惜其生林亿之后,欲为仲景功臣,无由得其真传。故注仲景之书,而仲景之旨多不合;作《明理论》,而伤寒之理反不明。因不得仲景伤寒、杂病合论之旨,故不能辨许叔微三方鼎立之谬,反集之于注,开疑端于后人,岂非为三百九十七法等说所误乎?由是方中行有《条辨》之作,而仲景之规矩准绳,更加败坏,名为翻叔和之编,实以灭仲景之活法也。卢子由①《疏抄》,不编林亿之数目,不宗方氏之三纲,意甚有见,而又以六经谬配六义,增标本形层本气化气等说。仲景之法,又何堪如此扰乱哉?近日作者蜂起,尚论②愈奇,去理愈远,条分愈新,古法愈乱。仲景六经反茅塞③而莫辨,不深可悯耶?原夫仲景之六经,为百病立法,不专为伤寒一科。伤寒、杂病,治无二理,咸归六经之节制④。六经各有伤寒,非伤寒中独有六经也。治伤寒者,但拘伤寒,不究其中有杂病之理。治杂病者,以伤寒论为无关于杂病,而置之不问,将参赞化育⑤之书,悉归狐疑之域。愚甚为斯道忧之,于仲景书究心有年,愧未深悉。然稍见此中微理,敢略陈固陋,名曰《伤寒论翼》。不兼杂病者,恐人未知原文合论之旨,以杂病为不足观耳。其当与否,自有能辨之者。

甲寅春慈谿柯琴序

①【注文浅释】
卢子由:名之颐,字子繇、繇生、子紫,明清间医家,注解《伤寒论》作《仲景伤寒论疏钞金錍》。

②【注文浅释】
尚论:所持有的论点、见解。

③【注文浅释】
茅塞:被茅草堵塞。喻仲景六经学说被人曲解。

④【注文浅释】
节制:控制、管辖、调度、规则的意思。

⑤【注文浅释】
参赞化育:参,领悟、参与的意思。赞,见也。化,变化。育,生养。参赞化育,意指人见证和参与了天地的生长化育。以此夸奖《伤寒论》一书揭示了疾病发生发展规律及证治规律。

伤寒论注

汉　南阳　张　机仲景　原文
清　慈谿　柯　琴韵伯　编注
清　昆山　马中骅骧北　校订

伤寒总论①

病有发热恶寒者，发于阳也；无热恶寒者，发于阴也②。

无热，指初得病时，不是到底无热。发阴，指阳证之阴，非指直中于阴。阴阳指寒热，勿凿分营卫经络③。按本论云："太阳病，或未发热，或已发热。"已发热，即是发热恶寒；未发热，即是无热恶寒。斯时头项强痛已见，第阳气闭郁，尚未宣发，其恶寒、体痛、呕逆、脉紧，纯是阴寒

① 【注文浅释】

伤寒总论：此标题是柯氏所加，在前"凡例"中称为"总纲"，收入仲景阴阳辨别及伤寒传变的条文，其目的在于"起手先立总纲一篇，令人开卷便知伤寒家脉症得失之大局矣"。

② 【医理探微】

此条在宋版《伤寒论》中位列太阳病篇第7条。而《金匮玉函经》将本条置于六经病之首。

条文以发热的有无来辨别阴阳。后世医家对条文中"阳""阴"的解释众说纷纭，在柯氏之前，已有以下几种观点。

庞安时《伤寒总病论》："发于阳者，随证用汗药攻其外；发于阴者，用四逆辈温其内"；"太阴之为病，腹满而吐……自利不渴者，属太阴，其脏有寒故也，当温之，宜四逆辈。"很明显，阳指太阳，阴指太阴。

许叔微《伤寒百证歌》："仲景云，发热恶寒者，发于阳也。大抵三阳多发热……"其阳指三阳，相对而言，阴则指三阴。

方有执《伤寒论条辨》："发热恶寒者，中风即发热，以太阳中风言也。发于阳之发，起也，言风为阳，卫中之，卫亦阳，其病是起于阳也。无热恶寒者，伤寒或未发热，故曰无热，以太阳伤寒言也。发于阴者，言寒为阴，荣伤之，荣亦阴，其病是起于阴也。"卫中风为阳，寒伤荣为阴。

卢之颐《仲景伤寒论疏钞金錍》："乃知吾身阳盛则发于阳，阳衰则发于阴也。此统论阴阳大法，非太阳一经之所独也……盖

能热即称阳，不能热即称阴，非拈定三阴三阳之为阴阳也。"

张璐《伤寒缵论》："此条以有热无热证阳病阴病之大端。言阳经受病，则恶寒发热，阴经受病则无热恶寒。"

③ 【医理探微】

此句很明显是在批驳方有执和许叔微的观点。柯氏认为，三阳病之发热是发于阳，三阴病若有发热也是发于阳；三阴病恶寒不发热是发于阴，而三阳病中恶寒无热也是发于阴。此观点似与卢氏接近。

为病,故称发于阴,此太阳病发于阴也。又《阳明篇》云:"病得之一日,不发热而恶寒。"斯时寒邪凝敛,身热恶热,全然未露,但不头项强痛,是知阳明之病发于阴也。推此,则少阳往来寒热,但恶寒而脉弦细者,亦病发于阴。而三阴之反发热者,便是发于阳矣。

发于阳者七日愈,发于阴者六日愈,以阳数七,阴数六故也。

寒热者,水火之本体;水火者,阴阳之征兆。七日合火之成数,六日合水之成数,至此则阴阳自和,故愈。盖阴阳互为其根,阳中无阴,谓之孤阳;阴中无阳,便是死阴。若是直中之阴,无一阳之生气,安得合六成之数而愈耶?《内经》曰:"其死多以六七日之间,其愈皆以十日以上。"使死期亦合阴阳之数,而愈期不合者,皆治者不如法耳。

问曰:"凡病欲知何时得,何时愈?"答曰:"假令夜半得病者,明日日中愈;日中得病者,夜半愈。何以言之?日中得病夜半愈者,以阳得阴则解;夜半得病明日日中愈者,以阴得阳则解也。"[①]

上文论日期,合阴阳之数而愈;此论愈时,于阴阳反盛时解。何也?阴盛极而阳生,阳盛极而阴生,阴阳之相生,正阴阳之相得,即阴阳之自和也。然此指病在一二日愈者言耳。如六七日愈者,则六经各以主时解,是又阳主昼而阴主夜矣。

问曰:"脉有阴阳,何谓也?"答曰:"凡脉浮、大、滑、动、数,此名阳也;脉沉、弱、涩、弦、微、迟,此名阴也。"[②]

脉有十种,阴阳两分,即具五法:浮沉是脉体,大弱是脉势,滑涩是脉气,动弦是脉形,迟数是脉息,总是病脉而非平脉也。脉有对看法,有正看法,有反看法,有平看法,

① 【医理探微】

此条文见于宋版《伤寒论·卷第一·辨脉法第一》。"日中"为阳盛极而阴生,"夜半"是阴盛极而阳生。"日中得病夜半愈……夜半得病日中愈",其理在阴阳相得而自和。这是完全基于纯自然角度的一种论断,实际上影响疾病的因素有很多,临床上不必拘泥此说。

② 【注文浅释】

此条见于宋版《伤寒论·卷第一·辨脉法第一》。以脉象分阴阳。

有互看法,有彻底看法。如有浮即有沉,有大即有弱,有滑即有涩,有数即有迟,合之于病,则浮为在表,沉为在里;大为有余,弱为不足;滑为血多,涩为气少;动为搏阳,弦为搏阴;数为在府,迟为在脏,此对看法也。如浮、大、滑、动、数,脉气之有余者,名阳①,当知其中有阳胜阴病之机;沉、弱、涩、弦、迟,脉气之不足者,名阴②,当知其中有阴胜阳病之机,此正看法也。夫阴阳之在天地间也,有余而往,不足随之,不足而往,有余从之,知从知随,气可与期。故其始为浮、为大、为滑、为动、为数,其继也反沉、反弱、反涩、反弦、反迟者,是阳消阴长之机,其病为进③;其始也为沉、为弱、为涩、为弦、为迟,其继也微浮、微大、微滑、微动、微数者,是阳进阴退之机,其病为欲愈,此反看法也。浮为阳,如更兼大、动、滑、数之阳脉,是为纯阳,必阳盛阴虚之病矣;沉为阴,而更兼弱、涩、弦、迟之阴脉,是为重阴,必阴盛阳虚之病矣,此为平看法。如浮而弱、浮而涩、浮而弦、浮而迟者,此阳中有阴,其人阳虚,而阴气早伏于阳脉中也,将有亡阳之变,当以扶阳为急务矣;如沉而大、沉而滑、沉而动、沉而数者,此阴中有阳,其人阴虚,而阳邪下陷于阴脉中也,将有阴竭之患,当以存阴为深虑矣,此为互看法。如浮、大、滑、动、数之脉体虽不变,然始为有力之强阳,终为无力之微阳,知阳将绝矣;沉、弱、涩、弦、迟之脉,虽喜变而为阳,如忽然暴见浮、大、滑、动、数之状,是阴极似阳,知反照之不长,余烬之易灭也,是谓彻底看法。更有真阴真阳之看法。所谓阳者,胃脘之阳④也,脉有胃气,是知不死;所谓阴者,真脏之脉⑤也,脉见真脏者死。然邪气之来也紧而疾,谷气之来也徐而和,此又不得以迟数定阴阳矣。

　　寸口脉浮为在表,沉为在里,数为在府,迟为在藏。

①【注文浅释】
　　阳:指诸脉见于表、热、实之阳病。

②【注文浅释】
　　阴:指诸脉见于里、虚、寒之阴病。

③【注文浅释】
　　其病为进:病情发展恶化。

④【注文浅释】
　　胃脘之阳:即脾胃之阳气,简称胃气。有胃气的脉称为阳脉。

⑤【注文浅释】
　　真脏之脉:简称真脉,是五脏真气败露的脉象,即无胃、无神、无根之脉。《素问·玉机真藏论》:"真肝脉至,中外急,如循刀刃责责然,如按琴瑟弦……真心脉至,坚而搏,如循薏苡子累累然……"

①【注文浅释】

跗阳：指跗阳脉，是足背部的动脉，在第二、第三趾骨之间，相当于冲阳穴位置。

②【注文浅释】

"心下痞，按之濡，其脉关上浮者，大黄黄连泻心汤主之。"胃热充斥于外可见浮脉，但浮更多见于表病之脉。"浮象……主表是其大纲也"理同"浮主表"。

③【注文浅释】

"少阴病，始得之，反发热，脉沉者，麻黄细辛附子汤主之。"少阴表病见脉沉，但沉脉更多见于里病。"沉象……主里其大纲也"理同"沉主里"。

④【注文浅释】

六腑为阳，与六经病中对应的是三阳病。

⑤【注文浅释】

五脏为阴，与六经病中对应的是三阴病。

⑥【注文浅释】

阳脉指正常脉象，即有胃气的脉象。五脏皆禀气于胃，故五脏有胃气之脉，称为五阳。二十五阳，指一年之中，春夏、长夏、秋、冬五季各有五脏的正常脉象。

寸口兼两手六部而言，不专指上寸也。上古以三部九候决死生，是遍求法；以人迎、寸口、跗阳①辨吉凶，是扼要法。自《难经》独取寸口，并人迎、跗阳不参矣。然气口成寸，为脉之大会，死生吉凶系焉，则内外脏腑之诊，全赖浮、沉、迟、数为大纲耳。浮、沉是审起伏，迟、数是察至数，浮、沉之间，迟、数寓焉。凡脉之不浮、不沉而在中，不迟、不数而五至者谓之平脉。是有胃气，可以神求，不可以象求也。若一见浮、沉、迟、数之象，斯为病脉矣。浮象在表，应病亦为在表，浮脉虽有里证，主表其大纲也②；沉象在里，应病亦为在里，沉脉虽或有表证，主里其大纲也③。数为阳，阳主热，而数有浮、沉，浮数应表热，沉数应里热。虽数脉亦有病在脏者，然六腑为阳，阳脉营其腑，则主腑其大纲也④；迟为阴，阴主寒，而迟有浮、沉，浮迟应表寒，沉迟应里寒。虽迟脉多有病在腑者，然五脏为阴，而阴脉营其脏，则主脏其大纲也⑤。脉状种种，总赅括于浮、沉、迟、数，然四者之中，又以独浮、独沉、独迟、独数为准则，而独见何部，即以何部深求其表里脏腑之所在，病无遁情矣。

凡阴病见阳脉者生，阳病见阴脉者死。

起口用"凡"字，是开讲法，不是承接法，此与上文阴阳脉文同而义则异也。阳脉指胃气言，所谓二十五阳者是也，五脏之阳和发见故生⑥；阴脉指真脏言，胃脘之阳不至于手太阴，五脏之真阴发见故死。要知上文沉、涩、弱、弦、迟是病脉，不是死脉，其见于阳病最多。若真脏脉至，如肝脉中外急，心脉坚而搏，肺脉大而浮，肾脉之如弹石，脾脉之如喙距，反见有余之象，岂可以阳脉名之？若以胃脉为迟，真阴为数，能不误人耶？

寸脉下不至关为阳绝，尺脉上不至关为阴绝，此皆不

治决死也。若计余命生死之期，期以月节克之也。

阴阳升降，以关为界^①。阳生于尺而动于寸，阴生于寸而动于尺，阴阳互根之义也。寸脉居上而治阳，尺脉生下而治阴，上下分司之义也。寸脉不至关，则阳不生阴，是为孤阳，阳亦将绝矣；尺不至关，则阴不生阳，是为孤阴，阴亦将绝矣。要知不至关，非脉竟不至，是将绝之兆，而非竟绝也，正示人以可续之机。此皆不治，言皆因前此失治以至此，非言不可治也，正欲人急治之意，是先一着看法。夫上部有脉，下部无脉，尚有吐法；上部无脉，下部有脉，尚为有根，即脉绝不至，尚有灸法。岂以不至关便为死脉哉？看"余命生死"句，则知治之而有余命，不为月节所克者多耳，此又深一层看法。脉以应月，每月有节，节者月之关也。失时不治，则寸脉不至关者，遇月建^②之属阴，必克阳而死；尺脉不至关者，遇月建之阳支，则克阴而死，此是决死期之法。若治之得宜，则阴得阳而解，阳得阴而解，阴阳自和而愈矣。

问曰："脉欲知病愈未愈者，何以别之？"曰："寸口、关上、尺中三处，大小、浮沉、迟数同等，虽有寒热不解者，此脉阴阳为和平，虽剧当愈。"

阴阳和平^③，不是阴阳自和，不过是纯阴纯阳无驳杂之谓耳。究竟是病脉，是未愈时寒热不解之脉。虽剧当愈，非言不治自愈，正使人知此为阴阳偏胜之病脉。阳剧者当治阳，阴剧者当治阴，必调其阴阳，使其和平，失此不治，反加剧矣。

伤寒一日，太阳受之，脉若静者为不传；颇欲吐，若躁烦，脉数急者，为传也。

太阳主表，故寒邪伤人，即太阳先受。太阳脉浮，若见太阳之浮，不兼伤寒之紧，即所谓静也。脉静证亦静，

①【注文浅释】
寸上，尺下，关脉居中，上为阳，下为阴，阴阳交互，则气血生化不息。

②【注文浅释】
月建：古代记月的一种方法。把十二个月份与十二地支相配，以冬至所在的十一月配子，称为建子之月，十二月配丑，称为建丑之月，以此类推。

③【注文浅释】
和平：纯而无杂。

无呕逆烦躁可知。今又有发热恶寒，头项强痛，不须七日衰，一日自止者，正此不传之谓也。若受寒之日，颇有吐意，呕逆之机见矣。若见烦躁，阳气重可知矣。脉急数，阴阳俱紧之互文。传者，即《内经》"人伤于寒，而传为热"之"传"，乃太阳之气，生热而传于表，即发于阳者传七日之谓，非太阳与阳明少阳经络相传之谓也。欲字、若字，是审其将然，脉之数急，是诊其已然，此因脉定证^①之法也。

①【注文浅释】

因脉定证：根据脉象来确定病证。

伤寒二三日，阳明少阳证不见者，为不传也。

伤寒一日太阳，二日阳明，三日少阳者，是言见症之期，非传经之日也。岐伯曰："邪中于面，则下阳明；中于项，则下太阳；中于颊，则下少阳。其中膺背两胁，亦中其经。"盖太阳经部位最高，故一日发；阳明经位次之，故二日发；少阳经位又次之，故三日发。是气有高下，病有远近，适其至所为故也。夫三阳各受寒邪，不必自太阳始，诸家言二阳必自太阳传来者，未审斯义耳^②。若伤寒二日，当阳明病，若不见阳明表证，是阳明之热不传于表也。三日少阳当病，不见少阳表证，是少阳之热不传于表也。

②【医理探微】

"伤寒一日，太阳受之，脉若静者为不传；颇欲吐，若躁烦，脉数急者，为传也"与"伤寒二三日，阳明少阳证不见者，为不传也"是互文，意指伤寒外感三日之内的病邪是否从太阳传给阳明或少阳，强调以脉证为判断依据。柯氏解释为太阳、阳明、少阳各经受病有误。阳明表证及少阳表证不是本经之热外传。

伤寒三日，三阳为尽，三阴当受邪，其人反能食而不呕，此为三阴不受邪也。

受寒三日，不见三阳表症，是其人阳气冲和，不与寒争，寒邪亦不得入，故三阳尽不受邪也。若阴虚^③而不能支，则三阴受邪气。岐伯曰："中于阴者，从臂胻始。"故三阴各自受寒邪，不必阳经传授。所谓太阴四日、少阴五日、厥阴六日者，亦以阴经之高下，为见症之期，非六经部位以次相传之日也。三阴受邪，病为在里。故邪入太阴，则腹满而吐，食不下；邪入少阴，欲吐不吐；邪入厥阴，饥

③【注文浅释】

阴虚：此处阴虚当作里虚解。三阳为表，三阴为里，里虚则三阴受邪。

而不欲食，食即吐蛔。所以然者，邪自阴经入脏，脏气实而不能容，则流于腑。腑者胃也，入胃则无所复传，故三阴受病，已入于腑者，可下也。若胃阳有余，则能食不呕，可预知三阴之不受邪矣。盖三阳皆看阳明之转旋，三阴之不受邪者，藉胃为之蔽其外也。则胃不特为六经出路，而实为三阴外蔽矣。胃阳盛，则寒邪自解；胃阳虚，则寒邪深入阴经而为患；胃阳亡，则水浆不入而死。要知三阴受邪，关系不在太阳而全在阳明。

伤寒六七日，无大热，其人躁烦者，此为阳去入阴^①故也。

上文论各经自受寒邪，此条是论阳邪自表入里症也。凡伤寒发热至六七日，热退身凉为愈。此无大热则微热尚存，若内无烦躁，亦可云表解而不了了矣。伤寒一日即见烦躁，是阳气外发之机；六七日乃阴阳自和之际，反见烦躁，是阳邪内陷之兆。阴者指里而言，非指三阴也。或入太阳之本，而热结膀胱；或入阳明之本，而胃中干燥；或入少阳之本，而胁下硬满；或入太阴而暴烦下利；或入少阴而口燥舌干；或入厥阴而心中疼热，皆入阴之谓。

太阳病，头痛至七日以上自愈者，以行其经尽故也。若欲再作经^②者，针足阳明，使经不传则愈。

旧说伤寒日传一经，六日至厥阴，七日再传太阳，八日再传阳明，谓之再经。自此说行，而仲景之堂无门可入矣。夫仲景未尝有日传一经之说，亦未有传至三阴而尚头痛者。曰头痛者，是未离太阳可知。曰行、则与传不同；曰其经，是指本经而非他经矣。发于阳者七日愈，是七日乃太阳一经行尽之期，不是六经传变之日。岐伯曰："七日太阳病衰，头痛少愈"，有明证也。故不曰传足阳明，而曰欲再作经，是太阳过经不解，复病阳明而为并病

①【注文浅释】
阳去入阴：阳指表，阴指里。阳去入阴，即表邪内陷。阴、阳是相对之辞，表里亦是相对之辞。一是以表为阳，则阳明、少阳、太阴、少阴、厥阴皆为里；一是三阳为表，则三阴为里。柯氏的解释是指前者。

②【注文浅释】
再作经：从一经（太阳）传至另一经（阳明）。宋本《伤寒论》及《金匮玉函经》等均为"作再经"。

①【医理探微】

柯氏否定"传经"之说，是因"十二经脉，足传手，手传足，阳传阴，阴传阳，与伤寒之六经先阳后阴，先太后少之次第迥别"，此理由不成立。首先，经络不仅仅是十二经脉，还有经别、络脉等；其次，脏腑间的关系并非全由经络决定，如五行学说的脏腑关系就不是经络的关系。"传变"是外感病的本质属性。传变，一是指邪气的传和邪气性质的改变，二是指病位和病性的改变。传经是指邪气的传变，邪气的传变自然带来病位和病性的改变。转属、转系的词义偏重于病位的变化。

②【医理探微】

了了：明白、清楚之意。《诸病源候论》（以下简称《巢源》）："了者瑟然病解，神明了然之状也。"病不了了，即病不解，包括病邪未除和症状未除，病邪除而症状未除的原因在于病理改变未恢复正常。柯氏解释为"余邪未除"，不妥。"风家表解"，是在表之风邪已经解除，之所以恶风等症状"不了了者"，是因风邪造成的营卫不和病理状态仍然存在。

③【注文浅释】

六经之名包括太阳、阳明、少阳、太阴、少阴、厥阴。六经及伤寒、中风皆为疾病概念，六经各病概念偏重于病变阶段、病变部位，而中风、伤寒偏重于致病因素。六经各有中风、伤寒，但详略不一。

④【注文浅释】

诊病大略：诊察疾病的大概。

也。针足阳明之交，截其传路，使邪气不得再入阳明之经，则太阳之余邪亦散，非归并阳明，使不犯少阳之谓也。

本论传经之说，惟见于此。盖阳明经起于鼻颊，旁纳太阳之脉，故有传经之义。目疼、鼻干，是其症也。若脚挛急，便非太阳传经矣。阳明经出大指端内侧，太阳经出小指端外侧，经络不相连接。十二经脉，足传手，手传足，阳传阴，阴传阳，与伤寒之六经先阳后阴，先太后少之次第迥别。不知太阳传六经，阳明传少阳之说何据乎？细审仲景转属、转系、并病、合病诸条，传经之妄①，不辨自明矣。

风家表解而不了了者，十二日愈。

不了了②者，余邪未除也。七日表解后，复过一候，而五脏元气始充，故十二日精神慧爽而愈。此虽举风家，伤寒概之矣。如太阳七日病衰，头痛少愈，曰衰曰少，皆表解而不了了之谓也。六经部位有高下，故发病有迟早之不同。如阳明二日发，八日衰；厥阴至六日发，十二日衰。则六经皆自七日解，而十二日愈。夫若误治，又不在此例。

仲景分别六经③，各经俱有中风伤寒脉症治法。叔和时太阳篇存者多，而失者少，他经存者少，而失者多。阳明篇尚有中风脉症二条，少阳经只症一条而不及脉，三阴俱有中风欲愈脉，俱无中风脉症。以《伤寒论》为全书，不亦疏乎？

上论伤寒诊病大略④。

太阳脉证

太阳之为病，脉浮，头项强痛而恶寒。

仲景作论大法，六经各立病机一条，提揭一经纲领，必择本经至当之脉症而表章之^①。六经虽各有表症,惟太阳主表,故表症表脉,独太阳得其全。如脉浮为在表,太阳象三阳,其脉气浮而有力,与阳明之兼长大,少阳兼弦细,三阴之微浮者不侔^②矣。头项主一身之表,太阳经络营于头,会于项,故头连项而强痛,与阳明头额痛,少阳头角痛者少间^③矣。恶寒为病在表,六经虽各恶寒,而太阳应寒水之化,故恶寒特甚,与阳明二日自止,少阳往来寒热,三阴之内恶寒者悬殊矣。后凡言太阳病者,必据此条脉症,如脉反沉,头不痛,项不强,不恶寒,是太阳之变局矣。

仲景立六经总纲法^④,与《内经·热论》不同,太阳只重在表症表脉,不重在经络主病,看诸总纲,各立门户,其意可知。

太阳病,发热,汗出,恶风,脉缓者,名为中风。

风为阳邪,风中太阳,两阳相搏,而阴气衰少。阳浮故热自发,阴弱故汗自出^⑤。中风恶风,类相感也。风性散漫,脉应其象,故浮而缓。若太阳初受病,便见如此脉症,即可定其名为中风而非伤寒矣。如寒风太厉,中之重者,或汗不出而脉反紧,其内症必烦躁,与下伤寒之呕逆有别。

太阳病,或已发热,或未发热,必恶寒,体痛,呕逆,脉阴阳俱紧者,名曰伤寒。

太阳受病,当一二日发,故有即发热者,或有至二日发者。盖寒邪凝敛,热不遽^⑥发,非若风邪易于发热耳。然即发热之迟速,则其人所禀阳气之多寡,所伤寒邪之浅深,因可知矣。然虽有已发、未发之不齐,而恶寒、体痛、呕逆之症,阴阳俱紧之脉先见,即可断为太阳之伤寒,而非中风矣。恶寒本太阳本症,而此复言者,别于中风之恶

① **【注文浅释】**
该条文以脉证来反映病机。

② **【注文浅释】**
侔:相等、相同之意。

③ **【注文浅释】**
少间:间,间距,间隔的距离。少间即稍有距离。此处强调太阳、阳明、少阳头痛部位有别。

④ **【注文浅释】**
六经中阳明病总纲直立病机,其他五经病皆以症状表述。

⑤ **【注文浅释】**
因果关系是热发则脉浮,汗出而阴弱。

⑥ **【注文浅释】**
遽(jù):快速、立即的意思。

① **【医理探微】**

柯氏以脉之浮沉解释阴阳，虽然此处语义也通，但不能解释麻黄汤证脉"浮紧"，所以我们主张此"阴阳"以"尺寸"解。

② **【注文浅释】**

太少两感：太阳与少阴两经感邪发病。若两感于寒者，一日太阳受之，即与少阴俱病，则头痛、口干、烦满而渴。

③ **【医理探微】**

围绕此条"温病"的解释，分歧有四点：①病因，感受的邪气是寒还是热；②发病类型，是伏气而发，还是新感即发；③病位，是在太阳还是阳明；④症状，"不恶寒"，还是"微恶寒"。

解释的思路及证治：①伏气温病。"冬伤于寒，春必病温。"冬令太阳感受寒邪，至春而发，形成春温病，病变部位在阳明，阳明里热伤津口渴引饮，治用白虎加人参汤治疗。②太阳温病。新感温热（风热）之邪，侵袭肌表，形成表热证，病位在太阳，发热而渴，将仲景所言"不恶寒"改成"微恶寒"，治则辛凉解表，经方用麻杏石甘汤，时方用银翘散。

此处，柯氏以"太阳温病"解释，但未提具体证治。

④ **【临证薪传】**

仲景原文"名为风温"后，还有"风温为病，脉阴阳俱浮，自汗出，身重，多眠睡，鼻息必鼾，语言难出"等具体症状，对比"三阳合病，腹满身重，难以转侧，口不仁，面垢，谵语遗尿……若自汗出者，白虎汤主之"，治此"风温"当用白虎汤。

⑤ **【注文浅释】**

此条文见于宋版《伤寒论》"痉湿暍"篇，其后接"湿痹之候，其人小便不利，大便反快，但当利其小便"。

寒也。中风因见风而兼恶寒，伤寒则无风而更恶寒矣。寒邪外束，故体痛；寒邪内侵，故呕逆。寒则令脉紧，阴阳指浮沉而言，不专指尺寸也①。然天寒不甚，而伤之轻者，亦有身不疼、脉浮缓者矣。

太阳病，发热而渴，不恶寒者，为温病。

太阳病而渴，是兼少阴矣。然太少两感②者，必恶寒而且烦满。今不烦满，则不涉少阴。反不恶寒，则非伤寒而为温病矣。温病内外皆热，所以别于中风、伤寒之恶寒发热也。

此条不是发明《内经》"冬伤于寒，春必病温"之义，乃概言太阳温病之症如此，若以春温释之，失仲景之旨矣③。

夫太阳一经，四时俱能受病，不必于冬，人之温病，不必因于伤寒，且四时俱能病温，不必于春。推而广之，则六经俱有温病，非独太阳一经也。

发汗已，身灼热者，名曰风温。

此正与《内经》伏寒病温不同处。太阳中暑，亦有因于伤寒者，虽渴而仍恶寒。太阳温病，反不恶寒而渴者，是病根不因于寒，而因于风。发热者，病为在表，法当汗解，然不恶寒，则非麻黄桂枝所宜矣。风与温相搏，发汗不如法，风去而热反炽，灼热者，两阳相熏灼，转属阳明之兆也④。

太阳病，关节疼痛而烦，脉沉而细者，此名湿痹⑤。

上条不恶寒，是太阳变症；此条脉沉细，是太阳变脉。渴是少阴症，沉细是少阴脉，太阳少阴为表里，故脉症相似也。然湿自内发，与外感不同。湿伤于下，与伤上者不同。故同为太阳受病，而脉症与总纲异耳。湿流骨节，故疼痛；太阳之气不宣，故烦；湿气痹闭而不行，故脉应其象而沉细。太阳之脉，从风则缓，从寒则紧，从湿则细，伤上则浮,伤下则沉。当因症而合脉,勿据脉而断症。如病发热、头疼,脉当浮反沉,是表症得里脉,故谓之反。如发汗多,因致痉而沉、细,与夏月中暑而弦、细、芤、迟,皆因症而然,不得概谓之反。

太阳病,欲解时,从巳至未上[①]。

巳午为阳中之阳,故太阳主之,至未上者,阳过其度也。人身阴阳,上合于天,天气至太阳之时,人身太阳之病得借其主气而解,此天人感应之理也。

欲自解者,必当先烦,乃有汗而解。何以知之?脉浮,故知汗出解也。

欲自解,便寓不可妄治意。诸经皆有烦而太阳更甚,故有发烦、反烦、更烦、复烦、内烦等症。盖烦为阳邪内扰,汗为阳气外发,浮为阳盛之脉。脉浮则阳自内发,故可必其先烦,见其烦必当待其有汗,勿遽妄投汤剂也[②]。汗出则阳胜,而寒邪自解矣。若烦而不得汗,或汗而不解,则审脉定症,麻黄、桂枝、青龙[③],随所施而恰当矣。

太阳病未解,脉阴阳俱停,必先振栗汗出而解。但阳脉微者,先汗出而解;但阴脉微者,下之而解。若欲下之,宜调胃承气汤[④]。

言未解便有当解意。停者相等之谓。阳脉微二句,承上之词,不得作三段看。太阳病,阳浮而阴弱,是阳强

① **【医理探微】**

从巳至未上:巳,上午9点到11点;未,下午1点到3点;上,犹前也。从巳至未上即上午9点到下午1点。

欲解时,指病证解除之可能之时间段,非必定之时间段。六经皆有欲解时,是六个不同的时间段。但其时间段有两种解释,成无己、方有执解释为三个时辰,而卢之颐等则解释为两个时辰。如《注解伤寒论》:"六经各以三时为解,而太阳从巳至未,阳明从申至戌;少阳从寅至辰;至于太阴,从亥至丑,少阴从子至寅;厥阴从丑至卯。"显然未对"上"字加以解读。而卢之颐《仲景伤寒论疏钞金錍》:"日中而阳气隆,太阳主时,承其旺时,邪自分解。至未上者,交未之首,尽午之终也。"很明显对"上"字加以解读。未上者,午之终也,所以太阳病欲解时,实际是巳午两个时辰,而非巳午未三个时辰。柯注与卢氏解释一致。

② **【注文浅释】**

烦而脉浮,为病势向外将欲汗解的先兆,提示人们不能把烦误认为内证而镇静安神,从而牵制病机外达的趋势,使病不得除。

③ **【注文浅释】**

"太阳病,初服桂枝汤,反烦不解者,先刺风池、风府,却与桂枝汤则愈。""伤寒发汗已解。半日许复烦,脉浮数者,可更发汗,宜桂枝汤。""太阳病,脉浮紧,无汗,发热,身疼痛,八九日不解,表证仍在,此当发其汗。服药已微除,其人发烦,目瞑,剧者必衄,衄

乃解。所以然者,阳气重故也。麻黄汤主之。""太阳中风,脉浮紧,发热恶寒,身疼痛,不汗出而烦躁者,大青龙汤主之。"

④ **【医理探微】**

条文中"阴""阳""停"等字是解释难点。停:一作微。阴脉

微:一作尺脉实。该文引自宋版《伤寒论》94条。加之宋版93条:"太阳病,先下而不愈,因复发汗,以此表里俱虚,其人因致冒,冒家汗出自愈。所以然者,汗出表和故也。里未和,然后复下之。"两条对比理解,阳脉可解为寸脉或浮脉,主表。阴脉指尺脉或沉脉,主里。

也。今阳脉微即是阴阳俱停，病虽未解，已是调和之脉，其解可知矣。脉但浮者，为阳盛，必先烦而有汗；阳脉微者，为阳虚，必先振栗而汗出。振栗是阴津内发之兆，汗出是阳气外发之征也。此阴阳自和而愈，可勿药矣。但阴脉微而阳脉仍浮，阳气重可知，与风寒初中之脉虽同，而热久汗多，津液内竭，不得更行桂枝汤，亦不得执太阳禁下之定法矣。表病亦有因里实而不解者，须下之而表自解。若欲下之，有踌躇顾虑之意。宜者，审定之词。以其胃不调而气不承，故宜之。

此条是桂枝汤变局。阳已微，须其自汗；阳尚存，当知调胃。以太阳汗多，恐转属阳明。

太阳病，下之而不愈，因复发汗，此表里俱虚，其人因致冒，冒家^①汗出自愈。所以然者，汗出表和故也。得里未和，然后复下之。

太阳病，只得个表不和，初无下症，其里不和，多由汗下倒施而得也。表里俱虚，指妄汗下亡津液言。其阳邪仍实，故表里不解。冒者如有物蒙蔽之状，是欲汗之兆也。因妄下后阳气怫郁在表，汗不得遽出耳，待汗出冒自解。然但得个表和，其津液两虚，阳已实于里，故里仍未和。里症既得，然后下之，此虽复下，治不为逆矣。

问曰："病有战而汗出，因得解者，何也？"答曰："脉浮而紧，按之反芤，此为本虚，故当战而汗出也。其人本虚，是以发战，以脉浮，故当汗出而解。若脉浮而数，按之不芤，此人本不虚。若欲自解，但汗出耳，不发战也。"

战，即振栗之谓。治病必求其本，本者，其人平日禀气之虚实。紧者，急也，与数同而有别，盖有虚实之分焉。又必按之芤不芤，而虚实之真假毕具。

①【注文浅释】
冒家：冒，指头目昏眩，如有物蒙蔽。冒家，即经常出现头昏目眩的病人。

问曰："病有不战不汗出而解者,何也?"答曰:"其脉自微,此以曾经发汗,若吐、若下、若亡血,以内无津液。此阴阳自和,必自愈,故不战不汗出而解也。"

内无津液,安能作汗?战由汗发,无汗故不战也。复用"此"字须着眼,妄治之后,内无津液,阴阳岂能自和?必当调其阴阳。不然,脉微则为亡阳,将转成阴症矣。

问曰："伤寒三日,脉浮数而微,病人身凉和者,何也?"答曰:"此为欲解也。解以夜半,脉浮而解者,濈然汗出也;脉数而解者,必能食也;脉微而解者,必不汗出也。"

脉而浮数,今三日而转微;身初发热,今三日而身凉。即伤寒三日,少阳脉小为欲愈之义也。此伤寒本轻,不须合六七日之期,亦不必再求其有汗,夜半时阳得阴,则余邪尽解矣。此微与前条不同,因未曾妄治,津液未亡,故三日自解。阴平阳秘,不须汗出也,正教人不当妄汗耳。

上论太阳脉症大略。

桂枝汤证上

太阳病,头痛,发热,汗出,恶风者,桂枝汤主之。

此条是桂枝本证,辨症为主,合此症即用此汤,不必问其为伤寒、中风、杂病也。今人凿分风寒,不知辨症,故仲景佳方置之疑窟。四症中头痛是太阳本症,头痛、发热、恶风,与麻黄症同。本方重在汗出,汗不出者,便非桂枝症①。

太阳病,外证未解,脉浮弱者,当以汗解,宜桂枝汤。

此条是桂枝本脉,明脉为主。今人辨脉不明,故于症

①【医理探微】
无汗是麻黄汤证,汗出是桂枝汤证。汗出不可用麻黄汤,若体质虚弱而头痛、发热、恶风,不论有汗无汗,皆应用桂枝汤治疗。

不合。伤寒、中风、杂病，皆有外证。太阳主表，表症咸统于太阳。然必脉浮弱者，可用此解外。如但浮不弱，或浮而紧者，便是麻黄症，要知本方只主外症之虚者。①

太阳中风，阳浮而阴弱，阳浮者热自发，阴弱者汗自出，啬啬恶寒，淅淅恶风，翕翕发热，鼻鸣干呕者，桂枝汤主之。

此太阳中风之桂枝症，非谓凡中风者，便当主桂枝也。前条脉症，是概风、寒、杂病而言。此条加中风二字，其脉其症，悉呈风象矣。上条言脉浮而弱者，是弱从浮见。此阳浮者，浮而有力，此名阳也。风为阳邪，此浮为风脉，阳盛则阴虚，沉按之而弱。阳浮者，因风中于卫，两阳相搏，故热自发，是卫强也；阴弱者，因风中于营，血脉不宁，故汗自出，是营弱也。两"自字"便见风邪之迅发。啬啬，欲闭之状；淅淅，欲开之状；翕翕，难开难闭之状。虽风寒热三气交呈于皮毛，而动象是中风所由然也。风之体在动，风之用在声，风自皮毛入肺，自肺出鼻，鼻息不和则鸣，此声之见于外者然也；风淫于内，木动土虚，胃气不和，故呕而无物，此声之出于内者然也。干呕是风侵胃府，鼻鸣是风袭阳明，而称太阳者，以头项强痛故耳。亦以见太阳为三阳，阳过其度矣。

太阳病，初服桂枝汤，反烦不解者，先刺风池、风府，却与桂枝汤则愈。

前条治中风之始，此条治中风之变②。桂枝汤煮取三升，初服者，先服一升也；却与者，尽其二升也。热郁于心胸者，谓之烦；发于皮肉者，谓之热。麻黄症发热无汗，热全在表；桂枝症发热汗出，便见内烦。服汤反烦而外热不解，非桂枝汤不当用也，以外感之风邪重，内之阳气亦重耳。风邪本自项入，必刺风池、风府，疏通来路，以出其邪,仍与桂枝汤,以和营卫。《内经》曰:"表里刺之,服之饮汤。"此法是矣。

太阳病发热汗出者,此为营弱卫强,故使汗出。欲救邪风者,宜桂枝汤主之。

此释中风汗出之义,见桂枝汤为调和营卫而设。营者,阴也,卫者,阳也。阴弱不能藏,阳强①不能密,故汗出。

形作伤寒,其脉不弦紧而弱,弱者必渴。被火者,必谵语。弱者发热,脉浮解之,当汗出而愈。

形作伤寒,见恶寒、体痛、呕逆,脉当弦紧而反浮弱,其本虚可知,此东垣所云劳倦内伤症也。夫脉弱者,阴不足。阳气陷于阴分必渴,渴者液虚故也。若以恶寒而用火攻,津液亡必胃实而谵语。然脉虽弱而发热、身痛不休,宜消息②和解其外,谅非麻黄所宜,必桂枝汤,啜热稀粥,汗出则愈矣。此为夹虚伤寒之症。

伤寒发汗,解半日许,复烦,脉浮数者,可更发汗,宜桂枝汤。

前条解伤寒之初,此条辑伤寒之后。前条因虚寒,此条因余热。卫解而营未解,故用桂枝更汗也。可知桂枝汤主风伤卫,治风而不治寒之谬矣。浮弱是桂枝脉,浮数是麻黄脉。仲景见麻黄脉症,即用麻黄汤,见桂枝脉症,便用桂枝汤。此不更进麻黄而却与桂枝者,盖发汗而解,则麻黄症已罢。脉浮数者,因内烦而然,不得仍认麻黄汤脉矣。麻黄汤纯阳之剂,不可以治烦。桂枝汤内配芍药,奠安营气,正以治烦也③。且此烦因汗后所致,若再用麻黄发汗,汗从何来? 必用啜热粥法始得汗。桂枝汤本治烦,服桂枝汤后外热不解,而内热更甚,故曰反烦。麻黄症本不烦,服汤汗出,外热初解,而内热又发,故曰复烦。

---

① **【医理探微】**

阳强: 同"阳浮",指卫阳浮盛肌表。风邪袭表,卫阳浮盛肌表以抗邪,致卫阳"司开阖"功能减弱而汗出,汗出则营阴亏虚。

---

② **【注文浅释】**

消息: 本义为生灭,盛衰。这里指斟酌、考虑。

---

③ **【临证薪传】**

芍药治烦,除此条文外,还有"病人烦热,汗出则解,又如疟状,日晡所发热者,属阳明也。脉实者,宜下之;脉浮虚者,宜发汗。下之,与大承气汤,发汗,宜桂枝汤";"伤寒二三日,心中悸而烦者,小建中汤主之"。桂枝、甘草、大枣治悸不治烦,生姜、饴糖亦不治烦,唯芍药能治烦。

①【临证薪传】
伤寒发汗后,若脉静身凉,则表证已解。若复烦不解,因为已用过发汗方法,肌腠疏松,宜桂枝汤解肌,不可再用麻黄汤发汗。

②【注文浅释】
时热自汗,而不愈,需鉴别是外感病或是杂病。"脏无他病",排除了内脏的阴虚发热多汗及里热发热多汗。

③【注文浅释】
尝:仲景原文作"常"。

④【医理探微】
营卫不和是汗出的病理机制,造成营卫不和的原因在于(卫)外不谐,即卫气"司开阖"功能失职,使汗孔只开不合,汗出而营阴外泄。

⑤【注文浅释】
和谐:仲景原文作"谐和"。

凡曰麻黄汤主之、桂枝汤主之者,定法也。服桂枝不解,仍与桂枝;汗解后复烦,更用桂枝者,活法也。服麻黄复烦者,可更用桂枝;用桂枝复烦者,不得更用麻黄①。且麻黄脉症,但可用桂枝更汗,不可先用桂枝发汗,此又活法中定法矣。前二条论治中风,此二条论治伤寒,后二条论治杂病,见桂枝方之大用如此。

病人脏无他病,时发热,自汗出而不愈者,此卫气不和也。先其时发汗则愈,宜桂枝汤主之。

脏无他病,知病只在形躯②。发热有时,则汗出亦有时,不若外感者,发热汗出不休也。《内经》曰:"阴虚者,阳必凑之,故时热汗出耳。"未发热时,阳犹在卫,用桂枝汤啜稀热粥,先发其汗,使阴出之阳,谷气内充,而卫阳不复陷,是迎而夺之,令精胜而邪却也。

病尝③自汗出者,此为营气和。营气和者外不谐④,以卫气不共营气和谐⑤故耳。营行脉中,卫行脉外,复发其汗,营卫和则愈,宜桂枝汤。

发热时汗便出者,其营气不足,因阳邪下陷,阴不胜阳,故汗自出也;此无热而常自汗者,其营气本足,因阳气不固,不能卫外,故汗自出。当乘其汗正出时,用桂枝汤啜稀热粥。是阳不足者,温之以气,食入于阴,气长于阳也。阳气普遍,便能卫外而为固,汗不复出矣。和者平也,谐者合也。不和见卫强,不谐见营弱,弱则不能合,强则不能密,皆令自汗,但以有热无热别之,以时出常出辨之,总以桂枝汤啜粥汗之。

上条发热汗出,便可用桂枝汤,见不必头痛、恶风俱备。此只自汗一症,即不发热者亦用之,更见桂枝方于自汗为亲切耳。

太阳病，外症未解，不可下也，下之为逆。欲解外者，宜桂枝汤。

外症初起，有麻黄、桂枝之分。如当解未解时，惟桂枝汤可用，故桂枝汤为伤寒、中风、杂病解外之总方①。凡脉浮弱、汗自出而表不解者，咸得而主之也。即阳明病脉迟汗出多者宜之，太阴病脉浮者亦宜之。则知诸经外症之虚者，咸得同太阳未解之治法，又可见桂枝汤不专为太阳用矣。

太阳病，先发汗不解，而复下之，脉浮者不愈。浮为在外，当须解外则愈，宜桂枝汤。

误下后而脉仍浮，可知表症未解，阳邪未陷，只宜桂枝汤解外，勿以脉浮仍用麻黄汤也②。下后仍可用桂枝汤，乃见桂枝方之力量矣。

太阳病，下之，其气上冲者，可与桂枝汤，用前法；若不上冲者，不得与之。

气上冲者，阳气有余也③，故外虽不解，亦不内陷，仍与桂枝汤汗之，上冲者，因而外解矣。上条论下后未解脉，此条论下后未解症，互相发明更进桂枝之义。用前法是啜稀热粥法，与后文依前法、如前法同。若谓汤中加下药大谬。

伤寒，医下之，续得下利清谷不止，身疼痛者，急当救里；后清便自调，身体痛者，急当救表。救里，宜四逆汤；救表，宜桂枝汤。

寒邪在表而妄下之，移寒于脾，下利不止，继见完谷，胃阳已亡矣。身疼未除，是表里皆困，然犹幸此表邪之未除，里邪有可救之机。凡病从外来，当先解外。此里症既急，当舍表而救里，四逆汤自不容缓。里症既差，表症仍在，救表亦不容缓矣。身疼本麻黄症④，而下利清谷，其腠理之疏可知，必桂枝汤和营卫，而痛自解。故不曰攻而仍曰救，救表

① 【临证薪传】

桂枝汤的应用，极为广泛。"脉弱"是正虚之象，既是中风表虚的核心表现，也是桂枝汤主治第一主证。汗出是卫外不固、营阴外泄的结果，是桂枝汤主治第二主证。桂枝汤中桂枝、甘草辛甘化阳，芍药、甘草酸甘化阴，桂枝、生姜辛温发汗，桂枝汤温阳益阴而解表，故桂枝汤为（夹虚）伤寒、中风、杂病（营卫两虚）解外之总方。

② 【临证薪传】

"脉浮者，病在表，可发汗，宜麻黄汤"。"先发汗不解而复下之"，正气受损，类似"夹虚伤寒"，不可用麻黄汤，只能用桂枝汤。

③ 【临证薪传】

仲景在"防己黄芪汤"证下有"气上冲者，加桂枝三分"，由此可见桂枝有治"气上冲"的作用。桂枝治气上冲作用，桂枝加桂汤证体现最为明显，在苓桂术甘及苓桂甘枣汤证中也有所反映。"太阳病，下之，其气上冲者，可与桂枝汤"，用桂枝汤治疗下后未解之太阳病，又治气上冲。桂枝是辛温药物，所治当是阳气不足之病。柯氏将此气上冲，解释为"阳气有余"，恐有违仲景本意。

④ 【医理探微】

麻黄症，指麻黄汤症。"太阳病，头痛发热，身疼腰痛，骨节疼痛，恶风无汗而喘者，麻黄汤主之"。"麻黄八症"中有四症是疼痛，故曰"身疼本麻黄症"。

①【注文浅释】

《灵枢·经脉》言："胃中寒则腹胀满。"本条腹胀满，是因为里气虚寒。

②【临证薪传】

"身疼本是麻黄症"，但因原是"吐利"，正气受损，所以不能用麻黄汤，只能用桂枝汤。桂枝辛温通络，芍药活血，芍药、甘草缓急止痛，桂枝汤可以治疗营卫气血亏虚、血络不通之痛。

③【注文浅释】

"心下痞，按之濡，其脉关上浮者，大黄黄连泻心汤主之。"

仍合和中也。温中之后，仍可用桂枝汤，其神乎神矣。

下利腹胀满①，身体疼痛者，先温其里，乃攻其表。温里，宜四逆汤，攻表，宜桂枝汤。

下利而腹尚胀满，其中即伏清谷之机，先温其里，不待其急而始救也。里和而表不解，可专治其表，故不曰救而仍曰攻。

吐利止而身痛不休者，当消息和解其外，宜桂枝汤小和之。

吐利是脏腑不和，非桂枝汤所治；止后而身痛不休，是营卫不和，非麻黄汤所宜②。和解其外，惟有桂枝一法；消息其宜，更有小与之法也。盖脉浮数，身疼痛，本麻黄之任，而在汗下后，则反属桂枝。是又桂枝之变脉变症，而非复麻黄之本症本脉矣。

伤寒，大下后，复发汗，心下痞，恶寒者，表未解也。不可攻痞，当先解表，表解乃可攻痞。解表宜桂枝汤，攻痞宜大黄黄连泻心汤③。

心下痞，是误下后里症；恶寒，是汗后未解症。里实表虚，内外俱病，皆因汗、下倒施所致。表里交持，仍当遵先表后里，先汗后下正法。盖恶寒之表，甚于身疼；心下之痞，轻于清谷，与救急之法不同。

此四条是有表里症，非桂枝本病，亦非桂枝坏病。仲景治有表里症，有两解表里者；有只解表而里自和者；有只和里而表自解者；与此先救里、后救表；先解表、后攻里，遂成五法。

伤寒，不大便六七日，头痛有热者，与承气汤。其大便圆者，知不在里，仍在表也，当须发汗。若头痛者必衄，宜桂枝汤。

此辨太阳阳明之法也。太阳主表，头痛为主；阳明主里,不大便为主。然阳明亦有头痛者,浊气上冲也;太阳亦有不大便者,阳气太重也。六七日是解病之期,七日来仍不大便,病为在里,则头痛身热属阳明。外不解由于内不通也,下之里和而表自解矣。若大便自去,则头痛身热,病为在表仍是太阳,宜桂枝汗之。若汗后热退而头痛不除,阳邪盛于阳位也,阳络受伤,故知必衄,衄乃解矣。

本条当有汗出症,故合用桂枝、承气。"有热",当作"身热"。大便圊,从宋本订正,恰合不大便句。见他本作"小便清者",谬①。宜桂枝句,直接发汗来,不是用桂枝止衄,亦非用在已衄后也。读者勿以词害义可耳。

太阳病,得之八九日,如疟状,发热恶寒,热多寒少,其人不呕,圊便欲自可,一日二三度发。脉微缓者,为欲愈也;脉微而恶寒者,此阴阳俱虚②,不可更发汗、更吐、更下也;面色反有热色者,未欲解也,以其不得小汗出,身必痒,宜桂枝麻黄合半汤。

八九日是当解未解之时。寒热如疟,是虚实互发之症。太阳以阳为主,热多寒少,是主胜客负,有将解之兆矣。若其人不呕,是胃无邪;圊便是胃不实;脉微缓,是有胃气,应不转属阳明。一日二三度发,是邪无可容之地,正胜邪却,可弗药也。若其人热虽多而脉甚微,无和缓之意,是阴弱而发热;寒虽少而恶之更甚,是阳虚而恶寒。阴阳俱虚,当调其阴阳,勿妄治,以虚其虚也。若其人热多寒少,而面色缘缘③正赤者,是阳气怫郁在表不得越,当汗不汗,其身必痒。八九日来,正气已虚,表邪未解,不可发汗,又不可不汗,故立此法。

诸本俱是各半,今依宋本④。

① 【医理探微】
大便圊,一作小便清。圊,指厕所,此活用作动词。大便圊,即大便自去。小便清,指小便清长。柯氏认为作"小便清者"谬。从医理而言,大便圊或小便清之表现,都反映阳明无燥热,所以两说皆通。

② 【医理探微】
阴阳俱虚:此处的阴阳指表里,阴阳俱虚即表里都虚。

③ 【注文浅释】
缘缘:持续不断。

④ 【注文浅释】
宋本《伤寒论》亦是"桂枝麻黄各半汤"。而林亿按:"桂枝汤方,桂枝、芍药、生姜各三两,甘草二两,大枣十二枚。麻黄汤方,麻黄三两,桂枝二两,甘草一两,杏仁七十个。今以算法约之,二汤各取三分之一,即得桂枝一两十六铢,芍药、生姜、甘草各一两,大枣四枚,杏仁二十三个零三分枚之一,心之得二十四个,合方。详此方乃三分之一,非各半也,宜云合半汤。"所以,柯氏改称"桂枝麻黄合半汤"是采用"宋本"林亿点注的说法。

太阳病,发热恶寒,热多寒少,脉微弱者,此无阳也,不可发汗。宜桂枝二越婢一汤。

本论无越婢症,亦无越婢方,不知何所取义,窃谓其二字必误也。

此热多是指发热,不是内热。无阳是阳已虚而阴不虚。不烦不躁,何得妄用石膏?观麻黄桂枝合半、桂枝二麻黄一二方,皆当汗之症,此言不可发汗,何得妄用麻黄?凡读古人书,须传信阙疑,不可文饰①,况为性命所关者乎?且此等脉症最多。无阳不可发汗,便是仲景法旨。柴胡桂枝汤,乃是仲景佳方。若不头项强痛,并不须合桂枝矣。读书无目,至于病人无命,愚故表而出之②。

伤寒六七日,发热,微恶寒,肢节烦疼,微呕,心下支结,外症未去者,柴胡桂枝汤主之。

微恶寒,便是寒少。烦疼只在四肢骨节间,比身疼腰痛稍轻,此外症将解而未去之时也。微呕是喜呕之兆,支结是痞满之始,即阳微结之谓,是半在表半在里也。外症微,故取桂枝之半;内症微,故取柴胡之半。虽不及脉,而微弱可知;发热而烦,则热多可知。仲景制此轻剂以和解,便见无阳不可发汗,用麻黄石膏之谬矣。

桂枝汤

桂枝二两,去粗皮③　芍药二两　甘草二两,炙　生姜二两　大枣十二枚

上以水七升,微火煮取三升,去滓,适寒温,服一升,服已须臾,啜热稀粥一升,以助药力。

此为仲景群方之冠,乃滋阴和阳、调和营卫、解肌发

---

① 【注文浅释】

传信阙疑:传播正确的,保留疑义的。文饰:文过饰非。

---

② 【医理探微】

本条有倒装笔法,"宜桂枝二越婢一汤"应接"热多寒少"句之后。"脉微弱者,此无阳也,不可发汗"。非指桂二越一汤证而言,是补充说明桂二越一汤证,应是浮脉,若出现微弱脉,是阳气虚弱的表现,不可以用桂二越一汤发汗。此处柯注欠妥。

"发热恶寒,热多寒少",柯氏理解为"热多是指发热,不是内热",并以"不烦不燥",证明无石膏症及无越婢症,是有一定道理。但若将"热多寒少"解读为"表寒化热",则使用石膏及越婢汤成立。

至于独立的"越婢汤"确实未见于《伤寒论》,但出现在《金匮要略》中,而"桂枝二越婢一汤"方药在宋版《伤寒论》中也有记载。

---

③ 【注文浅释】

去粗皮,较之仲景原文的"去皮",减少了一些误解。去的是"粗皮",说明药材不是当年生的"细小嫩枝"。许叔微《伤寒发微论》及许宏《金镜内台方议》皆言"取桂之枝梢细薄者",其"细薄"是相对于肉桂而言。所以仲景所用桂枝应该是桂树的多年生枝梢,非现代当年生细小嫩枝。

汗之总方也①。桂枝赤色通心，温能扶阳散寒，甘能益气生血，辛能解散风邪，内辅君主，发心液而为汗。故麻、葛、青龙，凡发汗御寒咸赖之。惟桂枝汤不用麻黄，麻黄汤不可无桂枝也。本方皆辛甘发散，惟芍药之酸苦微寒，能益阴敛血，内和营气，故能发汗而止汗。先辈言无汗不得服桂枝汤，正以中有芍药能止汗也。芍药之功本在止烦，烦止汗亦止，故反烦、更烦与心悸而烦者咸赖之。若倍加芍药，即建中之剂，非发汗之剂矣。是方用桂枝发汗，即用芍药止汗。生姜之辛，佐桂以解肌；大枣之甘，助芍以和里，阴阳表里，并行而不悖，是刚柔相济，以为和也。甘草甘平，有安内攘外之能，用以调和气血者，即以调和表里，且以调和诸药矣。而精义又在啜热稀粥，盖谷气内充，则外邪不复入，余邪不复留。方之妙用又如此，故用之发汗，不至于亡阳；用之止汗，不至于贻患②。今医凡遇发热，不论虚实，便禁谷食，是何知仲景之心法，而有七方之精义者哉！

温覆令一时许，遍身漐漐，微似有汗者益佳，不可令如水流漓，病必不除。若一服汗出病差，停后服，不必尽剂。

汗已遍身，则邪从汗解。此汗生于谷，正所以调和营卫，濡③腠理，充肌肉，泽皮毛者也。令如水流漓④，使阴不藏精，精不胜则邪不却，故病不除。世医只知大发其汗，即芍药亦不敢用，汗后再汗，岂不误人！

若不汗，更服依前法。又不汗，后服小促其间。半日许，令三服尽。

前自汗，乃卫中邪汗。服汤后反无汗，是卫分之邪汗已尽，但谷气未充，精气未敷于营分耳。依前法便精胜而邪却，药势促则病除矣。

①【医理探微】
服药禁忌,录于治法之后,有示范作用。而生冷、黏滑、肉面、五辛、酒酪、臭恶等药禁,置于桂枝汤下,还有另外一层用意。桂枝汤有温中补虚之功,适合桂枝汤治疗的病人,有中焦虚寒的体质特点,运化能力低下,难以消化生冷、黏滑等食物。

②【注文浅释】
柯氏证、症混用,有麻黄汤脉、麻黄汤症的称呼,充分说明"证"是症状。

③【注文浅释】
仲景所用桂枝是桂树多年生枝梢,去外层粗皮,留用皮之肉质部分及皮内木质部分。柯氏称皮之肉质部分为肌,皮内之木质部分为骨。

④【注文浅释】
甘既能助热,又能助湿,故不宜用于湿热体质之人。

⑤【注文浅释】
桂枝汤除芍药为寒,其余四药皆为辛、甘、温之物,故桂枝汤全方药性为"甘温辛热"。

若痛重者,一日一夜服,周时观之,服一剂尽,病症犹在者,更作服。若汗不出,乃服至二三剂。

言病重者,药必倍之。一日一夜,当作二服,病在即促后服,勿使间断,便服至三剂无妨。盖桂枝汤是调和营卫,与麻黄汤专于发表不同,故可重汤叠剂以汗之,不必虑其亡阳也,若施之他方则误矣。

禁生冷、黏滑、肉面、五辛、酒酪、臭恶等物。

凡服药便当禁此,因桂枝为首方,故录其后①。每见病家禁其谷味,反与麦饮,岂非大悖。

桂枝本为解肌,若其人脉浮紧,发热汗不出者,不可与也。当须识此,勿令误也。

解肌者,解肌肉之汗也,内肤之汗自出,故不用麻黄。若脉浮紧,是麻黄汤脉;汗不出,是麻黄汤症②。桂枝汤无麻黄开腠理而泄皮肤,有芍药敛阴津而制辛热,恐邪气凝结,不能外解,势必内攻,为害滋大耳,故叮咛告诫如此。

桂枝之去其皮,去其粗皮也,正合解肌之义。昧者有去肌取骨之可笑。③

酒客病,不可与桂枝汤。得汤则呕,以酒客不喜甘故也。

平素好酒,湿热在中,故得甘必呕④,仲景用方慎重如此,言外当知有葛根连芩以解肌之法矣。

凡服桂枝汤吐者,其后必吐脓血也。

桂枝汤不特酒客当禁,凡热淫于内者,用甘温辛热⑤以助其阳,不能解肌,反能涌越,热势所过,致伤阳络,则吐脓血可必也。所谓"桂枝下咽,阳盛则毙"者以此。

上论桂枝汤十六条,凭脉辨症,详且悉矣。方后更制复方,大详服法,示人以当用;详药禁方,示人以不当用。

仲景苦心如此,读者须知其因脉症而立方,不特为伤寒中风设,亦不拘于一经,故有桂枝症、柴胡症等语。

桂枝汤证下

太阳病三日,已发汗,若吐、若下、若温针,仍不解者,此为坏病,桂枝不中与也。观其脉症,知犯何逆,随症治之。

《内经》曰:"未满三日者,可汗而已。"汗不解者,须当更汗。吐、下、温针之法,非太阳所宜,而三日中亦非吐下之时也。治之不当,故病仍不解。坏病者,即变症也。若误汗,则有遂漏不止,心下悸,脐下悸等症;妄吐,则有饥不能食,朝食暮吐,不欲近衣等症;妄下,则有结胸痞硬,协热下利,胀满清谷等症;火逆,则有发黄圊血,亡阳奔豚等症。是桂枝症已罢,故不可更行桂枝汤也。桂枝以五味成方,减一增一,便非桂枝汤。非谓桂枝竟不可用,下文皆随症治逆[①]法。

服桂枝汤,大汗出,脉洪大者,与桂枝汤,如前法。若形如疟,日再发者,汗出必解,宜桂枝二麻黄一汤。

服桂枝汤,取微似有汗者佳,若大汗出,病必不除矣。然服桂枝后大汗,仍可用之更汗,非若麻黄之不可复用也。即大汗出后,脉洪大,大烦渴,是阳邪内陷,不是汗多亡阳。此大汗未止,内不烦渴,是病犹在表,桂枝症未罢,当仍与之,乘其势而更汗之,汗自漐漐,邪不留矣。是法也,可以发汗,汗生于谷也;即可以止汗,精胜而邪却也。若不用此法,使风寒乘汗客于玄府,必复恶寒发热如疟状。然疟发作有时,日不再发,此则风气留其处,故日再发耳。必倍加桂枝以解肌,少与麻黄以开表,所谓奇之不

①【注文浅释】
逆,指误治的方法,因误治而产生的坏病称为逆证(症)。柯氏称坏病为变症。随症治逆,即仲景"随证治之"之语,是根据症状进行处方用药的方法。此处之后的症治,皆是太阳病因汗不得法,或误用吐、下及火疗等法引起的坏病的症治。

去则偶之也，此又服桂枝后少加麻黄①之一法。

太阳病，发汗，遂漏不止，其人恶风，小便难，四肢微急，难以屈伸者，桂枝加附子汤主之。

太阳固当汗，若不取微似有汗而发之太过，阳气无所止息，而汗出不止矣。汗多亡阳，玄府不闭，风乘虚入，故复恶风。汗多于表，津弱于里，故小便难。四肢者，诸阳之末，阳气者，精则养神，柔则养筋，开阖不得，寒气从之，故筋急而屈伸不利也。此离②中阳虚，不能摄水，当用桂枝以补心阳，阳密则漏汗自止矣。坎③中阳虚，不能行水，必加附子以回肾阳，阳归则小便自利矣。内外调和，则恶风自罢，而手足便利矣。

漏不止，与大汗出同，若无他变症，仍与桂枝汤；若形如疟，是玄府反闭，故加麻黄；此玄府不闭，故加附子；若大汗出后而大烦渴，是阳陷于内，急当滋阴，故用白虎加人参汤。此漏不止而小便难，四肢不利，是阳亡于外，急当扶阳。此发汗虽不言何物，其为麻黄汤可知。盖桂枝汤有芍药而无麻黄，故虽大汗出，而玄府能闭，但使阳陷于里，断不使阳亡于外也。

此与伤寒自汗出条④颇同而义殊。彼脚挛急在未汗前，是阴虚；此四肢急在汗后，是阳虚。自汗因心烦，其出微；遂漏因亡阳，故不止。小便数尚未难，恶寒微不若恶风之甚，挛急在脚，尚轻于四肢不利，故彼用芍药甘草汤，此用桂枝加附子，其命剂悬殊矣。

发汗后，身疼痛，脉沉迟者，桂枝去芍药生姜新加人参汤⑤主之。

发汗后身疼是表虚，不得更兼辛散，故去生姜；沉为在里，迟为在藏，自当远阴寒，故去芍药。当存甘温之品以和营，更兼人参以通血脉，里和而表自解矣。名曰新加者,见表未解无补中法,今因脉沉迟而始用之,与用四逆汤治身疼脉沉之法同义。彼在未汗前而脉反沉,是内外皆寒,故用干姜、生附大辛大热者,协甘草以逐里寒,而表寒自解;此在发汗后而脉沉迟,是内外皆虚,故用人参之补中益气,以率领桂枝、甘、枣而通血脉,则表里自和也。此又与人参桂枝汤不同,彼因妄下而胃中虚寒,故用姜、术,尚协表热,故倍桂、甘。此因发汗不如法,亡津液而经络空虚,故加人参。胃气未伤,不须白术。胃中不寒,故不用干姜。此温厚和平之剂。

发汗病不解,反恶寒者,虚故也,芍药甘草附子汤主之。

发汗后反恶寒,里虚也,表虽不解,急当救里,若反与桂枝攻表,此误也。故于桂枝汤去桂、姜、枣,加附子以温经散寒,助芍药、甘草以和中耳。

脚挛急与芍药甘草汤,本治阴虚,此阴阳俱虚,故加附子,皆仲景治里不治表之义。

发汗过多,其人叉手自冒心,心下悸,欲得按者,桂枝甘草汤主之。

汗多则心液虚、心气馁[①],故悸。叉手自冒,则外有所卫,得按则内有所凭,则望之而知其虚矣。桂枝为君,独任甘草为佐,去姜之辛散,枣之泥滞,并不用芍药,不藉其酸收,且不欲其苦泄,甘温相得,气血和而悸自平。与心中烦、心下有水气而悸者迥别。

发汗后,其人脐下悸,欲作奔豚,茯苓桂枝甘草大枣汤主之。

心下悸欲按者,心气虚;脐下悸者,肾水乘火而上克[②]。豚为水畜,奔则昂首疾驰,酷肖水势上干之象。然水势尚在下焦,欲作奔豚,尚未发也,当先其时而治之。

①【注文浅释】
馁:本义为饥饿,此处引申为衰弱。

②【医理浅释】
心主火,在上。肾主水,在下。在上之心火下蛰于肾以温煦肾水,在下之肾水上济于心则心火不亢,维持心肾相交、水火相济的生理状态。心火不足,肾水得不到温煦形成水寒之气。水寒之气乘心火之虚而上犯而成冲逆之势。

茯苓以伐肾邪,桂枝以保心气,甘草、大枣培土以制水。甘澜水状似奔豚,而性则柔弱,故名劳水。用以先煮茯苓,取其下伐肾邪,一惟趋下也。本方取味皆下,以畏其泛耳。

服桂枝汤,或下之,仍头项强痛,翕翕发热,无汗,心下满微痛,小便不利者,桂枝去桂加茯苓白术汤主之。小便利则愈。

汗出不彻而遽下之,心下之水气凝结,故反无汗而外不解,心下满而微痛也。然病根在心下,而病机在膀胱。若小便利,病为在表,仍当发汗;如小便不利,病为在里,是太阳之本病,而非桂枝症未罢也。故去桂枝,而君以苓、术,则姜、芍即散邪行水之法,佐甘、枣效培土制水之功,此水结中焦,只可利而不可散,所以与小青龙、五苓散不同法。但得膀胱水去,而太阳表里症悉除,所谓治病必求其本也。

太阳病,二三日,不得卧,但欲起,心下必结,脉微弱者,此本有寒分也。反下之,若利止,必作结胸;未止者,四日复下之,此作协热利也。

不得卧,但欲起,在二三日,似乎与阳明并病,必心下有结,故作此状。然结而不硬,脉微弱而不浮大,此其人素有久寒宿饮结于心下,非亡津液而胃家实也。与小青龙以逐水气,而反下之,表实里虚,当利不止。若利自止者,是太阳之热入与心下之水气交持不散,必作结胸矣。若利未止者,里既已虚,表尚未解,宜葛根汤、五苓散辈。医以心下结为病不尽,而复下之,表热里寒不解,此协热利所由来也[1]。

太阳病,外症未除,而数下之,遂协热而利,利下不止,心下痞硬,表里不解者,桂枝人参汤主之。

上条论协热之因,此明下利之治也。外热未除,是表

[1]【注文浅释】
协,共同、合作之意。里寒之下利协同表寒之发热,仲景称为"协热利"。柯注其机制是"表热里寒",此"热"是指症状,病位在表,病性属寒。

不解；利下不止，是里不解，此之谓有表里症。然病根在心下，非辛热何能化痞而软硬？非甘温无以止利而解表。故用桂枝、甘草为君，佐以干姜、参、术①，先煎四物，后纳桂枝，使和中之力饶②，而解肌之气锐，于以奏双解表里之功。又一新加法也。

太阳病，桂枝症，医反下之，利遂不止。脉促者，表未解也。喘而汗出者，葛根黄连黄芩汤主之。

桂枝症上复冠太阳，见诸经皆有桂枝症，是桂枝不独为太阳设矣③。葛根岂独为阳明药乎？桂枝症，脉本弱，误下后而反促者，阳气重故也。邪束于表，阳扰于内，故喘而汗出。利遂不止者，所谓"暴注下迫，皆属于热"，与脉弱而协热下利不同。此微热在表，而大热入里，固非桂枝芍药所能和，厚朴、杏仁所宜加矣。故君葛根之轻清以解肌，佐连芩之苦寒以清里，甘草之甘平以和中，喘自除而利自止，脉自舒而表自解，与补中逐邪之法迥别。上条脉症是阳虚；此条脉症是阳盛。上条表热里寒；此条表里俱热。上条表里俱虚；此条表里俱实。同一协热利，同是表里不解，而寒热虚实攻补不同。补中亦能解表，亦能除痞；寒中亦能解表，亦能止利④。神化极矣。

太阳病，下之后，脉促、胸满者，桂枝去芍药汤主之。若微恶寒者，去芍药方中加附子汤主之。

促为阳脉，胸满为阳症，然阳盛则促，阳虚亦促；阳盛则胸满，阳虚亦胸满⑤。此下后脉促而不汗出，胸满而不喘，非阳盛也，是寒邪内结，将作结胸之症。桂枝汤阳中有阴，去芍药之酸寒，则阴气流行，而邪自不结，即扶阳之剂矣。若微恶寒⑥，则阴气凝聚，恐姜、桂之力不能散，必加附子之辛热。仲景于桂枝汤一加一减，遂成三法。

① **【临证薪传】**

指桂枝人参汤，即理中汤加桂枝。理中汤温中散寒、健脾燥湿，治里证利下不止、心下痞硬；桂枝后下治表寒之恶寒发热。仲景用桂枝不仅辛温解表，也带有肉桂之功。若单纯中虚寒之下利亦可用桂枝人参汤治疗，桂枝可改用肉桂，肉桂与理中汤四物同煮。

② **【注文浅释】**

饶：勇猛力大。

③ **【注文浅释】**

非太阳病桂枝症的例子有："阳明病，脉迟，汗出多，微恶寒者，表未解也，可发汗，宜桂枝汤"；"太阴病，脉浮者，可发汗，宜桂枝汤"。

④ **【注文浅释】**

此处柯氏将桂枝人参汤证与葛根芩连汤证作了全面、深刻的对比。

⑤ **【医理探微】**

促脉有两种：一是急促之脉，即脉数；二是停歇脉，数脉中间有歇止。在桂枝去芍药汤证中两种脉象皆可出现。桂枝去芍药汤证是心阳亏虚，故其脉促必然无力。桂枝去芍药汤证与桂枝甘草汤证皆为心胸阳气亏虚，不同点在于前者仍有太阳表证，故用生姜、大枣以调和营卫。

⑥ **【注文浅释】**

微恶寒，宋版《伤寒论》为"微寒"，以至部分注家及现代许多教材误以"脉微恶寒"解释。《金匮玉函经》及《注解伤寒论》皆作"微恶寒"，柯氏沿用此说，为是。

太阳病,下之,微喘者,表未解故也,桂枝加厚朴杏仁汤主之。喘家作桂枝汤,加厚朴、杏仁佳。

喘为麻黄症,治喘者功在杏仁。此妄下后,表虽不解,腠理已疏,故不宜麻黄而宜桂枝。桂枝汤中有芍药,若但加杏仁,喘虽微,恐不胜任,复加厚朴以佐之,喘随汗解矣。[1]

本太阳病,医反下之,因而腹满时痛者,属太阴也,桂枝加芍药汤主之。大实痛者,桂枝加大黄汤主之。

腹满时痛,因于下后,是阳邪转属,非太阴本病。表症未罢,故仍用桂枝汤解外。满痛既见,故倍加芍药以和里。此病本于阳,故用阴以和阳。若因下后而腹大实痛,是太阳转属阳明而胃实,尚未离乎太阳,此之谓有表里症。仍用桂枝汤加大黄,以除实痛,此双解表里法也。凡妄下必伤胃气,胃气虚则阳邪袭阴,故转属太阴;胃气实则两阳相搏,故转属阳明。太阴则满痛不实,阴道虚也;阳明则大实而痛,阳道实也。满而时痛,下利之兆;大实而痛,是燥屎之征。桂枝加芍药,即建中之方;桂枝加大黄,即调胃之剂。[2]

伤寒若吐若下后,心下逆满,气上冲胸,起则头眩,脉沉紧,发汗则动经,身为振振摇者,茯苓桂枝白术甘草汤主之。

伤寒初起,正宜发表,吐下非法也。然吐下后不转属太阴,而心下逆满,气上冲胸,阳气内扰;起则头眩,表阳虚也。若脉浮者,可与桂枝汤,如前法。今脉沉紧,是为在里,反发汗以攻表,经络更虚,故一身振摇也。夫诸紧为寒,而指下须当深辨。浮沉俱紧者,伤寒初起之本脉也;浮紧而沉不紧者,中风脉也;若下后结胸热实而脉沉紧,便不得谓之里寒,此吐下后而气上冲者,更非里寒之

---

① 【临证薪传】

喘为麻黄汤证,桂枝汤本来不治喘,但桂枝汤加厚朴杏仁后即能治喘。此喘之缘由有二,一是表邪袭肺,二是喘家被外感引发。其病存在表证及喘证两方面。桂枝汤治表,厚朴杏仁治喘。所以桂枝加厚朴杏子汤是治疗太阳表寒虚的喘证,具有脉弱及汗出的特点,当无热证。

---

② 【医理探微】

柯氏从太阴虚寒转为阳明里实来解释桂枝加芍药汤证及桂枝加大黄汤证,深得仲景奥意。若结合仲景相关原文,即可领会仲景及柯琴之旨趣。"伤寒脉浮而缓,手足自温者,是为系在太阴……至七八日,大便硬者,为阳明病也。""太阳中风,四肢烦疼,阳微阴涩……""太阴病,脉浮者,可发汗,宜桂枝汤。""阳明病,谵语,发潮热,脉滑而疾者,小承气汤主之。因与承气汤一升,腹中转气者,更服一升。若不转气者,勿更与之;明日又不大便,脉反微涩者,里虚也,为难治,不可更与承气汤也。"

如果能完全理解这些条文及汤证,就能得出这样的结论,桂枝汤、桂枝加芍药汤、桂枝加大黄汤及小承气汤,是仲景针对太阴虚寒渐变为阳明里实的各个阶段病证所设立的治疗方药。

脉矣。盖紧者，弦之别名。弦如弓弦，言紧之体；紧如转
索，谓弦之用，故弦紧二字可以并称，亦可互见。浮而紧
者名弦，是风邪外伤。此沉紧之弦，是木邪内发。观厥阴
为病气上撞心，正可为此症发明也。吐下后胃中空虚，木
邪为患，故君茯苓以清胸中之肺气，而治节出；用桂枝散
心下之逆满，而君主安；白术培既伤之胃土，而元气复；佐
甘草以调和气血，而营卫以行，头自不眩，身自不摇矣。
若遇粗工，鲜不认为真武病^①。

　　烧针令其汗，针处被寒，核起而赤者，必发奔豚。气
从小腹上冲心者，灸其核上各一壮，与桂枝加桂汤。

　　寒气不能外散，发为赤核，是奔豚之兆也。从小腹冲
心，是奔豚之气象也。此阳气不舒，阴气反胜，必灸其核，
以散寒邪。

　　服桂枝以补心气。更加桂者，不特益火之阳，且以制
木邪而逐水气耳。前条发汗后，脐下悸，是水邪欲乘虚而
犯心，故君茯苓以正治之，则奔豚自发。此表寒未解而小
腹气冲，是木邪挟水气以凌心，故于桂枝汤倍加桂以平肝
气，而奔豚自除。前在里而未发，此在表而已发，故治有
不同。

　　伤寒脉浮，医以火迫劫之，亡阳，必惊狂，起卧不安
者，桂枝去芍药加蜀漆龙骨牡蛎救逆汤主之。

　　伤寒者，寒伤君主之阳也，以火迫劫汗，并亡离中之
阴，此为火逆矣。妄汗亡阴，而曰亡阳者，心为阳中之太
阳，故心之液，为阳之汗也^②。惊狂者，神明扰乱也。阴不
藏精，惊发于内；阳不能固，狂发于外。起卧不安者，起
则狂，卧则惊也。凡发热自汗者，是心液不收，桂枝方用
芍药，是酸以收之也。此因迫汗，津液既亡，无液可敛，
故去芍药。加龙骨者，取其咸以补心，重以镇怯，涩以固

脱,故曰救逆也。且去芍药之酸,则肝家得辛甘之补;加牡蛎之咸,肾家有既济之力[①]。此虚则补母之法,又五行承制之妙理也。蜀漆不见本草[②],未详何物,诸云常山苗则谬。

火逆,下之,因烧针,烦躁者,桂枝甘草龙骨牡蛎汤主之。

三番误治,阴阳俱虚竭矣。烦躁者,惊狂之渐,起卧不安之象也,急用此方,以安神救逆。

上论桂枝坏病十八条,凡坏病不属桂枝者,见各症中。

桂枝症附方

① 【临证薪传】

桂枝去芍药加蜀漆龙骨牡蛎救逆汤证,是桂甘龙牡汤证类证,不需要从桂枝汤证解释。方中生姜、大枣作用有二,一是解蜀漆之毒,二是调和脾胃,并非为调和营卫而设。

② 【注文浅释】

《神农本草经》:"蜀漆,味辛,平,有毒。治疟及咳逆,寒热……"《名医别录》《新修本草》等书注明"恒山(常山)苗也"。不知柯氏为何有"蜀漆不见本草……"之语。

③ 【注文浅释】

对桂麻合方的用法,柯氏强调是桂枝汤、麻黄汤分开煎煮取汁,两药汁和合再分服。

桂枝二麻黄一汤

本桂枝汤二分,麻黄汤一分,合为二升,分再服。后人合一方,失仲景异道同归之活法[③]。

桂枝加附子汤

本方加附子一枚,炮去皮,破八片。煎服,不须啜粥。

桂枝去芍药生姜新加人参汤

本方去芍药、生姜,加人参三两。

芍药甘草附子汤

芍药　甘草炙,各二两　附子一枚,炮去皮,破八片

水五升,煮一升五合,分温三服。

桂枝甘草汤

桂枝_{四两,去皮}　甘草_{二两,炙}

水二升,煮一升,顿服。

茯苓桂枝甘草大枣汤

茯苓_{半斤}　桂枝_{四两,去皮}　甘草_{二两}　大枣_{十二枚}

以甘澜水^①一斗,先煮茯苓减二升,内诸药,煮三升,温服一升,日三服。

桂枝去桂加茯苓白术汤

芍药　生姜　白术　茯苓_{各三两}　甘草_{炙,二两}　大枣_{十二枚}

水八升,煮三升,温服一升。

桂枝人参汤

桂枝_{四两}　人参_{四两}　甘草_{四两,炙}　白术_{三两}　干姜_{五两}

水九升,先煮四味,取五升,内^②桂,煮三升,温服。日再服,夜一服。

葛根黄连黄芩汤

葛根_{半斤}　黄连_{三两}　黄芩_{三两}　甘草_{二两,炙}

水八升,先煮葛根减二升,内诸药,煮服二升,分温二服。

①【注文浅释】
甘澜水:宋本《伤寒论》有:"作甘澜水法:取水二斗,置大盆内,又杓扬之,水上有珠子五六千颗相逐,取用之。"

②【注文浅释】
内:通"纳"。

桂枝去芍药加附子汤

桂枝四两　生姜三两　甘草二两,炙　大枣十二枚　附子三枚①

水六升,煮二升,分温三服。

桂枝加厚朴杏仁汤

本方加厚朴二两、去皮,杏仁五十枚。

水七升,微火煮三升,温服一升,覆取微似汗。

桂枝加芍药汤

本方加芍药三两。

桂枝加大黄汤

本方加大黄二两、芍药三两。

按:论中无芍药,疑误。②

茯苓桂枝白术甘草汤

茯苓四两　桂枝三两　白术　甘草炙,各二两

水六升,煮三升,分温三服。

桂枝加桂汤

本方加桂枝二两。

桂枝去芍药加蜀漆龙骨牡蛎救逆汤

桂枝　蜀漆　生姜各三两　甘草二两　大枣十二枚　龙骨四两　牡蛎五两

水一斗二升，煮蜀漆减二升，内诸药，煮取三升，温服一升。

桂枝甘草龙骨牡蛎汤

桂枝一两　甘草炙　龙骨　牡蛎熬，各二两①

水五升，煮二升半，温服八合。

上方共一十八首。

①【注文浅释】
唐本、宋本《伤寒论》与此用量相同，唯《金匮玉函经》示：甘草、龙骨、牡蛎各三两。

伤寒，脉浮，自汗出，小便数，心烦，微恶寒，脚挛急，反与桂枝汤欲攻其表，此误也。得之便厥，咽中干，烦躁吐逆者，作甘草干姜汤与之，以复其阳。若厥愈足温者，更作芍药甘草汤与之。其脚即伸。若胃气不和，谵语者，少与调胃承气汤。

此非桂枝症，而形似桂枝症，碔趺类玉，大宜着眼。

桂枝症以自汗出为提纲，然除头痛、发热、恶寒、恶风及鼻鸣、干呕外，有一件不合桂枝者，即不得以自汗出为主张矣。此条中脚挛急一件不合桂枝症，便当于其不合处推求；而自汗出是合桂枝症，便当于自汗出处推求。太阳有自汗症，阳明亦有自汗症，则心烦微恶寒，是阳明表症；小便数，脚挛急，是阳明里症。便当认为阳明伤寒，而非太阳中风矣。然症不在表，不当用桂枝；症不在里，不当用承气汤。症在半表半里，法当去桂枝、姜、枣之散，而任芍药、甘草之和矣。芍药酸寒，用以止烦敛自汗而利小便；甘草甘平，用以泻心散微寒而缓挛急。斯合乎不从标本，从乎中治之法也。反用桂枝汤攻汗，津液越出，汗多亡阳，脚挛急者因而厥逆矣。咽干、烦躁、吐逆，皆因胃阳外亡所致，必甘草干姜汤救桂枝之误，而先复其胃脘之阳，阳复则厥愈而足温矣。变症虽除，而芍药甘草之症未罢，必更行芍药甘草汤滋其阴，而脚即伸矣。或胃实而谵语，是姜、桂遗热所致也，少与调胃承气和之①，仗②硝、黄以对待乎姜、桂，仍不失阳明燥化之治法耳。问曰："六经皆始于足，脚挛急独归阳明者何？"曰："阳明乃血所生病，血虚则筋急，且挛急为燥症，燥化又属阳明故也。"曰："太阳主筋，所生病非太阳乎？"曰："太阳脉盛于背，故背中脉太阳居其四行；阳明脉盛于足，故两足脉阳明居其六行。"③《内经》曰："身重难以行者，胃脉在足也。"是脚挛当属阳明矣。故头痛、项背强、腰脊强，凡身以后者属太阳；颈动几几、脚挛急，凡身以前者属阳明。即如痉病，项强急、时发热、独头摇、卒口噤、背反张者，太阳也；胸满口噤、卧不着席、必龂④齿、脚挛急者，阳明也。愚谓仲景杂病论亦应分六经者，此类是与？

自汗心烦恶寒，皆阳虚症，独以脚挛急认是阴虚；咽干、烦躁，皆阳盛症，独以厥认为亡阳。独处藏奸，唯仲景独能看破。曰反与，曰少与，是用成方；曰作，曰更作，是制新方。

两"若"字，有不必然意。

── **甘草干姜汤** ──

炙草四两　干姜二两

水三升，煮一升五合，分温再服。

①【医理探微】

柯氏认为六经病皆有表症、里证、半表半里证。此条从阳明伤寒切入，解释脚挛急病在阳明半表半里，咽干、烦躁、呕吐是阳明胃阳虚证，而谵语是阳明里热结实之故。

②【注文浅释】

仗：依靠，凭借。

③【注文浅释】

足太阳膀胱经，背部有四支经脉下行，脊柱两侧分别沿肩胛内侧、脊柱旁，到达腰部。足阳明在足部有三支经脉循行：一支从膝膑沿下肢胫骨前缘下行至足背，入足第二趾外侧端；另一分支从足三里穴分出，下行入中趾外侧端；又一分支从足背上冲阳穴分出，前行入足大趾内侧端。

④【注文浅释】

龂：咬牙，磨牙。

芍药甘草汤

芍药四两　炙草四两　法如前

问曰："仲景每用桂、附以回阳，此只用芍药、干姜者何？"曰："斯正仲景治阳明之大法也。太阳少阴，从本从标。其标在上；其本在下。其标在外；其本在内。所谓亡阳者，亡肾中之阳也，故用桂附之下行者回之，从阴引阳也。阳明居中，故不从标本，从乎中治。所谓阳者，胃阳也，用甘草、干姜以回之，从乎中也。然太少之阳不易回，回则诸症悉解。阳明之阳虽易回，回而诸症仍在，变症又起，故更作芍药甘草汤继之，少与调胃承气和之，是亦从乎中也。此两阳合明，气血俱多之部，故不妨微寒之而微利之，与他经亡阳之治不同，此又用阴和阳之法。"

桂枝辛甘，走而不守，即佐以芍药，亦能亡阳；干姜辛苦，守而不走，故君以甘草，便能回阳。以芍药之酸收，协甘草之平降，位同力均，则直走阴分，故脚挛可愈。甘草干姜汤得理中之半，取其守中，不须其补中；芍药甘草汤得桂枝之半，用其和里，不许其攻表。

上论疑似桂枝症^①。

①【注文浅释】

桂枝汤证包括：桂枝汤症，即桂枝汤主治症；桂枝汤类症，即桂枝汤加减方主治症；坏病，是本适合用桂枝汤治疗，因汗不得法或误用火法、吐法、下法等治疗后形成的变症；桂枝汤疑似症，即与桂枝汤症似是而非之症。

伤寒论注

卷 二

麻黄汤证上

太阳病,头痛,发热,身疼,腰痛,骨节疼痛,恶风,无汗而喘者,麻黄汤主之。

太阳主一身之表,风寒外束,阳气不伸,故一身尽疼;太阳脉抵腰中,故腰痛;太阳主筋所生病,诸筋者,皆属于节,故骨节疼痛;从风寒得,故恶风;风寒客于人则皮毛闭,故无汗;太阳为诸阳主气,阳气郁于内,故喘。太阳为开,立麻黄汤以开之,诸症悉除矣。麻黄八症^①,头痛、发热、恶风,同桂枝症,无汗、身疼,同大青龙症,本症重在发热、身疼、无汗而喘。

本条不冠伤寒,又不言恶寒而言恶风。先辈言麻黄汤主治伤寒不治中风,似非确论。盖麻黄汤、大青龙汤治中风之重剂,桂枝汤、葛根汤治中风之轻剂,伤寒可通用之,非主治伤寒之剂也。^②

脉浮者,病在表,可发汗,麻黄汤。脉浮而数者,可发汗,宜麻黄汤。

前条论症,此条论脉。言浮而不言迟弱者,是浮而有力也。然必审其热在表,乃可用。若浮而大,有热属藏者,当攻之,不令发汗矣^③。若浮数而痛偏一处者,身虽疼，不可发汗。

数者，急也，即紧也。紧则为寒，指受寒而言；数则为热，指发热而言①。辞虽异而意则同。故脉浮紧者，即是麻黄汤症。

脉浮而数，浮为风，数为虚。风为热，虚为寒，风虚相搏，则洒淅恶寒也。

脉浮为在表者何？以表有风邪故也。邪之所凑，其气必虚。数本为热，而从浮见，则数为虚矣。风为阳邪，阳浮则热自发；数为阳虚，阳虚则畏寒。凡中风寒，必发热恶寒者，风虚相搏而然也。②

诸脉浮数，当发热而洒淅恶寒，若有痛处，饮食如常者，畜③积有脓也。

浮数之脉，而见发热恶寒之症，不独风寒相同，而痈疡亦有然者④。此浮为表而非风，数为实热而非虚矣。发热为阳浮，而恶寒非阳虚矣。若欲知其不是风寒，当以内外症辨之。外感则头项痛、身痛、骨节痛、腰脊痛，非痛偏一处也。外感则呕逆，或干呕，不得饮食如常。如此审之，有畜积而成痈脓者，庶不致误作风寒治，则举疮家一症例之，治伤寒者，见脉症之相同，皆当留意也⑤。

①【注文浅释】
《广雅》："紧，急也。"紧有数意，表寒之发热亦可出现数脉，不可将浮数脉皆解释为表热证。

②【医理探微】
"风为百病之长"，以风邪为代表的外邪侵袭肌表，卫阳奋起抗邪，正邪相争则发热，卫阳温煦失职则恶寒，脉象见浮。寒邪袭表同样也表现为发热恶寒而脉浮。风为阳邪，更易发热，所以言"浮为风……风为热"。寒易伤阳，更易见恶寒，所以曰"数为虚……虚为寒"。"风虚相搏"，即"风寒相搏"。

③【注文浅释】
畜：通"蓄"。

④【医理探微】
仲景有"肠痈者……时时发热，自汗出，复恶寒……脉洪数者，脓已成，不可下也"，所以出现恶寒、发热、脉浮，不可一概判断为表证，须详察有无痈疡。

⑤【案例犀烛】
某男，21岁，2017年3月17日初诊。初诊前一天上午开始怕冷发热，自服正柴胡、感冒灵等药无效。此前其母感冒高热，输液治疗一周刚愈。刻诊：恶寒甚，体温40.1℃，肌肤灼热干燥，头痛，全身肌肉及肢体关节疼，疼痛剧烈难耐而哭泣，纳谷稍减，二便正常，舌苔薄，脉浮数。病属典型伤寒表实，治用麻黄汤：生麻黄10g，桂枝10g，苦杏仁10g，炙甘草6g。3剂。

2017年3月18日电话反馈，昨日上午服第一次药后，全身汗出，体温即降至37.6℃，疼痛明显缓解。下午第二次服药后，汗出较少，体温正常，全身症状消失。病证已愈，嘱其无须再服药。

按语：《内经》有言"因于寒，体若燔炭，汗出而散"，"体若燔炭"必是高热，高热必然脉数，所以高热而脉浮数也是表寒证，不能将发热及浮数脉一概归结为表热。区别高热、脉浮数是表寒和表热，其关键依据是恶寒的轻重及汗出的有无。若热性表病之高热、浮数脉，则病人自觉发热重、恶寒轻，多有汗出。因"寒主痛"，"寒主收引"，此患者虽然体温高达40℃但仍恶寒甚，无汗、肌肤灼热及头身疼痛，所以伤寒表实确定无疑，用辛温发汗散寒之麻黄汤一剂而愈。

疮家身虽疼，不可发汗，汗出则痉。

疮家病与外感不同，故治法与风寒亦异。若以风寒之法治之，其变亦不可不知也。疮虽痛偏一处，而血气壅遏，亦有遍身疼者。然与风寒有别，汗之则津液越出，筋脉血虚，挛急而为痉矣。诸脉症之当审，正此故耳。①

脉浮数者，法当汗出而愈。若身重心悸者，不可发汗，当自汗出乃解。所以然者，尺中脉微，此里虚，须表里实，津液自和，便汗出愈。

脉浮数者，于法当汗，而尺中微，则不敢轻汗，以麻黄为重剂故也②。此表指身，里指心，有指营卫而反遗心悸者，非也。身重是表热，心悸是里虚。然悸有因心下水气者，亦当发汗。故必审其尺脉，尺中脉微为里虚。里虚者，必须实里。欲津液和，须用生津液③。若坐而待之，则表邪愈盛，心液愈虚，焉能自汗？此表是带言，只重在里。至于自汗出，则里实而表和矣。

寸口脉浮而紧，浮则为风，紧则为寒。风则伤卫，寒则伤营，营卫俱病，骨肉烦疼，当发其汗也。

风寒本自相因，必风先开腠理，寒得入于经络。营卫俱伤，则一身内外之阳不得越，故骨肉烦疼，脉亦应其象而变见于寸口也。紧为阴寒，而从浮见，阴盛阳虚，汗之则愈矣。

紧者，急也，即数也。紧以形象言，数以至数言。紧则为寒，指伤寒也；数则为热，指发热也。辞异而义则同。故脉浮数浮紧者，皆是麻黄症。

脉法以浮为风，紧为寒，故提纲以脉阴阳俱紧者名伤寒。大青龙脉亦以浮中见紧，故名中风。则脉但浮者，正为风脉，宜麻黄汤，是麻黄汤固主中风脉症矣。麻黄汤症，发热、骨节疼，便是骨肉烦疼，即是风寒两伤，营卫俱

①【医理探微】

热胜则肉腐，肉腐则为脓。疮家即久患疮疡之人，因脓血流失致气血亏虚。疮家身疼痛是热邪盛而气血不足，与表寒之身疼痛迥然有别。

②【注文浅释】

轻汗：轻，轻易、轻率之意。轻汗，即草率发汗。麻黄为重剂，指麻黄汤为峻汗之剂。

③【注文浅释】

指须用药物生养津液。

病。先辈何故以大青龙治营卫两伤？麻黄汤治寒伤营而不伤卫？桂枝汤治风伤卫而不伤营？曷不^①以桂枝症之恶寒，麻黄症之恶风，一反勘^②耶。要之冬月风寒，本同一体，故中风伤寒，皆恶风恶寒，营病卫必病。中风之重者，便是伤寒；伤寒之浅者，便是中风。不必在风寒上细分，须当在有汗无汗上着眼耳。^③

太阳病，脉浮紧，无汗，发热，身疼痛，八九日不解，表症仍在，此当发其汗，麻黄汤主之。服药已微除，其人发烦目瞑，剧者必衄，衄乃解。所以然者，阳气重故也。

脉症同大青龙，而异者外不恶寒，内不烦躁耳。发于阳者七日愈，八九日不解，其人阳气重可知。然脉紧、无汗、发热、身疼，是麻黄症未罢。仍与麻黄，只微除在表之风寒，而不解内扰之阳气。其人发烦、目瞑，见不堪之状，可知阳络受伤，必逼血上行而衄矣。血之与汗，异名同类，不得汗，必得血，不从汗解而从衄解。此与热结膀胱血自下者，同一局也。太阳脉，从目目内眦络阳明脉于鼻。鼻者，阳也；目者，阴也。血虽阴类，从阳气而升，则从阳窍而出，故阳盛则衄。阳盛则阴虚，阴虚则目瞑也。

解后复烦，烦见于内，此余邪未尽，故用桂枝更汗。微除发烦，是烦于外见，此大邪已解，故不可更汗。仲景每有倒句法，前辈随文衍义，谓当再用麻黄以散余邪，不知得衄乃解句，何处着落^④。

伤寒，脉浮紧者，麻黄汤主之。不发汗，因致衄。

脉紧无汗者，当用麻黄汤发汗，则阳气得泄，阴血不伤，所谓夺汗者无血也。不发汗，阳气内扰，阳络伤则衄血，是夺血者无汗也。若用麻黄汤再汗，液脱则毙矣。言不发汗因致衄，岂有因致衄更发汗之理乎？观少阴病无汗而强发之，则血从口鼻而出，或从目出，能不惧哉。愚

①【注文浅释】
曷不：何不。

②【注文浅释】
勘：推究。

③【医理探微】
"大青龙脉亦以浮中见紧，故名中风"，是指仲景原文"太阳中风，脉浮紧，发热恶寒，身疼痛，不汗出而烦躁者，大青龙汤主之……"脉浮紧、发热恶寒、身疼痛、无汗诸脉证皆是伤寒，但冠以"中风"，较为费解。有人认为此"中风"是"伤寒"之误，但宋本、成注本、康治本、康平本、《千金翼方》本《伤寒论》及《金匮玉函经》皆曰"中风"。"桂林古本"及"长沙古本"《伤寒论》标注"太阳伤寒"，与理通顺，但这两本古本的真实性被许多专家质疑。有人将此"中风"笼统解读为"外感病"，但失去了标明"中风"的意义。柯注为"中风之重者，便是伤寒；伤寒之浅者，便是中风"，亦难以服众。

④【注文浅释】
仲景原文为："太阳病，脉浮紧，无汗，发热，身疼痛，八九日不解，表症仍在，此当发其汗。服药已微除，其人发烦目瞑，剧者必衄，衄乃解。所以然者，阳气重故也。麻黄汤主之。"而柯氏已将"麻黄汤主之"移至"此当发其汗"句后。

①【注文浅释】
仲景原文为："伤寒,脉浮紧,不发汗,因致衄者,麻黄汤主之。"柯氏改为："伤寒,脉浮紧者,麻黄汤主之。不发汗,因致衄。"

②【注文浅释】
假:通"借"。

③【注文浅释】
眴:眨眼。

④【注文浅释】
设辞:假设的言辞。

故亟为校正,恐误人者多耳。①

太阳病,脉浮紧,发热,身无汗,自衄者愈。

心之液,是血之变见于皮毛者也。寒邪坚敛于外,腠理不能开发,阳气大扰于内,不能出玄府而为汗,故逼血妄而假②道于肺窍也。今称红汗,得其旨哉!

衄家不可发汗,汗出必额上陷,脉紧急,目直视,不能眴③,不得眠。

太阳之脉,起自目内眦,上额。已脱血而复汗之,津液枯竭,故脉紧急,而目直视也,亦心肾俱绝矣。目不转,故不能眴;目不合故不得眠。

脉浮紧者,法当身疼痛,宜以汗解之。假令尺中迟者,不可发汗。以营气不足,血少故也。

脉浮紧者,以脉法论,当身疼痛,宜发其汗。然寸脉虽浮紧,而尺中迟,则不得据此法矣。尺主血,血少则营气不足,虽发汗决不能作汗,正气反虚,不特身疼不除,而亡血、亡津液之变起矣。"假令"是设辞④,是深一层看法,此与脉浮数而尺中微者同义。阳盛者不妨发汗,变症唯衄,衄乃解矣。阴虚者不可发汗,亡阳之变,恐难为力。

太阳与阳明合病,喘而胸满者,不可下,麻黄汤主之。

三阳俱受气于胸中,而部位则属阳明。若喘属太阳,呕属少阳,故胸满而喘者,尚未离乎太阳,虽有阳明可下之症,而不可下。如呕多,虽有阳明可攻之症,而不可攻,亦以未离乎少阳也。

阳明病,脉浮,无汗而喘者,发汗则愈,宜麻黄汤。

太阳有麻黄症,阳明亦有麻黄症,则麻黄汤不独为太阳设也。见麻黄症即用麻黄汤,是仲景大法。

上论麻黄汤脉症。

太阳病,十日已去,脉浮细而嗜卧者,外已解也。设

胸满胁痛者，与小柴胡汤；脉但浮者，与麻黄汤。

　　脉微细，但欲寐，少阴症也。浮细而嗜卧，无少阴症者，虽十日后，尚属太阳，此表解而不了了之谓。设见胸满嗜卧，亦太阳之余邪未散。兼胁痛，是太阳少阳合病矣，以少阳脉弦细也，少阳为枢，枢机不利，一阳之气不升，故胸满胁痛而嗜卧，与小柴胡和之。若脉浮而不细，是浮而有力也。无胸胁痛，则不属少阳；但浮而不大，则不涉阳明，是仍在太阳也。太阳为开，开病反阖，故嗜卧，与麻黄汤以开之，使卫气行阳，太阳仍得主外而喜寤矣。与太阳初病用以发汗不同，当小其制而少与之。

　　上论麻黄汤、柴胡汤相关脉症。

麻黄汤

　　麻黄二两[①]，去节　　桂枝二两　　甘草一两，炙　　杏仁七十个，去尖

　　水九升，先煮麻黄减一升[②]，去沫，内诸药，煮二升半，温服八合，覆取微似汗。不须啜粥，余如桂枝法。

　　麻黄色青入肝，中空外直，宛如毛窍骨节状，故能旁通骨节，除身疼，直达皮毛，为卫分驱风散寒第一品药。然必借桂枝入心通血脉，出营中汗，而卫分之邪乃得尽去而不留。故桂枝汤不必用麻黄，而麻黄汤不可无桂枝也。杏为心果，温能散寒，苦能下气，故为驱邪定喘之第一品药。桂枝汤发营中汗，须啜稀热粥者，以营行脉中，食入于胃，浊气归心，淫精于脉故耳。麻黄汤发卫中汗，不须啜稀热粥者，此汗是太阳寒水之气，在皮肤间，腠理开而汗自出，不须假谷气以生汗也。

　　一服汗者，停后服。汗多亡阳遂虚，恶风，烦躁不得

　　①【注文浅释】
　　宋本、成注本《伤寒论》及《金匮玉函经》皆作"麻黄三两"。

　　②【注文浅释】
　　宋本、成注本《伤寒论》及《金匮玉函经》皆作"二升"。

①【注文浅释】
宋本等《伤寒论》在大青龙汤煎服法后，续有"汗出多者，温粉粉之。一服汗者，停后服。若复服，汗多亡阳遂虚，恶风烦躁，不得眠也"，柯氏稍作改动，作"一服汗者，停后服。汗多亡阳遂虚，恶风，烦躁不得眠也。汗多者，温粉扑之"，置于麻黄汤下。大青龙汤麻黄六两，较麻黄汤发汗力更强，更易引起汗多亡阳。汗后烦躁，仲景本有姜附治疗案例，柯氏在此作了不同的解释。

眠也。汗多者，温粉扑之。

此麻黄汤禁也。麻黄汤为发汗重剂，故慎重如此。其用桂枝汤，若不汗更服，若病重更作服，若不出汗，可服至二三剂。又刺后可复汗，汗后可复汗，下后可复汗。此麻黄汤但云温服八合，不言再服，则一服汗者，停后服；汗出多者，温粉扑之，自当列此后。大青龙烦躁在未汗先，是为阳盛；此烦躁在发汗后，是为阴虚。阴虚则阳无所附，宜白虎加人参汤。若用桂、附以回阳，其不杀人者鲜矣。①

麻黄汤证下

太阳病，得之八九日，如疟状，发热恶寒，热多寒少，其人不呕，圊便欲自可，一日二三度发。脉微缓者，为欲愈也；脉微而恶寒者，此阴阳俱虚，不可更发汗、更吐、更下也；面色反有热色者，未欲解也，以其不得小汗出，身必痒，宜桂枝麻黄合半汤。

太阳病七日以上自愈者，以行其经尽故也。七八日不解。恶寒发热如疟，是将转系少阳矣。太阳以阳为主，热多寒少，是主胜而客负，此为将解之症。若其人不呕，是胃无寒邪；圊便是胃无热邪；脉微缓是脉有胃气；一日二三度发，是邪无可容之地，斯正胜而邪却，可勿药也。若其人热多寒少，脉甚微而无和缓之意，是弱多胃少曰脾病，此至阴虚矣。但恶寒而不恶热，是二阳虚矣。阴阳俱虚，当调其阴阳，阴阳和而病自愈，不可更用汗、吐、下法也。若其人热多寒少，而面色缘缘正赤者，是阳气怫郁在表而不得越，当汗不汗，其身必痒，汗出不彻，未欲解也。可小发汗，故将桂枝麻黄汤各取三分之一，合为半服而与之。所以然者，以八九日来，正气已虚，邪犹未解，不可更汗，又不可不汗，故立此和解法耳。旧本俱作各半，今从宋本校正。

麻黄桂枝合半汤^①

桂枝汤三合，麻黄汤三合，并为六合，顿服。

后人算其分两，合作一方，大失仲景制方之意。

太阳病，发热恶寒，热多寒少，脉微弱者，此无阳也，不可发汗，宜桂枝二越婢一汤。

此条与上条中节同义。

本论无越婢症，亦无越婢汤方。《金匮要略》有越婢汤方，世本取合者即是也。仲景言不可发汗，则不用麻黄可知；言无阳，则不用石膏可知。若非方有不同，必抄录者误耳。宁缺其方，勿留之以滋惑也。^②

上论麻黄桂枝合半汤脉症。

麻黄汤变症汗后虚症

未持脉时，病人叉手自冒心，师因教试令咳而不咳者，此必两耳聋无闻也。所以然者，以重发汗，虚，故如此。

汗出多则心液虚，故叉手外卫，此望而知之^③；心寄窍于耳，心虚故耳聋，此问而知之。

病人脉数，数为热，当消谷引食，而反吐者，此以发汗，令阳气微，膈气虚，脉乃数也。数为客热，不能消谷，以胃中虚冷，故吐也。

上条因发汗而心血虚；此因发汗而胃气虚也，与服桂枝汤而吐者不同。此因症论脉，不是拘脉谈症。未汗浮数，是卫气实；汗后浮数，是胃气虚。故切居四诊之末，当因症而消息其虚实也。

①【注文浅释】
指桂枝麻黄各半汤。此汤证及解读已在"桂枝汤证上"出现。

②【注文浅释】
桂枝二越婢一汤原文及柯注主要观点已在"桂枝汤证上"部分出现。

③【注文浅释】
参仲景桂枝甘草汤证，汗后叉手自冒心，应从心阳虚解释。柯氏解读为心液虚，医理亦通。

病人有寒，复发汗，胃中冷，必吐蛔。

有寒是未病时原有寒也。内寒则不能化物，饮食停滞而成蛔。以内寒之人，复感外邪，当温中以逐寒。若复发其汗，汗生于谷，谷气外散，胃脘阳虚，无谷气以养其蛔，故蛔动而上从口出也。蛔多不止者死，吐蛔不能食者亦死。

发汗后腹胀满者，厚朴生姜甘草半夏人参汤主之。

此条不是妄汗，以其人本虚故也。上条汗后见不足症，此条汗后反见有余症。邪气盛则实，故用厚朴、姜、夏散邪以除腹满；正气虚，故用人参、甘草补中而益元气。

厚朴生姜半夏甘草人参汤

厚朴半斤，去皮炙　生姜半斤，切　半夏半斤①，洗　甘草二两，炙　人参一两

上五味，以水一斗，煮取三升，温服一升，日三服。

发汗后，水药不得入口为逆。若更发汗，必吐不止。

阳重之人，大发其汗，有升无降，故水药拒膈而不得入也。若认为中风之干呕，伤寒之呕逆，而更汗之，则吐不止，胃气大伤矣。此热在胃口，须用栀子汤、瓜蒂散，因其势而吐之，亦通因通用法也。五苓散亦下剂，不可认为水逆而妄用之。②

汗家重发汗，必恍惚心乱，小便已阴疼，与禹余粮丸。

汗家，平素多汗人也。心液大脱，故恍惚心乱，甚于心下悸矣。心虚于上，则肾衰于下，故阴疼。余粮，土之精气所融结③，用以固脱而镇怯，故为丸以治之。

上论汗后虚症。

发汗后，不可更行桂枝汤。无汗而喘，（旧本有无字）

① 【注文浅释】
半夏半斤，此同《金匮玉函经》。宋本《伤寒论》为"半夏半升"。

② 【临证薪传】
瓜蒂散是吐剂，栀子生姜豉汤治呕吐，五苓散温阳利水治水逆。

③ 【注文浅释】
融结：凝聚的意思。

大热者,可与麻黄杏子甘草石膏汤。下后,不可更行桂枝汤。若无汗而喘,大热者,可与麻黄杏子甘草石膏汤。

二条"无"字,旧本讹在"大热"上,前辈因循不改,随文衍义,为后学之迷途。仲景每于汗下后表不解者,用桂枝更汗而不用麻黄。此则内外皆热而不恶寒,必其用麻黄汤后寒解而热反甚,与"发汗,解,半日许复烦,下后而微喘者"不同。发汗而不得汗,或下之而仍不汗喘不止,其阳气重也。若与桂枝加厚朴杏仁汤,下咽即毙矣,故于麻黄汤去桂枝之辛热,加石膏之甘寒,佐麻黄而发汗,助杏仁以定喘。一加一减,温解之方,转为凉散之剂矣。未及论症,便言不可更行桂枝汤,见得汗下后表未解者更行桂枝汤,是治风寒之常法。①

麻黄杏仁甘草石膏汤

麻黄四两　杏仁五十粒　甘草二两,炙　石膏半斤

水七升,先煮麻黄减二升,去上沫,诸药,煮取二升,温服一升。

病发于阳而反下之,热入因作结胸。若不结胸,但头汗出,余处无汗,至颈而还,小便不利,身必发黄也②。

① 【案例犀烛】

孙某,男,60岁,武汉东西湖区,2月1日网上求诊。主诉:反复发热7天伴腹泻3天。1月19日开始出现头疼感冒症状,1月25日发热,28日开始高热,最高39.5℃,发热以早晚为甚,中午热退至38℃,夜间39℃以上。咳嗽气喘,咳痰色白,胸闷憋喘,全身酸痛乏力,口苦,前天开始腹泻,目前服连花清瘟胶囊、莫西沙星、奥司他韦。刻下:早晚高热,白天恶寒重,寒战,汗出后恶寒减轻,汗出不畏风,口干口苦,纳差,乏力,舌淡干,苔白厚,中根黄腻。1月28日湖北某医院CT示:双肺见多发片状磨玻璃样稍高密度影,局部见条索状高密度影。核酸检测未作。

处方:生麻黄10g,桂枝10g,炒白芍10g,干姜10g,五味子15g,细辛5g,北柴胡10g,炒黄芩10g,姜半夏10g,生晒参10g,炙甘草6g。3剂。水煎分3次服。

2月2日二诊:2月1日下午服连花清瘟颗粒2包,加对乙酰氨基酚一片,药后汗出热退至38℃。晚间服上方,服后大汗出,体温降至37.5℃,凌晨4点体温升高至39.4℃。刻下:汗出较多,口干

口苦较重,大便未解,舌红苔黄而干。改方为:生麻黄10g,生石膏30g,杏仁10g,人参3g,五味子3g,生地24g,生甘草9g,大枣2枚。后当地医生加青黛3g(包煎),3剂,水煎,分3次服。

随访:2月3日服药后体温下降,当晚体温37.6℃。2月4日体温最高38.5℃,后降至37℃。2月6日早上37.3℃,白天维持在37.3℃。2月7日早上体温36.7℃,后进行隔离。2月

18日:2月8日至今体温正常。

按:此案为"新冠肺炎"高度疑似病例。首诊合用小青龙、小柴胡汤取得了较好的效果。后因汗出较多,发热不解,改用麻杏石膏汤,体温恢复正常。此案证明,麻杏石甘汤证有"汗出",没有必要改为"无汗"。

② 【注文浅释】

对比宋版《伤寒论》,该条是将仲景两条原文裁剪而成。宋版《伤寒论》131条载:"病发于阳,而反下之,热入因作结胸;病发于阴,而反下之,因作痞也……结胸者,项亦强,如柔痉状,下之则和,宜大陷胸丸。"134条载:"太阳病,脉浮而动数……短气躁烦,心中懊侬,阳气内陷,心下因硬,则为结胸,大陷胸汤主之。若不结胸,但头汗出,余处无汗,剂颈而还,小便不利,身必发黄。"

①【医理探微】

病发于阳之"阳"是多指，包括表、热、实。寒气侵表，内有水饮、水湿实邪。误下后寒邪化热入里与水饮相结而成结胸，与水湿相结则致发黄。仲景曰"但结胸，无大热者，此为水结在胸胁也，但头微汗出者，大陷胸汤主之"，水热结胸及湿热发黄皆可见"但头汗出，余处无汗，至颈而还"，湿热发热还可见小便不利。

②【注文浅释】

麻黄连翘赤小豆汤：宋本《伤寒论》等作"麻黄连轺赤小豆汤"。"连轺"是连翘的根，《伤寒来苏集》中皆作"连翘"。

③【注文浅释】

宋版《伤寒论》《金匮玉函经》《注解伤寒论》中生梓白皮皆作"一升"。

④【注文浅释】

潦水：雨水。

⑤【注文浅释】

径庭：相距甚远。

寒气侵人，人即发热以拒之，是为发阳。助阳散寒，一汗而寒热尽解矣。不发汗而反下之，热反内陷，寒气随热而入，入于胸必结，瘀热在里故也。热气炎上，不能外发，故头有汗而身无汗。若小便利，则湿热下流，即内亦解；不利则湿热内蒸于脏腑，黄色外见于皮肤矣。①

伤寒瘀热在里，身必发黄，麻黄连翘赤小豆汤②主之。

热反入里，不得外越，谓之瘀热。非发汗以逐其邪，湿气不散。然仍用麻黄、桂枝，是抱薪救火矣。于麻黄汤去桂枝之辛甘，加连翘、梓皮之苦寒，以解表清火而利水，一剂而三善备，且以见太阳发热之治，与阳明迥别也。

麻黄连翘赤小豆汤

麻黄　连翘　甘草　生姜各二两　赤小豆一升　生梓白皮一斤③　杏仁四十粒　大枣十二枚

以潦水一升，先煮麻黄，再沸，去上沫，内诸药，煮取三升，分温三服，半日服尽。

此汤以赤小豆、梓白皮为君，而反冠以麻黄者，以兹汤为麻黄汤之变剂也。瘀热在中，则心肺受邪，营卫不利。小豆赤色，心家之谷，入血分而通经络，致津液而利膀胱；梓皮色白，专走肺经，入气分而理皮肤，清胸中而散瘀热，故以为君；更佐连翘、杏仁、大枣之苦甘，泻心火而和营；麻黄、生姜、甘草之辛甘，泻肺火而调卫；潦水④味薄，能降火而除湿，故以为使。半日服尽者，急方通剂，不可缓也。此发汗利水，又与五苓双解法径庭⑤矣。

上论麻黄汤变症。

葛根汤证

太阳病,项背强几几,无汗恶风者,葛根汤主之。

太阳病,项背强几几,而汗出恶风者,桂枝加葛根汤主之。

足太阳脉自络脑而还出下项,挟背脊。此从风池而入,不上干于脑,而下行于背,故头不痛而项背强也。几几,项背牵动之象,动中见有强意。凡风伤卫分,则皮毛闭,故无汗;风伤营分,则血动摇,故汗自出。不可以本症之无汗为伤寒,他条之自汗出为中风也。桂枝大青龙症,恶风兼恶寒者,是中冬月之阴风;此恶风不恶寒者,是感三时[①]鼓动之阳风。风胜而无寒,故君葛根之甘凉,减桂枝[②]之辛热,大变麻、桂二汤温散之法。

《内经》云:"东风生于春,病在肝,俞在头项;中央为土,病在脾,俞在脊。"又"秋气者,病在肩背。"则知颈项强,不属冬月之寒风。《易》以"艮[③]"为山,又以"艮"为背。山主静,人以背应之,故元首[④]四肢俱主动,而背独主静。葛根禀气轻清,而赋体厚重。此不唯取其轻以去实,复取其重以镇动也。此又培土宁风之法。

太阳与阳明合病,必自下利,葛根汤主之。

不言两经相合何等病,但举下利而言,是病偏于阳明矣。太阳主表,则不合下利,下利而曰必,必阳并于表,表实而里虚耳。葛根为阳明经药,惟表实里虚者宜之,而胃家实非所宜也,故仲景于阳明经中反不用葛根。若谓其能亡津液而不用,则与本草生津之义背矣。若谓其能大开肌肉,何反加于汗出恶风之合病乎?有汗无汗,下利不下利,俱得以葛根主之,是葛根与桂枝[⑤]同为解肌和中之

①【注文浅释】
指春夏秋三季。

②【注文浅释】
减桂枝,指减少桂枝用量。桂枝汤中桂枝三两,桂枝加葛根汤及葛根汤中桂枝用量为二两。

③【注文浅释】
艮:八卦之一,象征山。

④【注文浅释】
元首:头。

⑤【注文浅释】
桂枝:此处指桂枝汤。

①【案例犀烛】

张某，男，55岁，武汉江岸区人，2月1日网上求诊。主诉：反复发热12日。尿毒症患者，目前在透析。刻下：体温38℃左右，神志清醒，怕冷无汗出，口干口苦，咳嗽两日，白痰带黄，气喘，乏力，大便稀，纳差，肌肉疼痛，腰痛，颈椎痛，头疼以太阳穴附近为主，近两日恶心、呕吐，舌干偏红，苔糙白厚微黄。1月22日中部战区总医院汉口院区检测甲流抗原阴性，血常规正常，1月27日武汉市汉口医院检查白细胞 $10.4×10^9$/ L，单核细胞 0.7%，中性粒细胞 7.1%，嗜酸性粒细胞 0.2%，C -反应蛋白 5.07，1月27日中部战区总医院汉口院区CT示：双肺纹理紊乱，右肺上叶后段可见团片状高密度影。核酸检测阴性。

处方：葛根30 g，生麻黄10 g，桂枝 10 g，炒白芍 10 g，北柴胡 10 g，炒黄芩 10 g，姜半夏 10 g，党参 12 g，浙贝母 15 g，炙甘草 6 g，生姜 15 g，红枣 15 g。5剂。水煎，分两次服。

2月3日随访：2月2日开始服药，1日晚上体温 38.1 ℃，3日体温 36.4 ℃，肌肉酸痛好转，可下床活动，胸闷好转，咳痰白。

2月5日随访：两天未发热，胃纳稍振，3日透析后汗出较多。

2月18日随访：上方共服10天，目前无明显不适。2月6日核酸检测阴性。2月16日汉口医院CT示：右上肺散在斑片状及云絮状模糊影，主动脉粥样硬化，炎症已较前吸收。目前5天未透析，正联系医院进行透析，19日联系获悉已进入武汉八院隔离透析。

按：此案为疑似"新冠肺炎"病例。颈椎痛、肌肉酸痛、腰痛、发热、怕冷、无汗及大便稀，是葛根汤证；发热、口干口苦、纳差、恶心呕吐、乏力、太阳穴头痛，皆是小柴胡汤证；咳嗽（气喘）是小柴胡汤证或然证；白痰带黄及舌干偏红，苔糙白厚微黄，是痰热之象。合用葛根汤及小柴胡汤，加浙贝母而未用干姜、五味子，是痰热的缘故。

剂，与麻黄之专于发表不同。

太阳与阳明合病，不下利，但呕者，葛根加半夏汤主之。

太阳阳明合病，太阳少阳合病，阳明少阳合病，必自下利，则下利似乎合病当然之症。今不下利而呕，又似乎与少阳合病矣。于葛根汤加半夏，兼解少阳半里之邪，便不得为三阳合病。

葛根汤

葛根四两　麻黄二两　生姜三两　桂枝二两　芍药二两 甘草一两　大枣十枚

水一斗，先煮麻黄、葛根，减二升，去沫，诸药，煮取三升，温服一升，覆取微似汗。不须啜粥，余如桂枝法。

轻可以去实，麻黄、葛根是也。去沫者，止取其清阳滕理之义也。葛根能佐麻黄而发表，佐桂枝以解肌。不须啜粥者，开其滕理而汗自出，凉其肌肉而汗自止，是凉散以驱风，不必温中以逐邪矣。①

桂枝加葛根汤

本方加葛根四两。旧本有麻黄者误。②

②【注文浅释】

本方：此处指桂枝汤。桂枝加葛根汤，宋版《伤寒论》有麻黄三两，《金匮玉函经》无麻黄。

葛根加半夏汤

本方①加半夏半升。

①【注文浅释】
本方：此处指葛根汤。

大青龙汤证

太阳中风，脉浮紧、发热恶寒、身疼痛、不汗出而烦躁者，大青龙汤主之。

风有阴阳，太阳中风，汗出脉缓者，是中于鼓动之阳风；此汗不出而脉紧者，中于凛冽之阴风矣。风令脉浮，浮紧而沉不紧，与伤寒阴阳俱紧之脉有别也。发热恶寒，与桂枝症同。身疼痛不汗出，与麻黄症同。惟烦躁是本症所独，故制此方以治风热相搏耳。热淫于内，则心神烦扰。风淫末②疾，故手足躁乱，此即如狂之状也。风盛于表，非发汗不解。阳郁于内，非大寒不除。此本麻黄症之剧者，故于麻黄汤倍麻黄以发汗。加石膏以除烦。凡云太阳，便具恶寒头痛。若见重者，条中必更提之。凡称中风，则必恶风。桂枝症复提恶风者，见恶寒不甚。此恶寒甚，故不见其更恶风也。

②【注文浅释】
末：指肢体末端，即四肢。

伤寒脉浮缓，发热恶寒，无汗烦躁，身不疼，但重，乍有轻时，无少阴症者，大青龙汤发之。

寒有重轻，伤之重者，脉阴阳俱紧而身疼；伤之轻者，脉浮缓而身重。亦有初时脉紧渐缓，初时身疼，继而不疼者，诊者勿执一以拘也。本论云："伤寒三日，阳明脉大，少阳脉小。"③脉弦细者属少阳，脉浮缓者系太阴，可以见伤寒无定脉④也。然脉浮紧者，必身疼；脉浮缓者，身不疼，中风伤寒皆然，又可谓之定脉定症矣。脉浮缓下，当

③【注文浅释】
《内经》有"大则病进……细则气少"和"大则邪至，小则平"之说。宋版《伤寒论》有"伤寒三日，阳明脉大"；"伤寒五日，少阳脉小者，欲已也"。可见，大脉是阳明热盛之病脉，小脉是少阳病邪去欲愈之象。柯氏在此将两条文裁剪合在一处，欠妥。

④【注文浅释】
不断变化是外感伤寒病的特点，伤寒在不同阶段及不同病位显不同的脉象，所以"伤寒无定脉"。

①【医理探微】
仲景无对应的条文，但医理可通。少阴阳虚可见烦躁，如干姜附子汤证、茯苓四逆汤证。少阴外感寒邪，则显发热、恶寒、无汗诸症。

②【注文浅释】
筋惕肉瞤：肌肉跳动。

③【注文浅释】
许叔微：宋代著名医学家，著有《伤寒百证歌》《伤寒发微论》《伤寒九十论》。

④【注文浅释】
指气候的正常与不正常。

有发热、恶寒、无汗、烦躁等证。盖脉浮缓身不疼，见表症亦轻；但身重乍有轻时，见表症将罢；以无汗烦躁，故合用大青龙。无少阴症，仲景正为不汗出而烦躁之症。因少阴亦有发热、恶寒、无汗、烦躁之症①，与大青龙同，法当温补。若反与麻黄之散，石膏之寒，真阳立亡矣。必细审其所不用，然后不失其所当用也。

前条是中风之重症，此条是伤寒之轻症。仲景只为补无少阴句，与上文烦躁互相发明，意不重在伤寒。盖烦躁是阳邪，伤寒之轻者有之，重者必呕逆矣。

若脉微弱、汗出恶风者，不可服，服之则厥逆、筋惕肉瞤②，此为逆也。

大青龙名重剂，不特少阴伤寒不可用，即太阳中风亦不可轻用也。此条与桂枝方禁对照：脉浮紧，汗不出，是麻黄症，不可与桂枝汤，以中有芍药能止汗也；脉微弱，自汗出，是桂枝症，不可与大青龙，以中有麻黄、石膏故也。夫脉微而恶风寒者，此阴阳俱虚，不可用麻黄发汗；脉微弱而自汗出，是无阳也，不可用石膏清里。盖石膏泻胃脘之阳，服之则胃气不至于四肢，必手足厥逆；麻黄散卫外之阳，服之则血气不周于身，必筋惕肉瞤。此仲景所深戒也。且脉紧身疼宜以汗解者，只尺中迟，即不可发汗，况微弱乎。

大青龙症之不明于世者，许叔微③始作之俑也。其言曰："桂枝治中风，麻黄治伤寒，大青龙治中风见寒脉，伤寒见风脉，三者如鼎立。"此三大纲所由来乎？愚谓先以脉论，夫中风脉浮紧，伤寒脉浮缓，是仲景互文见意处。言中风脉多缓，然亦有脉紧者；伤寒脉紧，然亦有脉缓者。盖中风伤寒，各有浅深，或因人之强弱而异，或因地之高下、时之乘和④而殊。症固不可拘，脉亦不可执。如阳明中风而脉浮紧,太阴伤寒而脉浮缓,不可谓脉紧必伤寒,脉缓必中风也。按《内经》脉滑曰风,则风脉原无定象;又盛而紧曰胀,则紧脉不专属伤寒;又缓而滑曰热中,则缓脉又不专指中风矣。且阳明中风,有脉浮紧者,又有脉浮大者。必欲以脉浮缓为中风,则二条将属何症耶?今人但以太阳之脉缓自汗,脉紧无汗,以分风寒,列营卫。并不知他经皆有中风,即阳明之中风,无人谈及矣。请以太阳言之,太阳篇言中风之脉证有二:一曰太阳中风,阳浮而阴弱,阳浮者热自发,阴弱者汗自出,啬啬恶寒、淅淅恶风、翕翕发热、鼻鸣干呕者,桂枝汤主之。一曰太阳中风脉浮紧,发热恶寒、身疼痛、不汗出而烦躁者,大青龙汤主之。以二症相较:阳浮见寒之轻,浮紧见寒之重;汗出见寒之轻,不汗出见寒之重;啬啬、淅淅见风寒之轻,翕翕见发热之轻;发热恶寒,觉寒热之俱重;鼻鸣见风之轻,身疼见风之重;自汗干呕,见烦之轻;不汗烦躁,见烦之重也。言伤寒脉症者二:一曰太阳病,或未发热,或已发热,必恶寒、体痛、呕逆、脉阴阳俱紧者,名曰伤寒。一曰伤寒脉浮,自汗出、小便数、心烦、微恶寒、脚挛急。以二症相较:微恶寒见必恶寒之重,体痛觉挛急之轻;自汗出、小便数、心烦,见伤寒之轻,或未发热,见发热之轻;必先呕逆,见伤寒之重;脉浮见寒之轻,阴阳俱紧见寒之重。中风伤寒,各有轻重如此。今人必以伤寒为重,中风为轻,但知分风寒之中、伤,而不辨风寒之轻、重,于是有伤寒见风、中风见寒①之遁辞②矣。合观之,则不得以脉缓自汗为中风定局,更不得以脉紧无汗为伤寒而非中风矣。由是推之,太阳中风,以火发汗者,无汗可知,其脉紧亦可知。太阳中风,下利呕逆,其人漐漐汗出,其脉缓亦可知也。要知仲景凭脉辨症,只审虚实。不论中风伤寒,脉之紧缓,

①【注文浅释】

成无己《注解伤寒论》:"中风脉浮紧,为中风见寒脉,是风寒两伤也。""此伤寒见风脉也。伤寒者身疼,此以风胜,故身不疼;中风者身重,此以兼风,故乍有轻时……"

②【注文浅释】

遁辞:理屈词穷时用来搪塞的话。

但于指下有力者为实，脉弱无力者为虚；不汗出而烦躁者为实，汗出多而烦躁者为虚；症在太阳而烦躁者为实，症在少阴而烦躁者为虚。实者可服大青龙，虚者便不可服，此最易晓也。要知仲景立方，因症而设，不专因脉而设，大青龙汤为风寒在表而兼热中者设，不专为无汗而设。故中风有烦躁者可用，伤寒而烦躁者亦可用。盖风寒本是一气，故汤剂可以互投。论中有中风伤寒互称者，如青龙是也；中风伤寒并提者，如小柴胡是也。仲景细审脉症而施治，何尝拘拘于中风伤寒之名是别乎？若仲景既拘拘于中风伤寒之别，即不得更有中风见寒、伤寒见风之浑^①矣。

　　夫风为阳邪，寒为阴邪，虽皆因于时气之寒，而各不失其阴阳之性。故伤寒轻者全似中风，独脚挛急不是，盖腰以上为阳，而风伤于上也。故中风重者全似伤寒，而烦躁不是，盖寒邪呕而不烦，逆而不躁也。然阴阳互根，烦为阳邪，烦极致躁；躁为阴邪，躁极致烦。故中风轻者烦轻，重者烦躁；伤寒重者烦躁，轻者微烦。微烦则恶寒亦微，阳足以胜微寒，故脉浮不紧。

　　盖仲景制大青龙，全为太阳烦躁而设。又恐人误用青龙，不特为脉弱汗出者禁，而在少阴尤宜禁之。盖少阴亦有发热、恶寒、身疼、无汗而烦躁之症，此阴极似阳，寒极反见热化也。误用之、则厥逆筋惕肉瞤所必致矣。故必审其症之非少阴，则为太阳烦躁无疑。太阳烦躁为阳盛也，非大青龙不解，故不特脉浮紧之中风可用；即浮缓而不微弱之伤寒亦可用也。不但身疼重者可用；即不身疼与身重而乍有轻时者，亦可用也。盖胃脘之阳，内郁于胸中而烦，外扰于四肢而躁，若但用麻黄发汗于外，而不加石膏泄热于内，至热并阳明而斑黄狂乱，是乃不用大青龙之故耳。

大青龙汤

麻黄六两　桂枝二两　甘草二两　杏仁四十枚　生姜三两　大枣十枚　石膏打碎①

以水九升，先煮麻黄，减二升，去上沫，内诸药，煮取三升，温服一升，取微似有汗。

此即加味麻黄汤也。诸症全是麻黄，而有喘与烦躁之不同。喘者是寒郁其气，升降不得自如，故多杏仁之苦以降气；烦躁是热伤其气，无津不能作汗，故特加石膏之甘以生津。然其质沉，其性寒，恐其内热顿除，而外之表邪不解，变为寒中而协热下利，是引贼破家矣。故必倍麻黄以发汗，又倍甘草以和中，更用姜、枣以调营卫，一汗而表里双解，风热两除。此大青龙清内攘外之功，所以佐麻、桂二方之不及也。

麻黄汤症，热全在表②。桂枝症之自汗，大青龙之烦躁，皆兼里热，仲景于表剂中便使用寒药以清里。盖风为阳邪，惟烦是中风面目。自汗乃烦之兆，躁乃烦之征。汗出则烦得泄，故不躁，宜微酸微寒之味以和之；汗不出，则烦不得泄，故躁，必甘寒大寒之品以清之。夫芍药、石膏，俱是里药，今人见仲景入表剂中，疑而畏之，故不敢用③。当用不用，以至阳明实热斑黄狂乱也。夫青龙以发汗名，其方分大小，在麻黄之多寡，而不在石膏，观小青龙之不用可知。石膏不能驱在表之风寒，独清中宫之燔灼，观白虎汤之多用可知。世不审石膏为治烦，竟以发汗用。十剂云："轻可去实。"④岂以至坚至重之质而能发散哉？汗多亡阳者，过在麻黄耳。用石膏以清胃火，是仲景于太阳经

① 【注文浅释】
此处石膏缺用量，宋版《伤寒论》等皆作"石膏如鸡子大"。

② 【注文浅释】
指在表的发热，性质为寒。

③ 【医理探微】
桂枝汤证病机一般解释为卫外不固、营阴外泄、营卫不和。柯氏解释有里热，汗出、心烦是其表现，此未明确里热的部位，据其"宜微酸微寒之味以和之"一语和用芍药治疗推测，桂枝汤证的里热当在营分。

④ 【注文浅释】
中宫，指中焦脾胃。燔灼，即烧灼。十剂，见于唐代陈藏器《本草拾遗》，即宣剂、通剂、补剂、泄剂、轻剂、重剂、滑剂、涩剂、燥剂、湿剂。

中，预保阳明之先着，加姜、枣以培中气，又虑夫转属太阴也。

伤寒表不解，心下有水气，干呕发热而咳，或渴、或利、或噎、或小便不利少腹满、或喘者，小青龙汤主之。

发热，是表未解；干呕而咳，是水气为患。水气者，太阳寒水之气也。太阳之化，在天为寒，在地为水。其伤人也，浅者皮肉筋骨，重者害及五藏。心下有水气，是伤藏也。水气未入于胃，故干呕。咳者，水气射肺也，皮毛者，肺之合，表寒不解，寒水已留其合矣。心下之水气，又上至于肺则肺寒，内外合邪，故咳也。水性动，其变多。水气下而不上，则或渴或利；上而不下，则或噎或喘；留而不行，则小便不利，而小腹因满也。制小青龙以两解表里之邪，复立加减法，以治或然之症^①，此为太阳枢机之剂。水气畜于心下，尚未固结，故有或然之症。若误下，则硬满而成结胸矣。

小青龙汤

桂枝　芍药　甘草　麻黄　细辛　干姜_{各三两}　半夏
五味子_{各半斤}^②

以水一斗，先煮麻黄，减二升，去上沫，内诸药，煮取三升，温服一升。若渴，去半夏，加栝蒌根三两。若微利，去麻黄，加芫花，如鸡子大，熬令赤色。若噎者，去麻黄，加附子一枚，炮。若小便不利，少腹满者，去麻黄，加茯苓四两。若喘者，去麻黄，加杏仁半升，去皮尖。

表虽未解，寒水之气已去营卫，故于桂枝汤去姜、枣，加细辛、干姜、半夏、五味。辛以散水气而除呕，酸以收逆气而止咳，治里之剂多于发热表焉。小青龙与小柴胡，俱为枢机之剂，故皆设或然症，因各立加减法。盖表症既去其半，则病机偏于向里，故二方之症多属里。仲景多用里药，少用表药，未离于表，故为解表之小方。然小青龙主太阳之半表里[①]，尚用麻黄、桂枝，还重视其表；小柴胡主少阳之半表里，只用柴胡、生姜，但微解其表而已。此缘[②]太少之阳气不同，故用表药之轻重亦异。小青龙设或然五症，加减法内即备五方。小柴胡设或然七症，即具加减七方。此仲景法中之法，方外之方，何可以三百九十七，一百一十三拘之。

　　伤寒，心下有水气，咳而微喘，发热不渴，小青龙汤主之。服汤已渴者，此寒去欲解也。

　　水气在心下，则咳为必然之症，喘为或然之症。亦如柴胡汤症，但见一症即是，不必悉具。咳与喘，皆水气射肺所致。水气上升，是以不渴，服汤已而反渴，水气内散，寒邪亦外散也。此条正欲明服汤后渴者是解候。恐人服止渴药，反滋水气，故先提不渴二字作眼，后提出渴者以明之。服汤即小青龙汤。若寒既欲解，而更服之，不惟不能止渴，且重亡津液，转属阳明而成胃实矣。能化胸中之热气而为汗，故名大青龙；能化心下之水气而为汗，故名小青龙。盖大青龙表症多，只烦躁是里症；小青龙里症多，只发热是表症，故有大小发汗之殊耳。发汗、利水，是治太阳两大法门。发汗分形层之次第，利水定三焦之浅深。故发汗有五法：麻黄汤汗在皮肤，乃外感之寒气；桂枝汤汗在经络，乃血脉之精气；葛根汤汗在肌肤，乃津液之清气；大青龙汗在胸中，乃内扰之阳气；小青龙汗在心下，乃内畜之水气。其治水有三法：干呕而咳，是水在上焦，在上者发之，小青龙是也；心下痞满，是水在中焦，中满者泻之，十枣汤是也；小便不利，是水在下焦，在下者引

① 【注文浅释】
　　指小青龙汤所治之症有在表之恶寒发热，在里之咳、喘等。

② 【注文浅释】
　　缘：因为，由于。

左侧注释栏

①【临证薪传】

麻黄汤辛温开腠发汗,桂枝汤补益营卫而发汗,葛根汤中葛根升津而发汗,大青龙汤辛温发汗而兼清里热,小青龙汤辛温发汗而温肺化饮,十枣汤攻逐水饮,五苓散温阳利水。

②【注文浅释】

四苓,指茯苓、猪苓、白术、泽泻。四苓辈,指含有四苓的一类方剂。其中茯苓、猪苓、泽泻为淡渗利水之药。

③【医理探微】

《淮南子·本经》注:"舒,散也。"水气不舒,即水气不散。柯氏注五苓散在于散水而小发汗,不是生津液及利水道。但五苓散温阳化气利水,也有利水及化生津液的作用。五苓散使水化为津,不同于栝蒌根之滋生津液。

④【临证薪传】

五苓散解表而温化水饮,故治表未解而水气内结之病症。若无表证,水气内结者仍当用五苓散,不可用白虎加人参汤。柯氏此处所注"若无表症,当用白虎加人参汤",是指热伤津液的烦渴用白虎加人参汤治疗。

⑤【注文浅释】

五苓散证表现为水气内结兼有在表的发热。

正文

而竭之,五苓散是也。其他坏症变症虽多,而大法不外是矣。①

五苓散证

中风,发热六七日,不解而烦,有表里症,渴欲饮水,水入则吐者,名曰水逆,五苓散主之。多服暖水,汗出愈。

表热不解,内复烦渴者,因于发汗过多。反不受水者,是其人心下有水气。因离中之真水不足,则膻中之火用不宣。邪水凝结于内,水饮拒绝于外,既不能外输于玄府,又不能上输于口舌,亦不能下输于膀胱,此水逆所由名也。势必藉四苓辈②味之淡者,以渗泄其水。然水气或降,而烦渴未必除,表热未必散。故必藉桂枝之辛温,入心而化液;更仗暖水之多服,推陈而致新。斯水精四布而烦渴解,输精皮毛而汗自出,一汗而表里顿除,又大变乎麻黄、桂枝、葛根、青龙等法也。暖水可多服,则逆者是冷水。热淫于内故不受寒,反与桂枝、暖水,是热因用法。五苓因水气不舒而设,是小发汗,不是生津液;是逐水气,不是利水道③。

发汗已,脉浮数,烦渴者,五苓散主之。

上条有表里之症,此条有表里之脉,互相发明五苓双解之义。虽经发汗而表未尽除,水气内结,故用五苓。若无表症,当用白虎加人参汤矣④。伤寒发汗解,复烦而脉浮数者,热在表未传里也,故用桂枝。此更加渴,则热已在里,而表邪未罢,故用五苓。脉浮而数者,可发汗。病在表之表,宜麻黄汤;病在表之里,宜桂枝汤;病在里之表,宜五苓散⑤;若病里之里,当用猪苓汤但利其水,不可用五苓散兼发其汗矣。要知五苓是太阳半表半里之剂,归重又在半表。

太阳病，发汗后，大汗出，胃中干，烦躁不得眠，欲得饮水者，少少与饮之，令胃气和则愈。若脉浮小便不利微热消渴者，五苓散主之。

妄发其汗，津液大泄，故胃中干；汗为心液，汗多则离中水亏，无以济火，故烦；肾中水衰，不能制火，故躁；精气不能游溢以上输于脾，脾不能为胃行其津液，胃不和，故不得眠；内水不足，须外水以相济，故欲饮水。此便是转属阳明症。水能制火而润土，水土合和，则胃家不实，故病愈。但勿令恣①饮，使水气为患而致悸喘等症也。所以然者，其人内热尚少，饮不能多，勿多与耳。如饮水数升而不解者，又当与人参白虎汤②矣。若发汗后，脉仍浮，而微热犹在，表未尽除也。虽不烦而渴特甚，饮多即消。小便反不利，水气未散也。伤寒者，伤于冬时寒水之气。太阳卫外之阳微，不足以御邪，故寒水得以内侵，所以心下有水气。胸中之阳又不足以散水气，故烦渴而小便不利耳。小便由于气化，肺气不化，金不生水，不能下输膀胱，心气不化，离中水虚，不能下交于坎，必上焦得通，津液得下。桂枝色赤入丙，四苓色白归辛③，丙辛合为水运，用之为散，散于胸中。必先上焦如雾，然后下焦如渎，何有烦渴癃闭之患哉？要知五苓，重在脉浮微热，不重在小便不利。

太阳病，其人发热汗出，不恶寒而渴者，此转属阳明也。渴欲饮水者，少少与之，但以法救之，宜五苓散。

此与前上半条同义。前条在大汗后，此在未汗前，即是太阳温病。要知太阳温病，即是阳明来路，其径最捷，不若伤寒中风，止从亡津液而后转属也。饮水是治温大法，庶不犯汗、吐、下、温之误。夫五苓散又是治饮多之法。夫曰转属，是他经戾及④。其人平日未必胃实，故预

①【注文浅释】
恣：放纵。

②【注文浅释】
人参白虎汤：指白虎加人参汤。

③【注文浅释】
丙：天干第三位，五行属火。辛：天干第八位，五行属金。

④【注文浅释】
戾及：来临，到达。

①【注文浅释】

此条文对原文作了删减。宋本《伤寒论》："太阳病,寸缓关浮尺弱,其人发热汗出,复恶寒,不呕,但心下痞者,此以医下之也。如其不下者,病人不恶寒而渴者,此转属阳明也。小便数者,大便必硬,不更衣十日,无所苦也。渴欲饮水,少少与之,但以法救之;渴者,宜五苓散。"

②【临证薪传】

饮水多而喘者,是所饮之水未能化津反而成水饮之邪,水饮射肺(水饮伏肺)致喘。五苓散温阳化气利水,自然能治水饮咳喘。但仲景书中没有明示五苓散治喘,而有其他苓桂剂治疗水饮咳喘之例,如桂苓五味甘草汤。

③【临证薪传】

形寒饮冷之咳喘可用小青龙汤治疗。

④【注文浅释】

"心下悸"三字是柯氏所加,宋本及成注本《伤寒论》皆无。加上"心下悸"是说明"心下悸"是阳虚水饮所作,是区别白虎加人参汤证汗出而渴的关键。

⑤【注文浅释】

对比上条"太阳病,饮水多,小便利者,必心下悸;小便少者,必苦里急也",此条是强调五苓散证和茯苓甘草汤证均可见"心下悸",也就是说,心下悸与否并非两汤证的鉴别点,鉴别两汤证的要点为有无口渴及小便利否。

立此法,以防胃家虚耳。仲景治太阳不特先为胃家惜津液,而且为胃家虑及痼瘕谷瘅等症矣。全条见阳明篇,此节文以备五苓症①。

发汗后,饮水多者必喘,以水灌之亦喘。

未发汗,因风寒而喘者,是麻黄症;下后微喘者,桂枝加厚朴杏仁症;喘而汗出者,葛根黄连黄芩症;此汗后津液不足,饮水多而喘者,是五苓症②。以水灌之亦喘者,形寒饮冷,皆能伤肺,气迫上行,是以喘也③。汉时治病,有火攻水攻之法,故仲景言及之。

太阳病,饮水多,小便利者,必心下悸;小便少者,必苦里急也。

此望问法。《内经》所云:"一者因得之",审其上下得一之情者是也。见其饮水,即问其小便。小便利则水结上焦,不能如雾,故心下悸可必;小便少则水畜下焦,不能如渎,故里急可必。火用不宣,致水停心下而悸;水用不宣,致水结膀胱而里急也。

伤寒,汗出而心下悸,渴者,五苓散主之;不渴者,茯苓甘草汤主之。

汗出下当有心下悸④三字,看后条可知。不然汗出而渴,是白虎汤症;汗后不渴而无他症,是病已差,可勿药矣。二方皆因心下有水气而设。渴者是津液已亡,故少用桂枝,多服暖水,微发其汗;不渴者津液未亡,故仍用桂枝加减,更发其汗。

上条言症而不及治,此条言方而症不详,当互文以会意也。⑤

本以下之,故心下痞,与泻心汤。痞不解,其人渴而口燥烦,小便不利者,五苓散主之。

与泻心汤,而痞不除,必心下有水气故耳。其症必兼燥烦而小便不利，用五苓散入心而逐水气，则痞自除矣。

大下之后，复发汗，小便不利者，亡津液故也。勿治之，得小便利，必自愈。

凡病，若发汗、若吐、若下、若亡血、亡津液，阴阳自和者，必自愈。

前条用五苓者，以心下有水气，是逐水非利小便也。若心下无水气，则发汗后津液既亡，小便不利者，亦将何所利乎？勿治之，是禁其勿得利小便，非待其自愈之谓也。然以亡津液之人，勿生其津液，焉得小便利？欲小便利，治在益其津液也。其人亡血亡津液，阴阳安能自和？欲其阴阳自和，必先调其阴阳之所自。阴自亡血，阳自亡津，益血生津，阴阳自和矣。要知不益津液，小便必不得利；不益血生津，阴阳必不自和。凡看仲景书，当于无方处索方，不治处求治，才知仲景无死方，仲景无死法。

五苓散

猪苓去皮　　白术　　茯苓各十八铢　　泽泻一两六钱①　　桂枝半两

上五味，捣为末，以白饮②和服方寸匕。③

猪苓色黑入肾，泽泻味咸入肾，具水之体；茯苓味甘入脾，色白入肺，清水之源；桂枝色赤入心，通经发汗，为水之用。合而为散，散于胸中则水精四布，上滋心肺，外溢皮毛，通调水道，一汗而解矣。本方治汗后表里俱热、燥渴、烦躁、不眠等症，全同白虎④。所异者，在表热未解，及水逆与饮水多之变症耳。若谓此方是利水而设，不识仲景之旨矣。若谓用此以生津液，则非渗泄之味所长也。

伤寒，厥而心下悸者，宜先治水，当用茯苓甘草汤，却

① 【注文浅释】
宋版等《伤寒论》皆为"铢"，此处用"钱"有误。

② 【注文浅释】
白饮：米汤。

③ 【注文浅释】
宋本《伤寒论》、《金匮玉函经》等，此处皆有"多饮暖水，汗出愈"七字。

④ 【医理探微】
柯注五苓散证为"表里俱热"，显然与服五苓散后"多饮暖水，汗出愈"之理相背。

治其厥，不尔，水渍入胃，必作利也。

心下悸是有水气，今乘其未及渍胃时先治之，不致厥利相连，此治法有次第也。[1]

①【医理探微】
柯注茯苓甘草汤证是心下悸，不包括厥和下利，符合仲景文理。但从医理分析，茯苓甘草汤也可治水气所致之厥、利。

茯苓甘草汤

茯苓　桂枝各一两　甘草一两,炙　生姜三两

上四味，以水四升，煮取二升，去滓，分温三服。

此方从桂枝加减。水停而悸，故去大枣；不烦而厥，故去芍药；水宜渗泄，故加茯苓；既云治水，仍任姜、桂以发汗。不用猪、泽以利小便者，防水渍入胃故耳。与五苓治烦渴者不同法。

十枣汤证

太阳中风，下利，呕逆，表解者，乃可攻之。其人漐漐汗出，发作有时，头痛，心下痞硬满，引胁下痛，干呕短气，汗出不恶寒者，此表解里未和也，十枣汤主之。

中风下利呕逆，本葛根加半夏症。若表既解而水气淫溢，不用十枣攻之，胃气大虚，后难为力矣。然下利呕逆，固为里症，而本于中风，不可不细审其表也。若其人漐漐汗出，似乎表症，然发作有时，则病不在表矣。头痛是表症，然既不恶寒，又不发热，但心下痞硬而满，胁下牵引而痛，是心下水气泛溢，上攻于脑而头痛也。与"伤寒不大便六七日而头痛，与承气汤"同。干呕汗出为在表，然而汗出而有时、更不恶寒、干呕而短气为里症也明矣。此可以见表之风邪已解，而里之水气不和也。然诸水气为患，或喘、或渴、或噎、或悸、或烦、或利而不吐、或吐而

不利、或吐利而无汗。此则外走皮毛而汗出，上走咽喉而呕逆，下走肠胃而下利，浩浩①莫御，非得利水之峻剂以直折之，中气不支矣。此十枣之剂，与五苓、青龙、泻心等法悬殊矣。②

太阳阳明合病，太阳少阳合病，俱下利呕逆，皆是太阳中风病根。

十枣汤

芫花_{熬赤}　甘遂　大戟_{各等分}

芫花熬赤　甘遂　大戟各等分

上三味，各异捣筛，称已，合治之。以水一升半，煮大肥枣十枚，取八合，去枣，内药末。强人服一钱匕，羸人③半钱，温服之，平旦④服。若下少病不愈者，明日更服加半钱，得快下利后，糜粥自养。

陷胸汤证

病发于阳而反下之，热入因作结胸；病发于阴而反下之，因作痞。所以成结胸者，以下之太早故也。

阳者，指外而言，形躯是也；阴者，指内而言，胸中心下是也。此指人身之外为阳，内为阴，非指阴经之阴，亦非指阴症之阴。发阴、发阳，俱指发热⑤。结胸与痞，俱是热症。作痞不言热入者，热原发于里也。误下而热不得散，因而痞硬，不可以发阴作无热解也。若作痞谓非热症，泻心汤不得用芩、连、大黄矣，若栀子豉之心中懊憹，瓜蒂散之心中温温欲吐，与心下满而烦，黄连汤之胸中有热，皆是病发于阴。

结胸无大热，但头微汗出者，此为水结在胸胁也，大

①【注文浅释】
浩浩：水盛大的样子。

②【注文浅释】
《金匮要略》有"病悬饮者，十枣汤主之"；"咳家其脉弦，为有水，十枣汤主之"；"夫有支饮家，咳烦，胸中痛者，不卒死，至一百日或一岁，宜十枣汤"，若能与此汤证结合，能更好地理解仲景原文。

③【注文浅释】
羸人：虚弱消瘦的病人。

④【注文浅释】
平旦：天亮的时候。

⑤【医理探微】
此处柯注阴、阳专指内、外，虽然也能自圆其说，但若将阴、阳以多指解释，则更能体现仲景用"阴、阳"不用"内、外"的深意。阴阳是相对概念，内、外是阴、阳，寒、热和虚、实也是阴、阳，邪气的无形和有形也可分阴、阳。外热内陷与有形之痰水相结形成结胸，病性属热属实。在里之无形邪气壅滞形成痞，病性或寒或热或寒热虚实夹杂。从发病部位、病邪性质、病机属性诸方面对两者作比较，则前者为阳，后者为阴。

"发阴、发阳，俱指发热"解释有误，心下痞、呕吐、下利、肠鸣是痞病四大主证，痞证无发热。

痞证无发热，也显露出将阴阳专指内外的局限性。

陷胸汤主之。

上条言热入是结胸之因，此条言水结是结胸之本，互相发明结胸病源。若不误下则热不入，热不入则水不结。若胸胁无水气，则热必入胃而不结于胸胁矣。此因误下热入，太阳寒水之邪，亦随热而内陷于胸胁间，水邪热邪结而不散，故名曰结胸。粗工不解此义，竟另列水结胸一症，由是多歧①滋惑矣。不思大陷胸汤丸，仲景用甘遂葶苈何为耶？无大热，指表言。未下时大热，下后无大热，可知大热乘虚入里矣。但头微汗者，热气上蒸也；余处无汗者，水气内结也。水结于内，则热不得散；热结于内，则水不得行。故用甘遂以直攻其水，任硝、黄以大下其热，所谓其次治六府也。又大变乎五苓、十枣等法。太阳误下，非结胸即发黄，皆因其先失于发汗，故致湿热之为变也。身无大热，但头汗出，与发黄症同。只以小便不利，知水气留于皮肤，尚为在表，仍当汗散。此以小便利，知水气结于胸胁，是为在里，故宜下解。

伤寒六七日，结胸热实，脉沉紧，心下痛、按之石硬者，大陷胸汤主之。

前条言病因与外症，此条言脉与内症。又当于热实二字着眼，六七日中，详辨结胸有热实，亦有寒实。太阳病误下，成热实结胸，外无大热，内有大热也。太阴病误下，成寒实结胸，胸中结硬，外内无热症也。沉为在里，紧则为寒②，此正水结胸胁之脉。心下满痛，按之石硬，此正水结胸胁之症。然其脉其症，不异于寒实结胸。故必审其为病发于阳，误下热入所致，乃可用大陷胸汤，是谓治病必求其本耳。

太阳病，重发汗而复大下之，不大便五六日，舌上燥而渴，日晡小有潮热，从心下至小腹硬满而痛不可近者，

① 【注文浅释】
多歧：多歧意。

② 【医理探微】
仲景确有"沉为在里""紧则为寒"之语，但也有"紧则为痛，沉则为水"之说。柯氏注"紧则为寒"与大陷胸汤证水热相结的机制不符。程郊倩《伤寒论后条辨》中有"此处之紧脉以痛得之，不作寒断"的解释，当合仲景之意。

大陷胸汤主之。

此妄汗妄下，将转属阳明而尚未离乎太阳也。不大便五六日，舌上燥渴，日晡①潮热，是阳明病矣。然心下者，太阳之位，小腹者，膀胱之室也。从心下至小腹硬满而痛不可近，是下后热入水结所致，而非胃家实，故不得名为阳明病也。若复用承气下之，水结不散，其变不可胜数矣。

大陷胸汤

大黄六两　芒硝一升　甘遂一钱匕

上三味，以水六升，先煮大黄，取二升，去滓，内芒硝，煮一二沸，内甘遂末，温服一升。得快利，止后服。

结胸者，项亦强如柔痓状，下之则和，宜大陷胸丸。

头不痛而项犹强，不恶寒而头汗出，故如柔痓状。此表未尽除而里症又急，丸以缓之，是以攻剂为和剂也。此是结胸症中或有此状。若谓结胸者必如是，则不当有汤丸之别矣。

大陷胸丸

大黄八两　芒硝　杏仁　葶苈子各半升②

上大黄、葶苈捣筛，内杏仁、芒硝，合研如脂，和散取弹丸一枚，别捣甘遂末一钱匕，白蜜二合③，水二升，煮取一升，温顿服之。一宿乃下，如不下更服，取下为效。

硝、黄血分药也，葶、杏气分药也。病在表用气分药，病在里用血分药。此病在表里之间，故用药亦气血相须也。且小其制而复以白蜜之甘以缓之，留一宿乃下，一以待表症之先除，一以保肠胃之无伤耳。

小结胸病正在心下，按之则痛，脉浮滑者，小陷胸汤主之。

结胸有轻重，立方分大小。从心下至小腹按之石硬而痛不可近者，为大结胸；正在心下未及胁腹，按之则痛，未曾石硬者，为小结胸。大结胸是水结在胸腹，故脉沉紧；小结胸是痰结于心下，故脉浮滑。水结宜下，故用甘遂、葶、杏、硝、黄等下之；痰结可消，故用黄连、栝蒌、半夏以消之。水气能结而为痰，其人之阳气重可知矣。

———— **小陷胸汤** ————

黄连一两①　半夏半升　大栝楼实一枚

上三味，以水六升，先煮栝蒌，取三升，去滓，内诸药，煮取二升，去渣，分温三服。

结胸症，其脉浮大者，不可下，下之则死。

阳明脉浮大，心下反硬，有热属脏者，可攻之。太阳结胸热实，脉浮大者，不可下，何也？盖阳明燥化，心下硬，是浮大为心脉矣。火就燥，故急下之以存津液，釜底抽薪法也。结胸虽因热入所致，然尚浮大，仍为表脉。恐热未实则水未结，若下之，利不止矣。故必待沉紧，始可下之。此又凭脉不凭症之法也。

结胸症具，烦躁者亦死。

结胸是邪气实，烦躁是正气虚，故死。

问曰："病有结胸，有脏结，其状何如？"答曰："按之痛，寸脉浮，关脉沉，名曰结胸也。如结胸状，饮食如故，时时下利，寸脉浮，关脉小细沉紧，名曰脏结。舌上白苔滑者，难治。"

结胸之脉沉紧者可下，浮大者不可下，此言其略耳。若按部推之，寸为阳，浮为阳，阳邪结胸而不散，必寸部仍见浮脉。关主中焦，妄下而中气伤故沉，寒水留结于胸胁之间故紧。不及尺者，所重在关，故举关以统之也。如结胸状而非结胸者，结胸则不能食，不下利，舌上燥而渴，按之痛，脉虽沉紧而实大。此则结在脏而不在腑，故见症种种不同。夫硬而不通谓之结。此能食而利亦谓之结者，是结在无形之气分，五脏不通，故曰脏结①。与阴结之不能食而大便硬不同者，是阴结尚为胃病，而无间于脏也。五脏以心为主，而舌为心之外候，舌苔白而滑，是水来克火，心火几于熄矣，故难治。

脏结无阳症，不往来寒热，其人反静，舌上苔滑者，不可攻也。

结胸是阳邪下陷，尚有阳症见于外，故脉虽沉紧，有可下之理。脏结是积渐凝结而为阴，五脏之阳已竭也，外无烦躁潮热之阳，舌无黄黑芒刺之苔，虽有硬满之症，慎不可攻，理中、四逆辈温之，尚有可生之义。

病人胁下素有痞连在脐傍，痛引小腹入阴筋者，此名脏结，死。

脏结有如结胸者，亦有如痞状者。素有痞而在胁下，与下后而心下痞不同矣。脐为立命之原。脐傍者，天枢之位，气交之际，阳明脉之所合，少阳脉之所出，肝脾肾三脏之阴凝结于此，所以痛引小腹入阴筋也。此阴常在，绝不见阳，阳气先绝，阴气继绝，故死。少腹者，厥阴之部，两阴交尽之处。阴筋者，宗筋也。今人多有阴筋上冲小腹而痛死者，名曰疝气，即是此类。然痛止便苏者，《金匮》所云"入脏则死，入腑则愈"也。治之以茴香、吴萸等味而痊者，亦可明脏结之治法矣。卢氏②将种种异症，尽

①【医理探微】
脏结，是阳气虚弱，阴寒凝结的病证，治当温阳散寒。仲景未出方治，不外乎含桂枝、干姜、附子的方剂，如苓桂剂、理中汤、真武汤及四逆汤等。后世医家提出"灸关元"也是一种正确选择。

②【注文浅释】
卢氏：即卢子颐，明代医家，著《伤寒论疏钞金錍》。

归脏结，亦好奇之过也。

泻心汤证

伤寒汗出解之后，胃中不和，心下痞硬，干呕食臭，胁下有水气，腹中雷鸣，下利者，生姜泻心汤主之。

汗出而解，太阳症已罢矣。胃中不和，是太阳之余邪与阴寒之水气杂处其中故也。阳邪居胃之上口，故心下痞硬，干呕而食臭；水邪居胃之下口，故腹中雷鸣而下利也；火用不宣则痞硬；水用不宣则干呕；邪热不杀谷①则食臭；胁下即腹中也，土虚不能制水，故肠鸣。此太阳寒水之邪，侵于形躯之表者已罢，而入于形躯之里者未散，故病虽在胃而不属阳明，仍属太阳寒水之变耳。

生姜泻心汤

生姜四两　人参　黄芩　甘草各三两　半夏半升　干姜　黄连各一两　大枣十二枚

上八味，以水一斗，煮取六升，去滓，再煎至二升，温服一升，日三服。

按：心下痞是太阳之里症。太阳之上，寒气主之，中见少阴。少阴者心也，心为阳中之太阳，必其人平日心火不足，胃中虚冷，故太阳寒水得以内侵，虚阳郁而不舒，寒邪凝而不解，寒热交争于心下，变症蜂起，君主危矣。用热以攻寒，恐不戢②而自焚；用寒以胜热，恐召寇而自卫。故用干姜、芩、连之苦入心化痞；人参、甘草之甘泻心和胃；君以生姜，佐以半夏，倍辛甘之发散，兼苦寒之涌泄，水气有不散者乎？名曰泻心，止戈为武之意也③。

① 【注文浅释】
杀谷：消谷。

② 【注文浅释】
戢：止息。

③ 【临证薪传】
武，即武力、武器，使用武力、武器。但武由"止""戈"两字合成，也含有止戈的意思，即不使用武力、武器。止戈为武，在此比喻生姜泻心汤相反相成的用药特点。方中不仅用苦寒之药泻火，还用辛温之药散寒，更用甘温之品以补益。辛开苦降、寒温同用、补泻兼施，名为泻心，实则和胃。

伤寒中风，医反下之，其人下利日数十行，谷不化，腹中雷鸣，心下痞硬而满，干呕，心烦不得安。医见心下痞，谓病不尽，复下之，其痞益甚。此非结热，但以胃中空虚，客气①上逆，故使硬也，甘草泻心汤主之。

上条是汗解后水气下攻症，此条是误下后客气上逆症，总是胃虚而稍有分别矣。上条腹鸣下利，胃中犹寒热相半，故云不和；此腹鸣而完谷不化，日数十行，则痞为虚痞，硬为虚硬，满为虚满也明矣。上条因水气下趋，故不烦不满。此虚邪逆上，故心烦而满。盖当汗不汗，其人心烦，故于前方去人参，而加甘草；下利清谷，又不可攻表，故去生姜而加干姜。不曰理中仍名泻心者，以心烦痞硬，病本于心耳②。

伤寒中风，是病发于阳，误下热入而其人下利，故不结胸。若心下痞硬干呕心烦，此为病发于阴矣，而复下之，故痞益甚也。

甘草泻心汤

前方去人参、生姜，加甘草一两、干姜二两。余同前法。

伤寒五六日，呕而发热者，柴胡汤症具。而以他药下之，若心下满而硬痛者，此为结胸也，大陷胸汤主之。但满而不痛者，此为痞，柴胡不中与之，宜半夏泻心汤。

呕而发热者，小柴胡症也。呕多，虽有阳明症，不可攻之。若有下症，亦宜大柴胡，而以他药下之，误矣。误下后有二症者，少阳为半表半里之经，不全发阳，不全发阴，故误下之变，亦因偏于半表者成结胸，偏于半里者心

②【注文浅释】
成注本《伤寒论》未示甘草泻心汤方药及用量，仅在仲景条文下注"与泻心汤攻痞，加甘草以补虚"。《千金翼方》本《伤寒论》和《金匮玉函经》甘草泻心汤皆无人参。宋本《伤寒论》甘草泻心汤方载："甘草四两炙，黄芩三两，干姜三两，半夏半升洗，大枣十二枚擘，黄连一两。"在此林亿注为："是半夏、生姜、甘草泻心汤三方，皆本于理中也，其方必各有人参，今甘草泻心中无者，脱落之也。又按《千金》并《外台秘要》，治伤寒䘌食用此方皆有人参，知脱落无疑。"而柯氏注为"其人心烦，故于前方去人参"。

在宋本《伤寒论》生姜泻心汤方药后有"生姜泻心汤，本云理中人参黄芩汤，去桂枝、术，加黄连并泻肝法"，而甘草泻心汤下无此段文字。

下痞耳。此条本为半夏泻心而发，故只以痛不痛分结胸与痞，未及他症。

半夏泻心汤

前方加半夏半斤、干姜二两，去生姜①。余同前法。

泻心汤，即小柴胡去柴胡加黄连干姜汤也。三方分治三阳：在太阳用生姜泻心汤，以未经误下而心下痞硬，虽汗出表解，水犹未散，故君生姜以散之，仍不离太阳为开之义；在阳明用甘草泻心汤者，以两番误下，胃中空虚，其痞益甚，故倍甘草以建中，而缓客气之上逆，仍是从乎中治之法也；在少阳用半夏泻心者，以误下而成痞，邪既不在表，则柴胡汤不中与之，又未全入里，则黄芩汤亦不中与之矣。胸胁苦满与心下痞满，皆半表里症也。于伤寒五六日，未经下而胸胁苦满者，则柴胡汤解之；伤寒五六日，误下后，心下满而胸胁不满者，则去柴胡、生姜，加黄连、干姜以和之，此又治少阳半表里之一法也。然倍半夏②而去生姜，稍变柴胡半表之治，推重少阳半里之意耳。君火以明，相火以位，故仍名曰泻心，亦以佐柴胡之所不及。

伤寒吐下后，复发汗，虚烦，脉甚微，八九日，心下痞硬，胁下痛，气上冲咽喉，眩冒，经脉动惕者，久而成痿。

此以八九日吐下复汗，其脉甚微，看出是虚烦。则心下痞硬、胁下痛、经脉动惕，皆属于虚。气上冲咽喉、眩冒，皆虚烦也。此亦半夏泻心症③，治之失宜，久而成痿矣。若用竹叶石膏汤，大谬。

太阳病，已发汗，仍发热恶寒，复下之，心下痞，表里俱虚，阴阳气并竭。无阳则阴独，复加烧针，因胸烦，面色青黄，肤𥆧者，难治。今色微黄，手足温者，易愈。

此亦半夏泻心症。前条因吐下后复汗，以致虚烦；此因汗下后加烧针，以致虚烦。多汗伤血，故经脉动惕；烧针伤肉，故面青肤𥆧。色微黄，手足温，是胃阳渐回，故愈。

伤寒，本自寒下，医复吐下之，寒格，若食入口即吐，干姜黄连黄芩人参汤主之。

治之小误，变症亦轻，故制方用泻心之半。上焦寒格，故用参、姜；心下蓄热，故用芩、连；呕家不喜甘，故去甘草；不食则不吐，是心下无水气，故不用姜、夏。要知寒热相阻，则为格症；寒热相结，则为痞症。①

干姜黄连黄芩人参汤

干姜　黄连　黄芩　人参 各二两

上四味，以水六升，煮取二升，分温再服。

心下痞，按之濡，大便硬而不恶寒反恶热，其脉关上浮者，大黄黄连泻心汤主之。

大黄黄连泻心汤

大黄二两　黄连一两

上二味，以麻沸汤一升渍之，须臾，绞去滓，分温再服。

濡当作硬。"按之濡"下，当有"大便硬不恶寒反恶热"句，故立此汤。观泻心汤治痞，是攻补兼施，寒热并驰之剂。此则尽去温补，独任苦寒下泄之品，且用麻沸汤渍

① 【医理探微】
"本自寒下"即脾寒性之下利。"食入即吐"是胸胃有热的表现。《内经》曰："反顺为逆，是谓内格。""寒格"即上热被下寒所格拒。胃热气逆而呕吐，"清气在下则生飧泄"，脾虚寒，清气不升则下利。黄连、黄芩清上热以止吐，干姜、人参温中补虚以止利。

① 【注文浅释】
断简残文：残缺不全的文章。

② 【医理探微】
柯注大黄黄连泻心汤"苦寒下泄"为"峻攻之剂"，且改仲景原文"按之濡"为"按之硬"，补充"大便硬而恶寒反恶热"，使大黄黄连泻心汤证面目全非，实不可取。汪苓友《伤寒论辨证广注》载"麻沸汤者，熟汤也，汤将熟时，其面沸泡如麻，以故去麻。痞病者，邪热聚于心下，不比结胸之大实大坚，故用沸汤，渍绞大黄黄连之汁温服，取其气味皆薄，则性缓恋膈，能泻心下痞热之气"，对麻沸汤的用意、药物功效及主治病证的解释较为中肯。

③ 【注文浅释】
许学士：即许叔微。

④ 【案例犀烛】
林某，男，30岁，2011年12月12日初诊。有复发性口腔溃疡病史，每月复发。本次3天前复发，心烦，面颊部痤疮，后背怕冷，舌尖红苔白腻，脉细，大便稍硬。
处方：制附片10 g，细川连3 g，炒黄芩10 g，大黄6 g。7剂。
2011年12月19日复诊，患者服药后3天溃疡愈合，心烦、怕冷较前减轻。上方续服7剂。半年后患者告知口腔溃疡未再复发。
按语：本例病人，口腔溃疡、心烦、痤疮、大便稍硬、舌尖红等皆是热象，背冷为唯一寒象。寒、热分居两处，"谨守病机"，与附子泻心汤"各司其属"，取得满意效果。

绞浓汁而生用之，利于急下如此，而不言及热结当攻诸症，谬矣。夫按之濡为气痞，是无形也，则不当下。且结胸症，其脉浮大者，不可下。则心下痞而关上浮者，反可下乎？小结胸按之痛者，尚不用大黄，何此比陷胸汤更峻？是必有当急下之症，比结胸更甚者，故制此峻攻之剂也。学者用古方治今病，如据此条脉症而用此方，下咽即死耳。勿以断简残文①尊为圣经，而曲护其说，以遗祸后人也。②

心下痞，大便硬，心烦不得眠，而复恶寒汗出者，附子泻心汤主之。

附子泻心汤

大黄二两　黄连　黄芩各一两　附子一枚，别煮取汁

上三味，以麻沸汤二升渍之，须臾，绞去滓，内附子汁，分温再服。

"心下痞"下，当有"大便硬，心烦不得眠"句，故用此汤。夫心下痞而恶寒者，表未解也，当先解表，宜桂枝加附子，而反用大黄，谬矣。既加附子，复用芩、连，抑又何也？若汗出是胃实，则不当用附子；若汗出为亡阳，又乌可用芩、连乎？许学士③云："但师仲景意，不取仲景方。"盖谓此耳。④

伤寒服汤药，下利不止，心下痞硬。服泻心汤已，复以他药下之，利不止。医以理中与之，利益甚。理中者理中焦，此利在下焦，赤石脂禹余粮汤主之。复利不止者，当利其小便。

服汤药而利不止，是病在胃；复以他药下之而利不止，则病在大肠矣。理中非不善，但迟一着耳。石脂、余

粮,助燥金之令,涩以固脱,庚金①之气收,则戊土②之湿化。若复利不止者,以肾主下焦,为胃之关也,关门不利,再利小便,以分消其湿③。盖谷道既寒,水道宜通,使有出路,此理下焦之二法也。

赤石脂禹余粮汤

赤石脂　　禹余粮各一斤

上二味,以水六升,煮取二升,去滓,分温三服。

利在下焦,水气为患也。唯土能制水。石者,土之刚也。石脂、禹粮,皆土之精气所结。石脂色赤入丙,助火以生土;余粮色黄入戊,实胃而涩肠。虽理下焦,实中宫之剂也。且二味皆甘,甘先入脾,能坚固堤防而平水气之亢,故功胜于甘、术耳。

伤寒,发汗,若吐若下,解后,心下痞硬、噫气④不除者,旋覆代赭石汤主之。

伤寒者,寒伤心也。既发汗复吐下之,心气太虚,表寒乘虚而结于心下,心气不得降而上出于声,君主出亡之象也。噫者伤痛声,不言声而曰气者,气随声而见于外也⑤。

旋覆代赭石汤

旋覆花　　甘草各三两　　人参二两　　半夏半升　　代赭石一两　　生姜五两　　大枣十二枚

上七味,以水一斗,煮六升,去滓,再煮三升,温服一升,日三服。

此生姜泻心去芩、连、干姜加旋覆、代赭石方也。以

① 【注文浅释】
庚金:庚,天干第七位,五行属金。

② 【注文浅释】
戊土:戊,天干第五位,五行属土。此处指湿土。

③ 【案例犀烛】
某男,65 岁,2020 年 6 月 8 日初诊。患者有慢性萎缩性胃炎、食管炎、结肠息肉病史,平素小便频数,夜尿 3~4 次,大便稀,舌裂纹苔腻,舌下轻瘀,关脉浮。
处方:桂枝 12 g,茯苓 18 g,猪苓 18 g,炒白术 18 g,泽泻 30 g,芡实 15 g,桑螵蛸 15 g。14 剂。
2020 年 6 月 23 日复诊,小便次数显减,夜尿 1 次,大便正常。
按语:小便频数,亦属仲景所言"小便不利"范畴。五苓散不仅能治疗小便量少无尿的癃闭,也能治小便频数的小便不利。"下利不止……复不止者,当利其小便",此处所用何方,仲景、柯琴皆未明言,以理推论,应该是指五苓散。上述案例五苓散治愈大便稀即是明证。

④ 【注文浅释】
噫气:即嗳气。

⑤ 【注文浅释】
噫声,是疼痛时发出的声响。噫气,即嗳气。噫气是气随声上逆,不同于呃逆有声而无气。

心虚不可复泻心，故制此剂耳。心主夏，旋覆花生于夏末，咸能补心，能软硬，能消结气。半夏生于夏初，辛能散邪，能消痞，能行结气。代赭禀南方之火色，入通于心，散痞硬而镇虚热。参、甘、大枣之甘，佐旋覆以泻虚火；生姜之辛，佐半夏以散水结。斯痞硬消，噫气自除矣。若用芩、连以泻心，能保微阳之不灭哉？

抵当汤证

太阳病六七日，表症仍在，而反下之，脉微而沉，反不结胸，其人发狂者，以热在下焦，少腹当硬满，小便自利者，下血乃愈。所以然者，以太阳随经瘀热在里故也，抵当汤主之。

此亦病发于阳误下热入之症也。"表症仍在"下，当有"而反下之"句。太阳病六七日不解，脉反沉微，宜四逆汤救之。此因误下，热邪随经入府，结于膀胱，故少腹硬满而不结胸，小便自利而不发黄也。太阳经少气多血，病六七日而表症仍在，阳气重可知。阳极则扰阴，故血燥而蓄于中耳。血病则知觉昏昧，故发狂。此经病传府，表病传里，气病传血，上焦病而传下焦也。少腹居下焦，为膀胱之室，厥阴经脉所聚，冲任血海所由，瘀血留结，故硬满。然下其血而气自舒，攻其里而表自解矣。《难经》云："气结而不行者，为气先病；血滞而不濡者，为血后病。"[①]深合此症之义。

太阳病身黄，脉沉结，少腹硬，小便不利者，为无血也；小便自利，其人如狂者，血结症也，抵当汤主之。

太阳病发黄与狂，有气血之分：小便不利而发黄者，病在气分，麻黄连翘赤小豆汤症也；若小便自利而发狂

① 【注文浅释】
《难经·二十二难》曰："气留而不行者，为气先病也；血壅而不濡者，为血后病也。"

者,病在血分,抵当汤症也。湿热留于皮肤而发黄,卫气不行之故也;燥血结于膀胱而发黄,营气不敷之故也。沉为在里,凡下后热入之症,如结胸、发黄、蓄血,其脉必沉,或紧、或微、或结,在乎受病之轻重,而不可以因症分也。水结血结,俱是膀胱病,故皆少腹硬满。小便不利是水结;小便自利是血结。如字助语辞,若以如字实讲,与蓄血发狂分轻重,则谬矣。

伤寒有热,少腹满,应小便不利。今反利者,为有血也,当下之,不可余药,宜抵当丸。

有热即表症仍在。少腹满而未硬,其人未发狂,只以小便自利,预知其为有蓄血,故小其制而丸以缓之。

抵当汤

水蛭熬　虻虫去翅足,熬,各三十个　桃仁二十粒　大黄三两,酒洗

上四味,以水五升,煮取三升,去滓,温服一升,不下再服。

抵当丸

水蛭三十个　虻虫二十五个　桃仁二十个①　大黄三两

上四味,杵分为四丸,以水二升②,煮一丸,取七合服之,晬时③当下血。若不下者更服。

蛭,昆虫之饮血者也,而利于水。虻,飞虫之唼血者也,而利于陆。以水陆之善取血者,用以攻膀胱蓄血,使出乎前阴。佐桃仁之苦甘而推陈致新,大黄之苦寒而荡涤邪热。名之曰抵当者,直抵其当攻之处也。

太阳病不解,热结膀胱,其人如狂,血自下,下者愈。

①【注文浅释】
宋本《伤寒论》等:水蛭二十个,虻虫二十个,桃仁二十五个。《金匮玉函经》载:水蛭二十个,虻虫二十五个,桃仁三十个。唐本《伤寒论》载:水蛭二十个,虻虫二十个,桃仁二十五个。

②【注文浅释】
宋本《伤寒论》《金匮玉函经》等载:水一升。

③【注文浅释】
晬时:周时,即一昼夜。

其外不解者，尚未可攻，当先解外。外解已，但少腹急结者，乃可攻之，宜桃仁承气汤。

阳气太重，标本俱病，故其人如狂；血得热则行，故尿血也；血下则不结，故愈。冲任之血，会于少腹。热极则血不下而反结，故急。然病自外来者，当先审表热之轻重以治其表，继用桃仁承气①以攻其里之结血。此少腹未硬满，故不用抵当。然服五合取微利，亦先不欲下意。

首条以反不结胸句，知其为下后症。此以尚未可攻句，知其为未下症。急结者宜解，只须承气；硬满者不易解，必仗抵当。表症仍在，竟用抵当，全不顾表者，因邪甚于里，急当救里也。外症已解，桃仁承气未忘桂枝者，因邪甚于表，仍当顾表也②。

桃仁承气汤

桃仁五十个　甘草　桂枝　芒硝各二两　大黄四两

上五味，以水七升，煮取二升半，去滓，内芒硝，更上火微沸，下火先食温服五合，日三服，当微利。

阳明病，其人喜忘者，必有畜血。所以然者，本有久瘀血，故令喜忘。屎虽硬，大便反易，其色必黑，宜抵当汤下之。

瘀血是病根，喜忘是病情。此阳明未病前症，前此不知，今因阳明病而究其由也。屎硬为阳明病，硬则大便当难而反易，此病机之变易见矣。原③其故必有宿血，以血主濡也；血久则黑，火极反见水化也。此以大便反易之机，因究其色之黑，乃得其病之根，因知前此喜忘之病情耳。承气本阳明药，不用桃仁承气者，以大便易，不须芒硝；无表症，不得用桂枝；瘀血久，无庸④甘草，非虻虫水蛭不胜其任也。

病人无表里症,发热,七八日不大便。虽脉浮数者,可下之。假令已下,脉数不解,合热则消谷善饥,至六七日不大便者,有瘀血也,宜抵当汤。若脉数不解,而下利不止,必协热而便脓血也。

不头痛恶寒,为无表症;不烦燥呕渴,为无里症,非无热也。"七八日"下,当有"不大便①"句。故脉虽浮数,有可下之理,观下后六七日犹然不便可知。合热协热,内外热也。前条据症推原,此条凭脉辨症。表里热极,阳盛阴虚,必伤阴络,故仍不大便者,必有蓄血;热利不止,必大便脓血矣,宜黄连阿胶汤主之。上条大便反易,知瘀血留久,是验之于已形。此条仍不大便,知瘀血已结,是料之于未形。六经惟太阳阳明有蓄血症,以二经多血故也,故脉症异而治则同。

太阳协热利,有虚有热。阳明则热而不虚。少阴便脓血属于虚,阳明则热。数为虚热,不能消谷。消谷善饥,此为实热矣。

火逆诸证

太阳病中风,以火劫发汗,邪风被火热,血气流溢,失其常度。两阳相熏灼,身体则枯燥,但头汗出,剂颈②而还,其身发黄。阳盛则欲衄,阴虚则小便难。阴阳俱虚竭,腹满而喘,口渴咽烂,或不大便。久则谵语,甚者至哕,手足躁扰,捻衣摸床③。小便利者,其人可治。

太阳中风,不以麻黄、青龙发汗,而以火攻其汗,则不须言风邪之患,当知火邪之利害矣。血得热则流,气得热则溢。血气不由常度,而变由生也。风为阳邪,火为阳毒,所谓两阳也。两阳相灼,故即见两阳合明之病。身体枯燥，身无汗也，故身发黄；头汗至颈，故但身黄，而头至颈不黄也。首为元阳之会，不枯燥，是阳未虚竭；有汗出，是阴未虚竭。此两阳尚熏于形身，而未内灼于脏腑也，此血气流溢之轻者。若其人阳素盛者，因熏灼而伤血，其鼻必衄；其人阴素虚者，因熏灼而伤津，小便必难；若其人阴阳之气俱虚竭者，胸满而喘，口干咽烂而死者有矣。或胃实而谵语，或手足躁扰，而至于捻衣摸床者有矣。皆气血流溢，失其常度故也。小便利，是反映小便难句。凡伤寒之病，以阳为主，故最畏亡阳；而火逆之病，则以阴为主，故最怕阴竭。小便利者为可治，是阴不虚，津液未亡，太阳膀胱之气化犹在也。阳盛阴虚，是火逆一症之纲领。阳盛则伤血，阴虚则亡津，又是伤寒一书之大纲领①。

太阳病二日，烦躁，反熨其背而大汗出。大热入胃，胃中水竭，躁烦，必发谵语。十余日振栗自下利者，此为欲解也。故其汗从腰以下不得汗，欲小便不得，反呕，欲失溲，足下恶风，大便硬，小便当数，而反不数及多，大便已，头卓然而痛，其人足心必热，谷气下流故也。

此指火逆之轻者言之。太阳病经二日，不汗出而烦躁，此大青龙症也。不知发汗而兼以清火，而反以火熨其背。背者，太阳之部也。太阳被火迫，因转属阳明。胃者，阳明之府，水谷之海也。火邪入胃，胃中水竭，屎必燥硬，烦躁不止，谵语所由发也，非调胃承气下之，胃气绝矣。"十余日"句，接"大汗出"来。盖其人虽大汗出，而火热未入胃中，胃家无恙，谵语不发，烦躁已除。至二候之后，火气已衰。阳气微，故振栗而解；阴气复，故自利而解。此阴阳自和而自愈者也。"故其汗"至末，是倒叙法，释未利未解前症，溯其因而究其由也。言所以能自下利者，何以故？因其自汗出时，从腰以下不得汗。夫腰已下

① 【医理探微】
寒为阴邪，易伤阳气。伤寒之病，阳气亏虚是基本的病理，阳气衰亡是最为严重的病变，但伤寒病变过程中也有化热成实的病证，所以阳虚是伤寒病的主要病变而不是全部病变，即所谓"凡伤寒之病，以阳为主，故最畏亡阳"。

火法，包括熏、熨、烧针、温针、灸等治疗方法，具有温阳散寒除湿作用，用于治疗寒湿的病证。"阳盛"之阳不是阳气，而是指阳热之邪。"阳盛"即阳热之邪亢盛。伤寒之病变过程中出现的热性病证，以及《伤寒论》一书中论及的中风、温病等皆是"阳盛"之病。火逆之病，是误用火疗法所引起的疾病。以火法治疗阳盛之病，则使邪热更甚，热盛则"扰乱心智，神昏谵语；逼血妄行，出血、发黄；伤津耗液，身燥便难；热盛动风，血虚生风，手足躁扰、捻衣摸床；阴虚热盛，口干咽烂，焦骨伤筋"，故"阳盛阴虚，是火逆一症之纲领"。寒性病证的预后取决于阳气的盈亏，热性病证预后取决于阴液的多少。

为地,地为阴,是火邪未陷入于阴位也,二肠^①膀胱之液俱未伤也。欲小便不得,而反呕欲失溲,此非无小便也,其津液在上焦,欲还入胃中故也。凡大便硬者,小便当数而不多。今小便反不数而反多,此应前欲小便不得句,正以明津液自还入胃中而下利之意也。利是通利,非泻利之谓,观大便已可知矣。头为诸阳之会,卓然而痛者,阴气复则阳气虚也。足心必热,反映足下恶风句。前大汗出则风已去,故身不恶风,汗出不至足,故足下恶风也。今火气下流,故足心热。火气下流,则谷气因之下流,故大便自利也。大便已头疼,可与小便已阴疼者参之。欲小便不得,反失溲,小便当数,反不数,反多,与上条小便难、小便利,俱是审其阴气^②之虚不虚,津液之竭不竭耳。

太阳病,以火熏之,不得汗,其人必躁,过经不解,必圊血,名为火邪。

首条以火劫发汗而衄血,是阳邪盛于阳位,故在未过经时;此条以火熏不得汗而圊血^③,是阳邪下陷入阴分,故在过经不解时。次条大汗出后十余日,振栗下利而解;此条不得汗,过经圊血而犹不解。可知劫汗而得汗者,其患速;不得汗者,其患迟。名为火邪^④,则但治其火,而不虑其前此之风寒矣。

伤寒脉浮,医以火迫劫之,亡阳,必惊狂,起卧不安者,桂枝去芍药加蜀漆龙骨牡蛎救逆汤主之。

上文皆阳盛之症,以中风为阳邪也;此后是阳虚^⑤之症,以伤寒为阴邪也。阳盛者,轻则发狂谵语,重则衄血圊血,此不戢自焚者也;阳虚者,神不守舍,起居如惊,其人如狂,是弃国而逃者也。

方注详桂枝篇。

上论火逆篇。

① 【注文浅释】
二肠:指大肠、小肠。

② 【注文浅释】
阴气:阴液。

③ 【注文浅释】
圊血:大便出血。

④ 【注文浅释】
火邪:因火疗法而成的火热之邪。

⑤ 【医理探微】
火为阳邪,易伤阴液。阳加于阴谓之汗。火迫劫汗,汗多也可导致阳气虚衰。

①【注文浅释】

温针、烧针是两种治疗方法。温针即温针灸,指留针时在针柄上捻裹艾绒点燃加温的治疗方法。烧针又名火针、燔针,古时以麻油灯火烧红针尖后点刺。柯注"温针者,即烧针也",将两者等同。更有将两者相反解释者,如张隐庵《伤寒论集注》:"温者,热也。温针者,即燔针焠刺之类也。烧针者,即针而以艾火灼之也,皆为火之义。"

②【医理探微】

艾灸可以温经通络、散寒除湿,也可以补气助阳、温补脾肾,还可以行气活血、消瘀散结,治疗阳气亏虚、寒湿凝滞、气血不畅的病证,但不可用于表证、热证、阴虚证。"脉浮"是表证,"宜以汗解",不可用灸。"脉浮热甚",是里热充斥于表,不可用灸。"微数之脉",是阴虚火旺,不可用灸。

③【注文浅释】

宋本、成注本《伤寒论》有"辨痉湿暍脉证"篇,《金匮玉函经》有"辨痉湿暍"篇。唐本《伤寒论》关于此篇的内容出现在"太阳病用桂枝汤法"篇中,称《痉、湿、暍》。篇中皆列具体病证条文,但都是有"论"无治。《金匮要略》第二篇有完整的"痉湿暍病脉证治"内容,有论有治。柯注沿用《金匮玉函经》之"痉"字,改"暍"为"暑"字。

太阳伤寒者,加温针必惊也。

温针者,即烧针①也,烧之令其温耳。寒在形躯而用温针刺之,寒气内迫于心,故振惊也。

若重发汗,复加烧针者,四逆汤主之。

重发汗而病不解,则不当汗矣。复加烧针,以迫其汗,寒气内侵,当救其里。烧针后宜有脱文。

火逆下之,因烧针烦躁者,桂枝甘草龙骨牡蛎汤主之。

方注详桂枝篇。

其脉沉者,营气微也。营气微者加烧针,则血流不行,更发热而烦躁也。

按:流、行二字,必有一误。此阴阳俱虚竭之候也。

烧针令其汗,针处被寒,核起而赤者,必发奔豚。气从少腹上冲者,灸其核上各一壮,与桂枝加桂汤。

方注详桂枝篇。

上论火针症。

脉浮,宜以汗解,用火灸之,邪无从出,因火而盛,病从腰以下必重而痹,名火逆也。脉浮热甚,反灸之,此为实。实以虚治,因火而动,必咽燥吐血。

微数之脉,慎不可灸,因火为邪,则为烦逆,追虚逐实,血散脉中。火气虽微,内攻有力,焦骨伤筋,血难复也。

此皆论灸之而生变也。腰以下重而痹者,因腰以下不得汗也。咽燥吐血者,亦阳盛而然也,比衄加甚矣。当知灸法为虚症设,不为风寒设②,故叮咛如此。

上论火灸症。

痉湿暑证③

太阳病痉湿暑三症,宜应别论,以伤寒所致,与伤寒相似,故此见之^①。

太阳主表,六气皆得而伤之。三种故与伤寒不同,然亦有因于伤寒而见症,与伤寒相似^②,故论及之耳。

太阳病,发汗太多,因致痉。脉沉而细,身热足寒,头项强急,恶寒,时头热面赤,目脉赤,独头面摇,卒口噤,背反张者,痉病也^③。

阳气者,精则养神,柔则养筋。发汗太多,则无液养筋,筋伤则挛急而反张矣。太阳主筋所生病矣。要知痉之一症,非无因而至,因于伤寒发汗不如法所致耳。太阳脉本浮,今反沉者,营气微也;细者,阳气少也。身热而足寒者,下焦虚也。头痛虽止,而颈项强急恶寒之症未罢,更时见面赤目赤,是将转属于阳明。然诸症皆与伤寒相似而非痉。独有头面动摇,卒然口噤,背反如张弓者,与伤寒不相似,故名之曰痉耳。此汗多亡液,不转属阳明而成痉者。以发汗太骤,形身之津液暴脱,而胃家津液未干,故变见者仍是太阳表症,而治法当滋阴以急和其里,勿得以沉细为可温也,炙甘草汤主之。《金匮》用桂枝汤加栝蒌根,恐不胜其任^④。

太阳病,发热无汗,反恶寒者,名曰刚痉。太阳病,发热汗出,不恶寒者,名曰柔痉。

此以表气虚实分刚柔,原其本而名之也,亦可以知其

① 【注文浅释】

唐本《伤寒论》:"论曰:伤寒与痉病、湿病及热暍相滥,故叙而论之。"宋本《伤寒论》:"伤寒所致太阳病痉湿暍此三种,宜应别论,以为与伤寒相似,故此见之。"成注本《伤寒论》:"伤寒所致太阳,痉湿暍三种,宜应别论,以为与伤寒相似,故此见之。"《金匮玉函经》:"太阳病痉湿暍此三种,宜应别论,以为与伤寒相似,故此见之。"柯注所引条文与宋本、成注本相近,但将"伤寒所致"移至句中。

② 【注文浅释】

指疾病不同于伤寒,但因部分症状与伤寒病相同,使其与伤寒病相似。

③ 【注文浅释】

考唐本、宋本、成注本《伤寒论》、《金匮玉函经》及《金匮要略》皆分列三条。诸本《伤寒论》三条相连,具体的次序是:"太阳病,发热,脉沉而细者,名曰痉";"太阳病,发汗太多,因致痉";"病身热足寒,颈项强急,恶寒,时头热面赤,独头面摇,卒口噤,背反张者,痉病也"。《金匮要略》上述三条分列该篇3、4、7条,且在第3条后有"为难治"三字。

④ 【医理探微】

《金匮要略》第2篇载"痉湿暍病脉证治":"太阳病,其证备,身体强,几几然,脉反沉迟,此为痉,栝蒌桂枝汤主之"。栝蒌桂枝汤即桂枝汤加栝蒌根,治疗汗出发热恶寒之痉病,是柔痉,以汗出为特点,发热是表证。

"身热足寒,头项强急,恶寒,时头热面赤,目脉赤,独头面摇,卒口噤,背反张者,痉病也",仲景未出方治。从医理分析,该痉病是"刚痉"发展而成,以无汗为特点,恶寒是表寒,头热面赤目赤是里热所致,所以符合大青龙汤证,该痉病应该用大青龙汤加葛根治疗,或者是葛根汤加石膏治疗。

假如"太阳病,发汗太多,因致痉。脉沉而细,身热足寒,头项强急、恶寒,时头热面赤,目脉赤,独头面摇,卒口噤,背反张"的痉病成立,则重点针对里热治疗,选用白虎汤清热,不行再用承气汤泻热。而柯注用炙甘草汤,则难以解除里热。

① 【临证薪传】

《金匮要略》曰："太阳病,无汗而小便反小,气上冲胸,口噤不得语,欲作刚痉,葛根汤主之。"欲作刚痉用葛根汤,已作刚痉仍可用葛根汤治疗。

② 【注文浅释】

虽名"湿"病、"风湿",病因实为风寒湿,所谓"风寒湿三气杂至合而为痹"。《金匮要略》:"病者一身尽疼,发热,日晡所剧者,名风湿。此病伤于汗出当风,或久伤取冷所致也。可与麻黄杏仁薏苡甘草汤。"

③ 【注文浅释】

此条文来自于《伤寒论》,但非论"风湿",而是论"风温"。仲景原文:"风温为病,脉阴阳俱浮……时瘛疭。"诸本《伤寒论》皆是如此,唯柯氏将"风温"改为"风湿",未作说明,也没有解释改动的理由。其中"瘛疭"指抽搐、抽风,症见手足伸缩交替、抽动不已。

人初病之轻重,禀气之强弱而施治矣。《金匮》用葛根汤则谬①。

上论痉症。

病者一身尽疼,发热,日晡所剧者,此名风湿。此病伤于汗出当风,或久伤寒冷所致也。

汗出当风,寒则汗不越,久留骨节,故一身尽疼;玄府反闭,故发热;日晡为阳明主时,太阴湿土郁而不伸,故剧。此虽伤于湿,而实因于风寒也,《金匮》用麻黄杏仁薏苡甘草汤②。

风湿为病,脉阴阳俱浮,自汗出,身重,多眠睡,鼻息必鼾,语言难出。若被下者,小便不利,直视失溲;若被火者,微发黄色,剧则如惊痫,时瘛疭③。

脉浮为风,阴阳俱浮,自汗出者,风湿相搏于内也。湿流骨节,故身重;湿胜则卫气行阴,不得行阳,故好眠也;睡则气从鼻出,风出而湿留之,呼吸不利,故鼻息必鼾;湿留会厌,则重而难发声,如从室中言,是中气之湿矣。法当汗解而反下之,大便利则小便必不利。心肺之气化不宣,胃家之关门不利,脾土之承制不行,故直视失溲也。若以火劫之,受火气之轻者,湿不得越,因热而发黄;受火气之重者,必亡阳而如惊痫状,液脱而时见瘛疭之形矣。

问曰:"值天阴雨不止,风湿相搏,一身尽疼,法当汗出而解。医云:此可发汗,汗之病不愈者,何也?"答曰:"发其汗,汗大出者,但风气去,湿气在,是故不愈也。若治风湿者,发其汗,但微微似欲汗出者,风湿俱去也。"

上条备言风湿诸症,未及身疼。要知风湿与伤寒之身疼不同:伤寒身疼无止时,风湿相搏而痛,多在日晡时发。若更值阴雨，是风湿与天气合，故疼痛更甚，不必在日晡时也。阴雨不止，疼痛亦不止，法当汗解。汗大出，湿反不去者，风为阳邪，其入浅；湿为阴邪，其入深。又风伤于上，湿伤于下，浅者上者易去，而深者下者难出，故微汗之，令遍身漐漐乃佳耳。

伤寒八九日，风湿相搏，身体烦疼，不能自转侧，不呕不渴，脉浮虚而涩者，桂枝附子汤主之。若其人大便硬，小便自利者，去桂加白术汤主之^①。

脉浮为在表，虚为风，涩为湿。身体烦疼，表症表脉也。不呕不渴，是里无热。故于桂枝汤加桂以治风寒，去芍药之酸寒，易附子之辛热^②以除寒湿。若其人大便硬、小便自利者，表症未除，病仍在表，不是因于胃家实，而因于脾气虚矣。盖脾家实，腐秽当自去，脾家虚，湿土失职不能制水，湿气留于皮肤，故大便反见燥化。不呕不渴，是上焦之化源清，故小便自利。濡湿之地，风气常在，故风湿相搏不解也。病本在脾，法当君以白术，代桂枝以治脾，培土以胜湿，土旺则风自平矣。前条风胜湿轻，故脉阴阳俱浮，有内热，故汗自出，宜桂枝汤；此湿胜风微，故脉浮虚而涩，内无热而不呕不渴，故可加附子。桂枝理上焦，大便硬，小便利，是中焦不治，故去桂；大便不硬，小便不利，是下焦不治，故仍须桂枝。

①【注文浅释】
此条证治及下条甘草附子汤证在《伤寒论》书中见于太阳病篇。

②【注文浅释】
相较于桂枝汤，桂枝附子汤中桂枝多一两，无芍药，有炮附子三枚。

桂枝附子汤

桂枝_{四两}　附子_{三枚,炮}　大枣_{十二枚}　生姜_{三两}　甘草_{二两}

上五味，以水六升，煮取二升，去滓，分温三服。

桂枝附子去桂加白术汤

前方去桂枝，加白术四两。余同前法。

初服，其人身如痹，半日许，复服之，三服都尽，其人如冒状，勿怪。以术、附并走皮肉逐水气，未得除，故使然耳。法当加桂四两。此本一方二法：以大便硬，小便自利，去桂也；以大便不通，小便不利，当加桂[①]。附子三枚恐多也，虚弱家及产妇宜减之。

风湿相搏，骨节烦疼，掣痛，不得屈伸，近之则痛剧，汗出短气，小便不利，恶风不欲去衣，或身微肿者，甘草附子汤主之。

身肿痛剧，不得屈伸，湿盛于外也；恶风不欲去衣，风淫于外也；汗出短气，小便不利，化源不清也。君桂枝以理上焦而散风邪，佐术、附、甘草以除湿而调气。

甘草附子汤

甘草炙　白术各二两　桂枝四两　附子二枚[②]

上四味，水六升，煮取三升，去滓，温服一升，日三。初服得微汗则解，能食；汗复烦者，服三合。

太阳病，关节疼痛而烦，脉沉而细者，此名湿痹。湿痹之候，其人小便不利，大便反快，但当利其小便。

《内经》曰："风寒湿三气合而为痹。"痛者，寒气多也；烦者，阳遭阴也。夫脉浮为风，细为湿。太阳脉本浮，风湿为病，脉阴阳俱浮，或浮虚而涩。今关节烦疼，脉反沉细者，是发汗不如法，但风气去，湿流骨节为着痹也。湿气留着于身形，脾气不能上输，肺气不能下达，膀胱之液不藏,胃家之关不启,故小便不利,脾土上应湿化不能制水,故大便反快。但利其小便,安能聚水而为患哉?风湿相搏者当发汗,风去湿在者当利小便,此两大法。吐下火攻,非其治矣。

湿家之为病,一身尽疼,发热,身色如熏黄。

凡湿不得泄,热不得越,则身黄。若伤寒发黄时,身疼已解,此湿流关节,故不解也,须五苓以除其湿[①]。

湿家,但头汗出,背强,欲得被覆向火。若下之则哕,胸满小便不利,舌上如苔者,以丹田有热,胸中有寒,渴欲得水而不能饮,口燥烦也。

但头汗,若小便利,则不发黄。背强恶寒,尚是太阳寒湿,法当汗解。若下之,阳气扰于胸中故满;中伤胃气故哕;下焦虚不能制水,故小便不利也。如舌上有苔,不是心家热,以上焦之湿不除,胸中之寒不解,惟丹田之有热不安于下焦,而上走空窍,故口燥烦而舌上苔耳。不能饮水,可见湿犹在中,又当从五苓去桂枝易肉桂[②]之法矣。

湿家下之,额上汗出,微喘,小便利者死,下利不止者亦死。

湿痹本无死症,皆因妄治而死。火逆则惊痫瘛疭,下之则直视失溲舌苔而哕,皆死兆也。夫额上汗出而小便不利,是痹不得泄,故发黄。更微喘,是水气入肺,当不能通调水道,而小便反利者,是膀胱不藏水泉不止也。若下利不止,是仓廪不藏,门户不要也,失守者死矣。

湿家病,身上疼痛,发热,面黄而喘,头痛,鼻塞而烦,其脉大,自能饮食,腹中和无病,病在头中寒湿,故鼻塞,内药鼻中则愈。

种种皆是表症,鼻塞而不鸣,脉大而不浮,不关风矣,脉不沉细,非湿痹矣;腹初不满,则非瘀热在里。重干头

①【注文浅释】

塞因塞用：此处非指反治法，而是指因鼻塞而用药塞入鼻中治疗。

---

②【临证薪传】

《金匮要略》："太阳中暍，身热疼重而脉微弱，此以夏月伤冷水，水行皮中所致也，一物瓜蒂汤主之。"《神农本草经》："瓜蒂，味苦，寒，有毒。治大水身面四肢浮肿，下水，杀虫毒，咳逆上气，及诸果不消，病在胸腹中，皆吐下之。"瓜蒂性寒，治先中暑后伤水之病证。如果里无热而仅仅是水行皮中之证，则可选用五苓散、藿香饮之类。

---

③【注文浅释】

前板齿：门牙。

痛，是头中寒湿可知。寒湿从鼻而入，故鼻塞，亦当从鼻而出。纳药鼻中，塞因塞用^①法也。

上论湿症。

太阳中暑者，身热疼重而恶寒，脉微弱，此以夏月伤冷水，水行皮中所致也。

中暑与伤寒迥殊，而亦有因于伤寒者。太阳之气，在天为寒，在地为水。冬月之伤寒，伤于天之寒风；夏月之伤寒，伤于地之寒水也。脉微亡阳，脉弱发热。此身热脉微，本是暑伤于气，而疼重恶寒，实由于寒水沐浴，留在皮肤而然，亦是伤寒所致耳。《金匮》用瓜蒂汤非是，宜五苓散、藿香饮之类。^②

太阳中暑者，发热恶寒，身重而疼痛，其脉弦细芤迟。小便已，洒洒然毛耸，手足逆冷，小有劳，身即热，口开，前板齿^③燥。若发汗则恶寒甚，加温针则发热甚，下之则淋。

弦细芤迟，不得连讲。言中暑夹寒之脉，或微弱、或弦细、或芤迟，皆是虚脉。如脉浮而紧者，名曰弦，弦而细则为虚矣。脉弦而大则为芤，芤固为虚，芤而迟，更为寒矣。以此脉而见发热、恶寒、身重、疼痛等症，虽当炎夏而虚寒可知。更当审其小便，小便者，寒水之气化也。寒水留在皮肤，不得下行，故小便已而洒然毛耸，其短涩可知。手足为诸阳之本，小便已而逆冷，其寒水留于四肢可知。夏行冬令，不可谓非伤寒所致耳。仍以中暑名之者，以其人阴气素虚，因小有劳，身即发热，内热更炽，见其开口以出之板齿枯燥，故知其本乎中暑耳。若汗之表阳愈虚，恶寒反甚；火攻则阴津愈虚，发热反甚；下之水行谷道，小便更短涩而成淋矣。此东垣补中益气，深合仲景心也。

太阳中暑，其人汗出恶寒，身热而渴也。

中暑夹寒，有不因乎浴水，而因乎乘凉者。或因露风，或因旷宇①，或因夜气阴寒，先着于肌肤，而暑气内伤于心脉，故恶寒、身热、汗出而渴也。清暑益气汤，东垣得之矣②。

上论暑症。

三症皆本于伤寒，故恶寒、发热、身疼，皆与伤寒相似。痉者脉同湿家，中暑则大同小异。三脉迥殊于伤寒，治之者当以脉别症，更当从脉施治耳。

①【注文浅释】
旷宇：宽广的屋宇。

②【临证薪传】
《金匮要略》治疗中暑，设立两方，一物瓜蒂汤和白虎加人参汤。两方皆有清热之功，前者偏于利湿，后者侧重益气生津，反映暑性炎热，伤津耗气，暑多挟湿等特点。

金代李东垣《脾胃论》清暑益气汤为黄芪、苍术、升麻各一钱，人参、炒神曲、橘皮、白术各五分，麦冬、当归身、炙甘草各三分，青皮二分半，黄柏二分或三分，葛根二分，五味子九枚，功用清暑益气、除湿健脾，清暑之力很弱，重在益气健脾除湿。

清代王孟英《温热经纬》清暑益气汤为西洋参、石斛、麦冬、黄连、竹叶、荷梗、知母、甘草、粳米、西瓜翠衣。原方未著用量。比较清晰的是，该方来自于白虎加人参汤。知母、甘草、粳米相同；易人参为西洋参，益气生津相同；加石斛、麦冬不离养阴生津；弃清热的石膏，换用西瓜翠衣及荷梗清暑；黄连、竹叶不仅清热，又能燥湿利湿。

所以，清暑益气生津，用白虎加人参汤；清暑益气生津兼以除湿，选王氏清暑益气汤；益气除湿兼以清热，则取李氏清暑益气汤。

伤寒论注

 卷 三

阳明脉证上

阳明之为病，胃家实也。

阳明为传化之府，当更实更虚，食入胃实而肠虚，食下肠实而胃虚。若但实不虚，斯为阳明之病根矣。胃实不是阳明病，而阳明之为病，悉从胃实上得来，故以胃家实①为阳明一经之总纲也。然致实之由，最宜详审，有实于未病之先者；有实于得病之后者；有风寒外束热不得越而实者；有妄汗吐下重亡津液而实者；有从本经热盛而实者。有从他经转属而实者。此只举其病根在实，而勿得以胃实即为可下之症。按阳明提纲，与《内经·热论》不同。《热论》重在经络，病为在表；此以里证为主，里不和即是阳明病。他条或有表证，仲景意不在表；或兼经病，仲景意不在经。阳明为阖，凡里证不和者，又以阖病为主。不大便固阖也；不小便亦阖也；不能食，食难用饱，初欲食，反不能食，皆阖也。自汗出，盗汗出，表开而里阖也。反无汗，内外皆阖也。种种阖病，或然或否，故提纲独以胃实为正。胃实不是竟指燥屎坚鞕，只对下利言，下利是胃家不实矣。故汗出解后，胃中不和而下利者，便不称阳明病。如胃中虚而不下利者，便属阳明。即初硬后

① **【医理探微】**

伤寒论中"某某之为病……也"句式的条文，每经各有一条，后世注家称此为"提纲"。

六经提纲，唯此阳明病提纲以病机表述，余皆以症状表述。不管是以症状还是以病机表述，都只是揭示该经病的特点，并非一经病的全部。

阳明包括足阳明胃和手阳明大肠。在《伤寒论》里，胃有时指大肠，如"胃中有燥屎五六枚"。"胃家"包括胃与大肠。"实"有两解，一是"邪气盛则实"，二是指有形之邪为实。相应的"胃家实"也有两解，一是包括胃肠无形邪热亢盛和邪热燥屎相结两大类病证，二是单指邪热燥屎相结的阳明腑实病证。为了体现"提纲""纲领"的作用，一般选择第一种解释。

诸本《伤寒论》有："问曰：病有太阳阳明，有正阳阳明，有少阳阳明，何谓也？答曰：太阳阳明者，脾约是也，正阳阳明者，胃家实是也；少阳阳明者，发汗利小便已，胃中燥烦实，大便难是也。"此条"胃家实"仅是指邪热燥屎内结，发热，大便硬结难解，腹满或疼痛的三承气汤证。（注：此条文《伤寒来苏集》未引录）

所以，"胃家实"的解释有三层次，分别是三承气汤证，阳明腑实证（三承气汤证＋麻仁丸证＋外导证），阳明热性病证（阳明腑实证＋无形热盛证即白虎汤证、栀子豉汤证等）。

溏者,总不失为胃家实也。所以然者,阳明太阴同处中州而所司各别。胃司纳,故以阳明主实;脾司输,故以太阴主利。同一胃府而分治如此,是二经所由分也。

问曰:阳明病外证云何? 答曰:身热,汗自出,不恶寒,反恶热也。

阳明主里,而亦有外证者,有诸中而形诸外,非另有外证也。胃实之外见者,其身则蒸蒸然,里热炽而达于外,与太阳表邪发热者不同;其汗则濈濈然^①,从内溢而无止息,与太阳风邪为汗者不同。表寒已散,故不恶寒;里热闭结,故反恶热。只因有胃家实之病根,即见身热自汗之外证,不恶寒反恶热之病情。然此但言病机发现,非即可下之证也,宜轻剂以和之,必谵语、潮热、烦躁、胀满诸证兼见,才为可下。

四证是阳明外证之提纲。故胃中虚冷,亦得称阳明病者,因其外证如此也。^②

阳明病,脉浮而紧者,必潮热,发作有时;但浮者,必盗汗出。

阳明脉证,与太阳脉证不同。太阳脉浮紧者,必身疼痛、无汗、恶寒、发热不休。此则潮热有时,是恶寒将自罢,将发潮热时之脉也。此紧反入里之谓,不可拘紧则为寒之说矣。太阳脉但浮者,必无汗。今盗汗出,是因于内热,且与本经初病但浮无汗而喘者不同,又不可拘浮为在表之法矣。脉浮紧,但浮而不合麻黄证,身热汗出而不是桂枝证。麻、桂下咽,阳盛则毙耳。此脉从经异,非脉从病反。要知仲景分经辨脉,勿专据脉谈证。

伤寒三日,阳明脉大。

脉大者,两阳合明,内外皆阳之象也。阳明受病之初,病为在表,脉但浮而未大,与太阳同,故亦有麻黄、桂枝证①。至二日恶寒自止，而反恶热。三日来，热势大盛，故脉亦应其象而洪大也，此为胃家实之正脉。若小而不大，便属少阳矣。

《内经》云："阳明之至短而涩。"②此指秋金司令之时脉。又曰："阳明脉象大浮也。"此指两阳合明之病脉。

脉浮而大，心下反硬，有热，属脏者，攻之，不令发汗；属腑者，不令溲数，溲数则大便硬。汗多则热愈，汗少则便难，脉迟尚未可攻。③

此治阳明之大法也。阳明主津液所生病，津液干则胃家实矣。津液致干之道有二：汗多则伤上焦之液，溺多则伤下焦之液。一有所伤，则大便鞕而难出，故禁汗与溲。夫脉之浮而紧、浮而缓、浮而数、浮而迟者，皆不可攻而可汗。此浮而大，反不可汗而可攻者，以为此阳明三日之脉，当知大为病进，不可拘浮为在表也。心下者，胃口也。心下鞕，已见胃实之一斑。以表脉不当见里证，故曰反硬耳。有热属脏，是指心肺有热，不是竟指胃实。攻之是攻其热，非攻其实，即与黄芩汤彻其热之义也。④不令者，禁止之辞，便见泻心之意。上焦得通，津液自下，胃气因和耳。属腑指膀胱，亦不指胃。膀胱热故溲数，不令处亦见当滋阴之义矣。属腑是陪说，本条重在脏热。"汗多"句直接"发汗"句来。盖汗为心液，汗出是有热属脏之征也。所以不令发汗者何？盖汗出多津液亡而火就燥，则愈热而大便难；即汗出少，亦未免便硬而难出，故利于急攻耳。仲景治阳明，不患在胃家实，而患在脏有热，故急于攻热而缓以下。其实禁汗与溲，所以存其津，正以和其实耳。然证有虚实，脉有真假，假令脉迟，便非脏实，是浮大皆为虚脉矣。仲景特出此句，正发明心下硬一证有无热属脏者，为妄攻其热者禁也，其慎密

左栏注释：

①【医理探微】

阳明本经感受风、寒之邪，也有桂枝汤证、麻黄汤证。较之太阳病，阳明病桂枝汤证、麻黄汤证持续时间很短。

②【注文浅释】

《内经》无此文，只有"阳明脉至，浮大而短"。

③【注文浅释】

此条文列于宋本、成注本《伤寒论》及《金匮玉函经》"辨脉（法）"篇。

④【医理探微】

对仲景原文中之"脏""腑"，历代医家的解释不一致。难点在"脏"究竟何指。柯注自己也不统一，既言"心下者，胃口也。心下硬，已见胃实之一斑"，又曰"有热属脏，是指心肺有热，不是竟指胃实"。对比"小结胸病，正在心下，按之则痛，脉浮滑者，小陷胸汤主之"，与"脉浮而大，心下反硬，有热，属脏者，攻之"比较接近。"心下"是小结胸病的病位，"心下硬"有别于"心下痞"，仅仅"有热"则会痞不会硬，而须热与痰结才会硬。小结胸病，"按之则痛"，此处未予按压，故未注明疼痛。痰热相结，脉本浮滑，也可浮大。所以此处"属脏"只是（小）"结胸"的另一种说法。"攻之"即用小陷胸汤清热涤痰开结。而黄芩汤不治小结胸病。

如此。

阳明病，心下鞕满者，不可攻之。攻之，利遂不止者死，利止者愈。

阳明证具而心下鞕，有可攻之理矣。然鞕而尚未满，是热邪散漫胃中，尚未干也。妄攻其热，热去寒起，移寒于脾，实反成虚，故利遂不止也。若利能自止，是其人之胃不虚而脾家实，腐秽去尽，而邪不留，故愈。上条热既属脏，利于急攻，所以存津液也。此条热邪初炽，禁其妄攻，所以保中气也。要知腹满已是太阴一斑。阳明太阴相配偶，胃实则太阴转属于阳明，胃虚则阳明转属于太阴矣。此仲景大有分寸处，诊者大宜着眼。[①]

伤寒呕多，虽有阳明证，不可攻之。

呕多是水气在上焦，虽有胃实证，只宜小柴胡以通液，攻之恐有利遂不止之祸。要知阳明病津液未亡者，慎不可攻。盖腹满呕吐，是太阴阳明相关证；胃实胃虚，是阳明太阴分别处。胃家实，虽变证百出，不失为生阳；下利不止，参、附不能挽回，便是死阴矣。

阳明病，自汗出，若发汗，小便自利，此为津液内竭，大便虽鞕，不可攻之，当须自欲大便，宜蜜煎导而通之。若土瓜根及与大猪胆汁，皆可为导。

本自汗，更发汗，则上焦之液已外竭；小便自利，则下焦之液又内竭。胃中津液两竭，大便之鞕可知。虽鞕而小便自利，是内实而非内热矣。盖阳明之实，不患在燥而患在热。此内既无热，只须外润其燥耳。[②]连用三"自"字，见胃实而无变证者，当任其自然，而不可妄治。更当探苦欲之病情，于欲大便时，因其势而利导之；不欲便者，宜静以俟之矣。此何以故？盖胃家实，固是病根，亦是其人命根，禁攻其实者，先虑其虚耳。

① 【临证薪传】

阳明病，心下硬满，不是腹中硬满，只可用小陷胸汤和泻心汤治疗，不可用承气汤及大陷胸汤攻下。

② 【医理探微】

"津液内竭，大便虽硬"是燥结便秘，"自欲大便而不得"，无发热、腹满疼痛症状，即仲景所说"少阳阳明……大便难是也"，不可用承气汤攻之，宜用蜜煎方或大猪胆汁润而导之。

阳明病，本自汗出，医更重发汗，病已差，尚微烦不了了者，此必大便鞭故也。以亡津液，胃中干燥，故令大便鞭。当问其小便日几行，若本小便日三四行，今日再行，故知大便不久出。今为小便数少，以津液当还入胃中，故知不久必大便也。

治病必求其本。胃者，津液之本也，汗与溲皆本于津液。本自汗出，本小便利，其人胃家之津液本多，仲景提出亡津液句，为世之不惜津液者告也。病差，指身热汗出言。烦即恶热之谓。烦而微，知恶热将自罢，以尚不了，故大便鞭耳。数少，即再行之谓。大便鞭，小便少，皆因胃亡津液所致，不是阳盛于里也。因胃中干燥，则饮入于胃，不能上输于肺，通调水道，下输膀胱，故小便反少。而游溢之气，尚能输精于脾，津液相成，还归于胃，胃气因和，则大便自出，更无用导法矣。以此见津液素盛者，虽亡津液而津液终自还。正以见胃家实者，每踌躇顾虑，示人以勿妄下与勿妄汗也。历举治法，脉迟不可攻，心下满不可攻，呕多不可攻，小便自利与小便数少不可攻，总见胃家实，不是可攻证。

蜜煎方

蜜七合

上一味，于铜器内煎凝如饴状，搅之，勿令焦着。欲可丸，并手捻作挺①，令头锐，大如指，长二寸许。当热时急作，冷则硬。以内谷道②中，欲大便时乃去之。

猪胆汁方

大猪胆一枚，泻汁，加醋少许，灌谷道中，如一食顷③，当大便出宿食恶物，甚效。

问曰：病有得之一日，不发热而恶寒者，何也？答曰：虽得之一日，恶寒将自罢，即自汗出而恶热也。

阳明受病，当二三日发。上条是指其已发热言，此追究一日前未发热时也。初受风寒之日，尚在阳明之表，与太阳初受时同，故阳明亦有麻黄、桂枝证。二日来表邪自罢，故不恶寒；寒止热炽，故汗自出而反恶热，两阳合明之象见矣。阳明病多从他经转属，此因本经自受寒邪，胃阳中发，寒邪即退，反从热化故耳。若因亡津液而转属，必在六七日来，不在一二日间①。本经受病之初，其恶寒虽与太阳同，而无头项强痛为可辨。即发热汗出，亦同太阳桂枝证。但不恶寒反恶热之病情，是阳明一经之枢纽。本经受邪，有中面、中膺②之别：中面则有目疼鼻干，邪气居高，即热反胜寒，寒邪未能一日遽止。此中于膺部位近于胃，故退寒最捷。

问曰：恶寒何故自罢？答曰：阳明居中土也，万物所归，无所复传，始虽恶寒，二日自止，此为阳明病也。

太阳病八九日，尚有恶寒证。若少阳寒热往来，三阴恶寒转甚，非发汗温中，何能自罢？惟阳明恶寒，未经表散，即能自止，与他经不同。"始虽恶寒"二句，语意在"阳明居中"句上。夫知阳明之恶寒易止，便知阳明为病之本矣。胃为戊土，位处中州，表里寒热之邪，无所不归，无所不化，皆从燥化而为实。实则无所复传③，此胃家实所以为阳明之病根也。

上论胃实证。

问曰：太阳缘何而得阳明病？答曰：太阳病，若发汗，若下，若利小便，亡津液，胃中干燥，因转属阳明。胃

① 【注文浅释】
"二阳合明，谓之阳明。"阳明阳气最盛，所成病证以阳热亢盛为特点。太阳表寒化热形成阳明病，阳明本经受寒同样易化热。脾胃同居中焦，脾为湿土，胃为燥土。"同气相求"，津液耗伤即成阳明病。

② 【注文浅释】
中面、中膺：中，中部。面，脸面。膺，胸。中面即脸面之中部。中膺，即胸之中部。

③ 【注文浅释】
阳明阳气昌盛，胃居中为燥土，风寒暑湿进入阳明皆可化热化燥，形成阳明热盛燥实之证，是外感病的极期，正气强盛，邪气亦盛，正邪相争最为激烈，正胜则病愈，邪胜则亡，"无所复传"。

①【注文浅释】

宋本《伤寒论》原文是："问曰：何缘得阳明病？答曰：太阳病，若发汗，若下，若利小便，此亡津液，胃中干燥，因转属阳明，不更衣，内实，大便难者，此名阳明也。"柯注少"不更衣"三字，又将"内（胃家）实"与"大便难"合一。

②【注文浅释】

宋本《伤寒论》第 245 条写作："太过者，为阳绝于里。"

实大便难，此名阳明也。①

此明太阳转属阳明之病。因有此亡津液之病机，成此胃家实之病根也。按：仲景阳明病机，其原本《经脉》篇"主津液所生病"句来。故虽有《热论》中"身热、鼻干"等症，总归重在津液上。如中风之口苦、咽干、鼻干、不得汗、身目黄、小便难，皆津液不足所致。如腹满、小便不利、水谷不别等症，亦津液不化使然。故仲景谆谆以亡津液为治阳明者告也。

阳脉微而汗出少者，为自和也；汗出多者，为太过。阳脉实，因发其汗，出多者亦为太过。太过为阳实于里②，亡津液，大便因鞕也。

阳明主津液所生病者也，因妄汗而伤津液，致胃家实耳。桂枝证本自汗，自汗多则亡津；麻黄证本无汗，发汗多亦亡津。此虽指太阳转属，然阳明表证亦有之。

本太阳病，初得时发其汗，汗先出不彻，因转属阳明也。

彻，止也，即汗出多之互辞。

伤寒转属阳明者，其人濈然微汗出也。

此亦汗出不止之互辞。概言伤寒，不是专指太阳矣。

伤寒发热无汗，呕不能食，而反汗出濈濈然者，是转属阳明也。

胃实之病机在汗出多，病情在不能食。初因寒邪外束，故无汗；继而胃阳遽发，故反汗多。即呕不能食时，可知其人胃家素实，与干呕不同。而反汗出，则非太阳之中风，是阴明之病实矣。

太阳病，寸缓，关浮，尺弱，其人发热汗出，复恶寒，不呕，但心下痞者，此以医下之也。如不下者，病人不恶寒而渴者,此转属阳明也。小便数者,大便必硬,不大便十日无所苦也。渴欲饮水者,少少与之,但以法救之,宜五苓散。

此病机在渴,以桂枝脉证而兼渴,其人津液素亏可知。小便数则非消渴矣。以此知大便虽鞕,是津液不足,不是胃家有余,即十日不便而无痞满硬痛之苦,不得为承气证。饮水利水,是胃家实而脉弱之正治也。不用猪苓汤用五苓散者,以表热未除故耳。此为太阳阳明之并病。余义见五苓证中。①

伤寒脉浮缓,手足自温者,系在太阴。太阴者,身当发黄。若小便自利者,不能发黄。至七八日大便硬者,为阳明病也②。

太阴受病转属阳明者,以阳明为燥土,故非经络表里相关所致,总因亡津液而致也。此病机在小便:小便不利,是津液不行,故湿土自病,病在肌肉;小便自利,是津液越出,故燥土受病,病在胃也。

客曰:"病在太阴,同是小便自利,至七八日暴烦下利者,仍为太阴病;大便硬者,转为阳明病。其始则同,其终则异,何也?"曰:"阴阳异位,阳道实,阴道虚。故脾家实,则腐秽自去,而从太阴之开;胃家实,则地道不通,而成阳明之阖。此其别也。"

上论他经转属证。

问曰:"脉有阳结、阴结,何以别之?"答曰:"其脉浮而数,能食,不大便者,此为实,名曰阳结也。期十七日当剧。其脉沉而迟,不能食,身体重,大便反硬,名曰阴结也。期十四日当剧。"

脉以浮为阳,为在表;数为热,为在府;沉为阴,为在里;迟为寒,为在藏。证以能食者为阳,为内热;不能食者

① 【医理探微】
此条文以桂枝汤证误治后的不同转归引出三种口渴病证的治疗。"不大便十日无所苦",宋本《伤寒论》作"不更衣十日无所苦",不更衣即不大便。"小便数者",津液损伤,"口渴"而"大便必硬,不大便十日无所苦",是太阳阳明之脾约,治以润下之麻子仁丸。单纯的"渴欲饮水",饮能解渴,只需"少少与饮之,令胃气和则愈"。"渴欲饮水",若饮不解渴即"消渴",是水不化津所致,则予五苓散温阳化气。

② 【注文浅释】
宋本《伤寒论》第278条写作:"至七八日,虽暴烦下利日十余行,必自止,以脾家实,腐秽当去故也。"

为阴，为中寒。身轻者为阳；重者为阴。不大便者为阳；自下利者为阴。此阳道实阴道虚之定局也。然阳证亦有自下利者，故阴证亦有大便硬者。实中有虚，虚中有实，又阴阳更盛更虚之义。故胃实因于阳邪者，为阳结；有因于阴邪者，名阴结耳。然阳结能食而不大便，阴结不能食而能大便，何以故？人身腰以上为阳，腰以下为阴。阳结则阴病，故不大便；阴结则阳病，故不能食。此阳胜阴病，阴胜阳病之义也①。凡三候为半月，半月为一节。凡病之不及、太过，斯皆见矣。能食不大便者，是但纳不输，为太过。十七日剧者，阳主进，又合乎阳数之奇也。不能食而硬便仍去者，是但输不纳，为不足。十四日剧者，阴主退，亦合乎阴数之偶也。脉法曰："计其余命生死之期，期以月节克之。"《内经》曰："能食者过期，不能食者不及期。"②此之谓也。

此条本为阴结发论。阳结即是胃实，为阴结作伴耳。阴结无表证，当属之少阴③，不可以身重不能食为阳明应有之证，沉迟为阳明当见之脉。大便硬为胃家实，而不敢用温补之剂也。且阴结与固瘕、谷疸有别：彼溏而不便，是虚中有实；此硬而有便，是实中有虚。急须用参附以回阳，勿淹留期至而不救。

上论阴阳结证。

阳明病，脉迟，汗出多，微恶寒者，表未解也，可发汗，宜桂枝汤。

阳明病，脉浮，无汗而喘者，发汗则愈，宜麻黄汤。

此阳明之表证，表脉也。二证全同太阳，而属之阳明者，不头项强痛故也。要知二方专为表邪而设，不为太阳而设。见麻黄证，即用麻黄汤，见桂枝证，即用桂枝汤，不必问其为太阳阳明也。若恶寒一罢，则二方所必

禁矣。①

阳明病，脉浮而紧者，必潮热发作有时；但浮者，必盗汗出。

上条脉证与太阳相同，此条脉证与太阳相殊。此阳明半表半里之脉证，麻、桂下咽，阳盛则毙耳。故善诊者，必据证辨脉，勿据脉谈证。全注解见本篇之前。

脉浮而迟，面热赤而战惕者，六七日当汗出而解。迟为无阳，不能作汗，其身必痒也。

此阳明之虚证、虚脉也。邪中于面，而阳明之阳上奉之，故面热而色赤；阳并于上，而不足于外卫，寒邪切肤，故战惕耳。此脉此证，欲其恶寒自止于二日间，不可得矣。必六七日胃阳来复，始得汗出溱溱②而解。所以然者，汗为阳气，迟为阴脉，无阳不能作汗，更可以身痒验之，此又当助阳发汗者也。

阳明病，法多汗，反无汗，其身如虫行皮肤中，此久虚故也。

阳明气血俱多，故多汗。其人久虚，故反无汗。此又当益津液、和营卫，使阴阳自和而汗出也。③

阳明病，反无汗而小便利，二三日呕而咳，手足厥者，必苦头痛。若不咳不呕，手足不厥者，头不痛。

小便利，则里无瘀热可知。二三日无身热汗出恶热之表，而即见呕咳之里，似乎热发乎阴。更手足厥冷，又似病在三阴矣。苦头痛，又似太阳之经证。然头痛必因咳呕厥逆，则头痛不属太阳。咳呕厥逆则必苦头痛，是厥逆不属三阴，断乎为阳明半表半里之虚证也。此胃阳不敷布于四肢故厥；不上升于额颅故痛；缘邪中于膺，结在胸中，致呕咳而伤阳也。当用瓜蒂散吐之，呕咳止，厥痛自除矣。两"者"字作"时"字看更醒。④

① 【注文浅释】
项为足太阳膀胱经循行部位，如果有头项强痛说明是太阳病。太阳阳明皆有表证，"有是证用是方"，有麻黄汤证即用麻黄汤治疗，有桂枝汤证即用桂枝汤治疗。

② 【注文浅释】
溱溱：汗出润泽。

③ 【医理探微】
"阳明病，法多汗"自是以阳明里热而言。"反无汗"是"久虚故也"，此虚当是津液亏虚。"其身如虫行皮肤中"，是邪郁肌表。里热津伤、邪郁肌表，可考虑用越婢汤合竹叶石膏汤加减治疗。

④ 【医理探微】
呕、咳、手足厥与头痛存在必然的联系。参考仲景全书，唯吴茱萸汤证，呕吐、手足厥、头痛俱见，病变机制是肝胃虚寒。胃寒饮停，饮邪射肺则咳。所以，呕、咳、厥和头痛并见者，当治以吴茱萸汤。

阳明病，但头眩，不恶寒，故能食而咳，其人必咽痛。若不咳者，咽不痛。

不恶寒，头不痛但眩，是阳明之表已罢。能食而不呕不厥但咳，乃是咳为病本也。咽痛因于咳，头眩亦因于咳，此邪结胸中而胃家未实也。当从小柴胡加减法。

阳明病，口燥，但欲漱水，不欲咽者，此必衄。

脉浮发热，口干鼻燥，能食者则衄。

此邪中于面，而病在经络矣。液之与血，异名而同类。津液竭，血脉因之而亦伤。故阳明主津液所生病，亦主血所生病。阳明经起于鼻，系于口齿。阳明病则津液不足，故口鼻干燥；阳盛则阳络伤，故血上溢而为衄也；口鼻之津液枯涸，故欲漱水；不欲咽者，热在口鼻，未入乎内也。能食者胃气强也。以脉浮发热之证，而见口干鼻燥之病机，如病在阳明，更审其能食、不欲咽水之病情，知热不在气分而在血分矣[1]。此问而知之也。

按：太阳阳明皆多血之经，故皆有血证。太阳脉当上行，营气逆不循其道，反循巅而下至目内眦，假道于阳明，自鼻颀[2]而出鼻孔，故先目瞑头痛；阳明脉当下行，营气逆而不下，反循齿环唇而上循鼻外至鼻颀而入鼻，故先口燥鼻干。异源而同流者，以阳明经脉起于鼻之交颀中，旁纳太阳之脉故也。

二条但言病机，不及脉法主治，宜桃仁承气、犀角地黄辈。

上论阳明在表脉证。

伤寒四五日，脉沉而喘满，沉为在里，而反发其汗，津液越出，大便为难，表虚里实，久则谵语。

喘而胸满者，为麻黄证，然必脉浮者，病在表，可发汗。今脉沉为在里，则喘满属于里矣。反攻其表则表虚，故津

液大泄。喘而满者,满而实矣,因转属阳明,此谵语所由来
也,宜少与调胃。汗出为表虚,然是谵语,归重只在里实。

发汗多,若重发汗者,亡其阳。谵语脉短者死,脉自
和者不死。

上条论谵语之由,此条论谵语之脉。亡阳即津液越
出之互辞。心之液为阳之汗,脉者血之府也。心主血脉,
汗多则津液脱,营血虚。故脉短是营卫不行,藏府不通,
则死矣。此谵语而脉自和者,虽津液妄泄,而不甚脱,一
惟胃实,而营卫通调,是脉有胃气,故不死。此下历言谵
语不因于胃者。

谵语,直视喘满者死,下利者亦死。

上条言死脉,此条言死证。盖谵语本胃实,而不是死
证。若谵语而一见虚脉虚证,则是死证,而非胃家实矣①。
脏腑之精气,皆上注于目,目不转睛,不识人,脏腑之气绝
矣。喘满见于未汗之前,为里实。见于谵语之时,是肺气
已败,呼吸不利,故喘而不休;脾家大虚,不能为胃行其津
液,故满而不运。若下利不止,是仓廪不藏,门户不要也,
与大便难而谵语者,天渊②矣。

夫实则谵语,虚则郑声。郑声,重语也。

同一谵语,而有虚实之分:邪气盛则实,言虽妄诞,与
发狂不同,有庄严状,名曰谵语;正气夺则虚,必目见鬼
神,故郑重其语,有求生求救之状,名曰郑声。此即从谵
语中分出,以明谵语有不因胃实而发者。更释以重语二
字,见郑重之谓,而非郑重之音也。若造字出于喉中,与
语多重复叮咛不休等义,谁不知其虚,仲景毋庸辨。

阳明病,下血、谵语者,此为热入血室。但头汗出者,
刺期门,随其实而泻之,濈然汗出则愈。

血室者,肝也③,肝为藏血之脏,故称血室。女以血用

①【医理探微】

柯注此条"谵语"为"虚",于
理亦通。但若参考仲景其他条
文,则宜从"实"解。"伤寒,若吐
若下后,不解,不大便五六日,上
至十余日,日晡所发潮热,不恶
寒,独语如见鬼状。若剧者,发则
不识人,循衣摸床,惕而不安,微
喘直视,脉弦者生,涩者死,微者,
但发热谵语者,大承气汤主之。"
"独语如见鬼状"即"谵语"。谵语
是阳明腑实、燥热扰乱心神所致。
直视、喘满等皆是真阴被燥热耗
竭所致,判为死候。阳明腑实、燥
屎内结,本应"不大便",此时出现
"下利"是"热结旁流",是津液耗
竭之途,也是死候。虽为死候,但
不可束手待毙,当以大承气汤"急
下存阴"。

②【注文浅释】
天渊:比喻相差悬殊。

③【注文浅释】
血室,柯注为"肝",则男子也
有"热入血室"病。若作"子宫"解
释,则热入血室独女子才有。

事,故下血之病最多。若男子非损伤则无下血之病。唯阳明主血所生病,其经多血多气,行身之前,邻于冲任。阳明热盛,侵及血室,血室不藏,溢出前阴,故男女俱有是证。血病则魂无所归,心神无主,谵语必发。要知此非胃实,因热入血室而肝实也。肝热心亦热,热伤心气,既不能主血,亦不能作汗,但头有汗,而不能遍身,此非汗吐下法可愈矣。必刺肝之募,引血上归经络,推陈致新,使热有所泄,则肝得所藏,心得所主,魂有所归,神有所依,自然汗出周身,血不妄行,谵语自止矣。按:畜血便脓血,总是热入血室。入于肠胃,从肛门而下者,谓之便血脓血。盖女子经血出自子户,与溺道不同门。男子精、血、溺三物,内异道而外同门,精道由肾,血道由肝,水道由膀胱。其源各别,而皆出自前阴。

期门,肝之募也,又足太阴厥阴阴维之会。太阴阳明为表里,厥阴少阳为表里,阳病治阴,故阳明少阳血病,皆得刺之。

妇人中风,发热恶寒,经水适来。得之七八日,热除而脉迟身凉,胸胁下满,如结胸状,谵语者,此为热入血室也,当刺期门,随其实而泻之。

人之十二经脉,应地之十二水,故称血为经水。女子属阴而多血,脉者,血之府也,脉以应月,故女子一月经水溢出,应时而下,故人称之为月事也。此言妇人适于经水来时,中于风邪,发热恶寒。此时未虑及月事矣,病从外来,先解其外可知。至七八日热除身凉脉迟为愈,乃反见胸胁苦满,而非结胸,反发谵语而非胃实,何也?脉迟故也。迟为在藏,必其经水适来时,风寒外来,内热乘肝,月事未尽之余,其血必结。当刺其募以泻其结热,满自消而谵语自止,此通因塞用法也。[1]

① 【注文浅释】
热入血室证,除此"刺期门"法,仲景还有用"小柴胡汤"治疗,其汤证内容见后"柴胡汤证"章节。

妇人伤寒，发热，经水适来，昼则明了，暮则谵语，如见鬼状，此为热入血室。无犯胃气，及上下焦，必自愈。

前言中风，此言伤寒者，见妇人伤寒中风，皆有热入血室证也。然此三条，皆因谵语而发，不重在热入血室，更不重在伤寒中风。要知谵语多有不因于胃者，不可以谵语为胃实而犯其胃气也。发热不恶寒，是阳明病。申酉^①谵语，疑为胃实。若是经水适来，固知热入血室矣。此经水未断，与上条血结不同。是肝虚魂不安而妄见，本无实可泻，固不得妄下以伤胃气；亦不得刺之令汗，以伤上焦之阳；刺之出血，以伤下焦之阴也。俟其经尽，则谵语自除，而身热自退矣。当以不治治之^②。

热入血室，寒热如疟而不谵语者，入柴胡证。

上论阳明谵语脉证。

阳明脉证下

阳明中风，口苦咽干，腹满微喘，发热恶寒，脉浮而紧，若下之，则腹满小便难也。

本条无目疼鼻干之经病，又无尺寸俱长之表脉。微喘恶寒，脉浮而紧，与太阳麻黄证同；口苦咽干，又似太阳少阳合病；更兼腹满，又似太阳太阴两感。他经形证互呈，本经形证未显，何以名为阳明中风耶？以无头项强痛，则不属太阳；不耳聋目赤，则不属少阳；不腹痛自利，则不关太阴。是知口为胃窍，咽为胃门，腹为胃室，喘为胃病矣。今虽恶寒，二日必止，脉之浮紧，亦潮热有时之候也。此为阳明初病在里之表，津液素亏，故有是证。若以腹满为胃实而下之，津液既竭，腹更满而小便难，必大便反易矣。此中风转中寒，胃实转胃虚，初能食而致反不

①【注文浅释】

仲景"辨脉法"篇有："脉浮而紧者，名曰弦也。"柯氏沿用此说。"少阳之为病，口苦咽干脉弦也"；"伤寒中风，有柴胡证，但见一证便是，不必悉具"，所以"阳明中风，口苦咽干，腹满微喘，发热恶寒，脉浮而紧"者，小柴胡汤主之。

②【医理探微】

名为"阳明中风"，实则"三阳合病"，脉弦浮大即是明证。浮为太阳之脉，弦为少阳之脉，大为阳明之脉。再者，腹部满、鼻干、潮热等为阳明证。胁下及心痛、久按之气不通，时时哕、耳前后肿皆少阳。嗜卧是太阳、少阳证。一身及面目悉黄是阳明少阳证。若对比"伤寒四五日，身热恶风，颈项强，胁下满，手足温而渴者，小柴胡汤主之"，以小柴胡汤治疗"三阳合病"，则"阳明中风，脉弦浮大而短气，腹部满，胁下及心痛，久按之气不通，鼻干，不得汗，嗜卧，一身及面目悉黄，小便难，有潮热，时时哕，耳前后肿"者，治疗主方仍为小柴胡汤。

能食之机也。伤寒中风，但见有柴胡一证便是，则口苦咽干，当从少阳证治，脉浮而紧者，当曰弦矣①。

阳明中风，脉弦浮大而短气，腹部满，胁下及心痛，久按之气不通，鼻干，不得汗，嗜卧，一身及面目悉黄，小便难，有潮热，时时哕，耳前后肿。刺之小差，外不解。病过十日，脉弦浮者，与小柴胡汤；脉但浮，无余证者，与麻黄汤。若不尿，腹满加哕者，不治。

本条不言发热，看"中风②"二字，便藏表热在内。"外不解"，即指表热而言，即暗伏内已解句。"病过十日"，是内已解之互文也，当在"外不解"句上。"无余证"句，接"外不解"句来。刺之，是刺足阳明，随其实而泻之。"少差"句，言内证俱减，但外证未解耳，非刺耳前后，其肿少差之谓也。脉弦浮者，向之浮大减小而弦尚存，是阳明之脉证已罢，惟少阳之表邪尚存，故可用小柴胡以解外。若脉但浮而不弦大，则非阳明少阳脉。无余证，则上文诸证悉罢，是无阳明少阳证。惟太阳之表邪未散，故可与麻黄汤以解外。所以然者，以阳明居中，其风非是太阳转属，即是少阳转属，两阳相熏灼，故病过十日而表热不退也。无余证可凭，只表热不解，法当凭脉。故弦浮者，可知少阳转属之遗风；但浮者，是太阳转属之余风也。若不尿腹满加哕，是接"耳前后肿"来。此是内不解，故小便难者，竟至不尿，腹部满者，竟不减，时时哕者，更加哕矣。非刺后所致，亦非用柴胡麻黄后变证也。太阳主表，故中风多表证；阳明主里，故中风多里证。弦为少阳脉，耳前后、胁下为少阳部。阳明中风，而脉证兼少阳者，以胆为风府故也。若不兼太阳少阳脉证，只是阳明病，而不名中风矣。参看口苦咽干，知阳明中风从少阳转属者居多。

本条多中风而不言恶风，亦不言恶热。要知始虽恶寒,二日自止,风邪未解,故不恶热。是阳明中风与太、少不同,而阳明过经留连不解之风,亦与本经初中迥别也。

上论阳明中风证。

阳明病,若能食,名中风;不能食,名中寒。

太阳主表,病情当以表辨;阳明主里,证虽在表,病情仍以里辨。此不特以能食不能食别风寒,更以能食不能食审胃家虚实也。要知风寒本一体,随人胃气而别。此条本为阳明初受表邪,先辨胃家虚实,为诊家提纲。使其着眼处,不是为阳明分中风伤寒之法也①。

阳明病,若中寒,不能食,小便不利,手足濈然汗出,此欲作痼瘕,必大便初硬后溏。所以然者,以胃中冷,水谷不别故也。

胃实则中热,故能消谷;胃虚则中寒,故不能食。阳明以胃实为病根,更当以胃寒为深虑耳。凡身热汗出不恶寒反恶热称阳明病。今但手足汗出,则津液之泄于外者尚少,小便不利,则津液不泄于下。阳明所虑在亡津液,此更虑其不能化液②矣。

痼瘕,即初硬后溏之谓。肛门虽固结,而肠中不全干也。溏即水谷不别之象,以症溏作解者,谬矣。按:大肠小肠,俱属于胃,欲知胃之虚实,必于二便验之:小便利,屎定鞕;小便不利,必大便初硬后溏。今人但知大便硬、大便难、不大便者为阳明病,亦知小便难、小便不利、小便数少,或不尿者皆阳明病乎?

阳明病,不能食,攻其热必哕。所以然者,胃中虚冷故也。以其人本虚,故攻其热必哕。

初受病便不能食,知其本来胃虚,与中有燥屎而反不能食者有别也③。哕为胃病,病深者其声哕矣。

若胃中虚冷不能食者,饮水则哕。

①【医理探微】
胃主受纳、腐熟水谷,皆赖于阳气的充盛。胃阳充盛则能食,胃阳不足则不能食。风为阳邪,寒为阴邪,故而中风则能食,中寒则不能食。"阳明病,若能食,名中风;不能食,名中寒",是辨阳明风、寒之里证及阳气之虚实,而非风、寒之表证。

②【注文浅释】
不能化液:指阳气亏虚不能化液,源于寒邪伤害阳气。

③【注文浅释】
阳明病,不能食,既有胃中虚冷所致,也有燥热腑实,胃气不能下行造成,必须加以辨别。"阳明病,谵语有潮热,反不能食者,胃中必有燥屎五六枚也……宜大承气汤下之",即是阳明热实之不能食。

① 【医理探微】
若真是里热实所致不能食，治当攻之热实。不能攻者，是针对胃中虚冷之不能食而言。

---

② 【医理探微】
风为阳邪，易化燥化热，形成阳明热实病证。"若能食，名中风"；"汗出谵语者，以有燥屎在胃中，此为风也"。

寒为阴邪，易伤阳气。胃阳不足，水谷不化，故而"不能食"；"腹满，食难用饱，饱则微烦，头眩，必小便难，此欲作谷疸"。"脉迟"也是胃阳不足之象。

要知阳明病不能食者，虽身热恶热，而不可攻其热①。不能食，便是胃中虚冷，用寒以彻表热，便是攻，非指用承气也。伤寒治阳明之法利在攻，仲景治阳明之心全在未可攻，故谆谆以胃家虚实相告耳。

阳明病，脉迟，腹满，食难用饱，饱则微烦，头眩，必小便难，此欲作谷疸。虽下之，腹满如故，所以然者，脉迟故也。

阳明脉浮而弦大，为中风；若脉迟，为中寒，为无阳矣②。食难用饱，因于腹满，腹满因于小便难，烦眩又因于食饱耳。食入于胃，浊气归心，故烦；阳虚不能化液，则清中清者不上升，故食谷则头眩；浊中清者不下输，故腹满而小便难；胃脘之阳，不达于寸口，故脉迟也。《金匮》曰："谷气不消，胃中苦满，浊气下流，小便不通，身体尽黄，名曰谷疸。"当用五苓散调胃利水，而反用茵陈汤下之，腹满不减，而除中发哕所由来矣。所以然者，盖迟为在藏，脾家实则腐秽自去。食难用饱者，脾不磨也。下之则脾家愈虚，不化不出，故腹满如故。

伤寒脉迟，六七日而反与黄芩汤彻其热。脉迟为寒，今与黄芩汤，复除其热，腹中应冷，当不能食。今反能食，此名除中，必死。

凡首揭阳明病者，必身热汗出，不恶寒反恶热也。此言伤寒则恶寒可知；言彻其热，则发热可知。脉迟为无阳，不能作汗，必服桂枝汤啜稀热粥，令汗生于谷耳。黄芩汤本为协热下利而设，不为脉迟表热而设。今不知脉迟为里寒，但知清表之余热。热去寒起，则不能食者为中寒，反能食者为除中矣。除中者，胃阳不支，假谷气以自救，凡人将死而反强食者是也。

阳明病，初欲食，小便反不利，大便自调，其人骨节疼，翕然如有热状，奄然^①狂发，濈然汗出而解者，此水不胜谷气，与汗共并，脉紧则愈。

初欲食，则胃不虚冷。小便不利，是水气不宣矣；大便反调，胃不实可知；骨节疼者，湿流关节也；翕翕如有热而不甚热者，燥化不行，而湿在皮肤也；其人胃本不虚，因水气怫郁，郁极而发，故忽狂。汗生于谷，濈然汗出者，水气与谷气并出而为汗。脉紧者，对迟而言，非紧则为寒之谓。

若脉迟，至六七日不欲食，此为晚发，水停故也，为未解，食自可者，为欲解。

初能食，至六七日阳气来复之时，反不欲食，是胃中寒冷，因水停而然，名曰晚发，因痼瘕谷疸等为未除也。食自可，则胃阳已复，故欲解。

伤寒，大吐、大下之，极虚，复极汗者，以其人外气怫郁，复与之水，以发其汗，因得哕。所以然者，胃中虚冷故也。

阳明居中，或亡其津而为实，或亡其津而为虚，皆得转为阳明。其传为实者可下，其传为虚者当温矣。

上论阳明中寒证。

阳明病欲解时，从申至戌上。

申酉为阳明主时^②，即日晡也。凡称欲解者，俱指表而言。如太阳头痛自止，恶寒自罢，阳明则身不热不恶热也。

上论阳明病解时。

栀子豉汤证

阳明病，脉浮而紧，咽燥口苦，腹满而喘，发热汗出，

①【注文浅释】
烧针，宋本等《伤寒论》作"温针"。

②【注文浅释】
愦，《集韵》曰"心乱也"。心愦愦，形容心中烦乱不安之状。

③【注文浅释】
怵惕：怵，恐也；惕，忧惧也。怵惕即恐惧。

④【注文浅释】
柯注重点有二：①"阳明病，脉浮而紧，咽燥口苦，腹满而喘，发热汗出，不恶寒，反恶热，身重"，是病在阳明里之半表间，治用栀子豉汤；②栀子豉汤为吐剂。

不恶寒，反恶热，身重。若发汗则躁，心愦愦而谵语；若加烧针①，心怵惕，烦躁不得眠；若下之，则胃中空虚，客气动膈，心中懊憹，舌上苔者，栀子豉汤主之。

脉证与阳明中风同。彼以恶寒，故名中风；此反恶热，故名阳明病。阳明主肌肉，热甚无津液以和之，则肉不和，故身重，此阳明半表里证也。邪已入腹，不在营卫之间，脉虽浮，不可为在表而发汗；脉虽紧，不可以身重而加温针；胃家初实，尚未燥硬，不可以喘满恶热而攻下。若妄汗之，则肾液虚，故躁；心液亡，故昏昧而愦愦②；胃无津液，故大便燥硬而谵语也。若谬加温针，是以火济火，故心恐惧而怵惕③；土水皆因火侮，故烦躁而不得眠也。阳明中风，病在气分，不可妄下。此既见胃实之证，下之亦不为过。但胃中以下而空虚，喘满、汗出、恶热、身重等证或罢，而邪之客上焦者，必不因下除，故动于膈而心中懊憹不安。病在阳明，以妄汗为重，妄下为轻。"舌上苔"句，顶上四段来，"不恶"、"反恶"，皆由心主，愦愦、"怵惕"、"懊憹"之象，皆心病所致，故当以舌验之。舌为心之外候，心热之微甚，与苔之厚薄，色之浅深，为可征也。栀子豉汤主之，是总结上四段症。要知本汤是胃家初受双解表里之方，不只为误下后立法④。盖阳明初病，不全在表，不全在里，诸证皆在里之半表间，汗下温针，皆在所禁，将何以治之？惟有吐之一法，为阳明表邪之出路耳。然病在胸中，宜瓜蒂散。此已在腹中，则瓜蒂散不中与也，栀子豉汤主之，外而自汗、恶热、身重可除，内而喘满、咽干、口苦自解矣。

阳明之有栀豉汤，犹太阳之有桂枝汤，既可以驱邪，亦可以救误，上焦得通，津液得下，胃气因和耳。

若渴欲饮水，口干舌燥者，白虎加人参汤主之。

上文是阳邪自表入里，此条则自浅入深之证也。咽燥、口苦、恶热，热虽在里，尚未犯心；愦愦、怵惕、懊𢙃，虽入心尚不及胃；燥渴欲饮，是热已入胃，尚未燥硬①。用白虎加人参汤，泻胃火而扶元气，全不涉汗吐下三法矣。

若脉浮发热，渴欲饮水，小便不利者，猪苓汤主之。

上条根②首条诸证，此条又根上文饮水来。连用五"若"字，见仲景说法御病之详。栀豉汤所不及者，白虎汤继之；白虎汤不及者，猪苓汤继之，此阳明起手之三法。所以然者，总为胃家惜津液，既不肯令胃燥，亦不肯令水渍入胃耳。余义见猪苓汤证。

发汗吐下后，虚烦不得眠，若剧者，必反覆颠倒，心中懊𢙃，栀子豉汤主之。若少气者，栀子甘草豉汤主之。若呕者，栀子生姜豉汤主之。

虚烦是阳明之坏病，便从栀子汤随证治之，犹太阳坏病，多用桂枝汤加减也。以吐易温针，以"懊𢙃"概"愦愦"、"怵惕"，可互文见意。栀豉汤本为治烦躁设，又可以治虚烦，以此知阳明之虚与太阳之虚不同，阳明之烦与太阳之烦有别矣。首句虽兼汗吐下，而大意单指下后言，以阳明病多误在早下故也。"反覆颠倒"四字，切肖③不得眠之状，为虚烦二字传神。此火性摇动，心无依着故也。心居胃上，即阳明之表，凡心病皆阳明表邪，故制栀豉汤因而越之。盖太阳之表，当汗而不当吐；阳明之表，当吐而不当汗；太阳之里，当利小便而不当下；阳明之里，当下而不当利小便。今人但知汗为解表，不知吐亦为解表，故于仲景大法中，但知汗下而遗其吐法耳。若少气若呕，又从虚烦中分出。烦必伤气，加甘草以益气。虚热相搏，必欲呕，加生姜以散邪④。

发汗，若下之，而发烦热，胸中窒者，栀子豉汤主之。

① **【注文浅释】**
硬，指大便硬结。燥硬，是肠中干燥，大便硬结难解，是阳明腑热实证。

② **【注文浅释】**
根：根源，这里用作动词，根源于。

③ **【注文浅释】**
切肖：切合相似。

④ **【注文浅释】**
柯注栀子豉汤证，存在两大问题：
一是解释"虚"之字义前后矛盾。栀子豉汤所治之烦当是热烦，没有阴虚，更没有阳虚。所以，"虚烦"之"虚"不是指正气亏虚，而是指邪之无形。虚烦即无形热邪所致之烦。下面柯注有"要知阳明虚烦，对胃家实热而言，是空虚之虚，不是虚弱之虚"，也认为"虚"作邪气无形解。但柯注"呕吐"的机制是"虚热相搏"。此"虚"如作邪之无形解释，那"虚热"即是无形邪热，单一的热何来"相搏"。要符合相搏之意，必须在热之外还有一种因素存在，"虚"必须作正气虚来解，与前之解释矛盾。另外，柯注"生姜以散邪"也不能与"虚热相搏"对应。
二是由于柯氏认准栀子豉汤为吐剂，所以没法合理解释栀子生姜豉汤之止呕。因栀子豉汤是吐剂，而栀子生姜豉汤止呕，一个处方中一部分药是催吐，另一部分药是止吐，显然自相矛盾。

窒者，痞塞之谓。烦为虚烦，则热亦虚热，窒亦虚窒矣。此热伤君主，心气不足而然。栀豉治之，是"益心之阳，寒亦通行"之谓欤？误下后，痞不在心下而在胸中，故仍用栀豉，与太阳下后外不解者仍用桂枝同法。盖病不变，则方不可易耳。

下后更烦，按之心下濡者，为虚烦也，宜栀子豉汤。

更烦，是既解而复烦也。心下软，对胸中窒而言，与心下反硬者悬殊矣。要知阳明虚烦，对胃家实热而言，是空虚之虚，不是虚弱之虚。

阳明病，下之，其外有热，手足温，不结胸，心中懊侬，饥不能食，但头汗出者，栀子豉汤主之。

外有热，是身热未除。手足温，尚未漐然汗出，此犹未下前证，见不当早下也。不结胸，是心下无水气，知是阳明之燥化。心中懊侬，是上焦之热不除；饥不能食，是邪热不杀谷；但头汗出而不发黄者，心火上炎而皮肤无水气也。此指下后变证。夫病属阳明，本有可下之理。然外证未除，下之太早，胃虽不伤，而上焦火郁不达，仍与栀子豉汤吐之，心清而内外自和矣。

伤寒五六日，大下后，身热不去，心中结痛者，未欲解也，栀子豉汤主之。

病发于阳而反下之，外热未除，心中结痛，虽轻于结胸，而甚于懊侬矣。结胸是水结胸胁，用陷胸汤，水郁则折之也。此乃热结心中，用栀豉汤，火郁则发之也。

栀子豉汤

栀子十四枚　　香豉四合，绵裹

上二味，以水四升，先煮栀子，得二升半，内豉，煮取升半,去滓,分为二服,温进一服,得吐,止后服。

栀子甘草豉汤

本方加甘草二两。余同前法。

栀子生姜豉汤

本方加生姜五两。余同前法。

此阳明半表半里涌泄之剂也。少阳之半表是寒,半里是热。而阳明之热,自内达外,有热无寒。其外证身热汗出,不恶寒反恶热,身重,或目疼鼻干不得卧。其内证咽燥口苦,舌苔①,烦躁,渴欲饮水,心中懊憹,腹满而喘。此热半在表半在里也。脉虽浮紧,不得为②太阳病,非汗剂所宜;又病在胸腹,而未入胃府,则不当下。法当涌吐以发散其邪。栀子苦能泄热,寒能胜热,其形象心,又赤色通心,故除心烦愦愦、懊憹、结痛等症。豆形像肾,制而为豉,轻浮上行,能使心腹之邪上出于口,一吐而心腹得舒,表里之烦热悉除矣。所以然者,二阳之病发心脾,以上诸证,是心脾热,而不是胃家热,即本论所云"有热属藏者,攻之,不令发汗"之谓也。若夫热伤气者,少气加甘草以益气;虚热相搏者多呕,加生姜以散邪。栀豉汤以栀配豉,瓜蒂散以赤豆配豉,皆心肾交合之义。

伤寒,医以丸药大下之,身热不去,微烦者,栀子干姜汤主之。

攻里不远寒,用丸药大下之,寒气留中可知。心微烦而不懊憹,则非吐剂所宜也。用栀子以解烦,倍干姜以逐内寒而散表热。寒因热用,热因寒用,二味成方,而三法

① **【注文浅释】**
舌苔:指仲景原文"舌上苔",即舌上有苔。此处仅强调舌上有苔,没有规范舌苔的质地、厚薄、颜色等。强调栀子豉汤证舌上苔,言下之意就是舌上无苔者就不适合用栀子豉汤。

② **【注文浅释】**
为:通"谓"。

备矣。

伤寒下后，心烦腹满，起卧不安者，栀子厚朴汤主之。

心烦则难卧，腹满则难起。起卧不安，是心移热于胃，与反覆颠倒之虚烦不同。栀子以治烦，枳、朴以泄满，此两解心腹之妙剂也。热已入胃则不当吐[①]，便未燥硬则不可下，此为小承气之先着。

栀子干姜汤

栀子十四枚　干姜二两

上二味，以水三升，煮取一升半，去滓，分二服，温进一服。

栀子厚朴汤

栀子十四枚　厚朴四两　枳实[②]　余同前法

夫栀子之性，能屈曲下行，不是上涌之剂。惟豉之腐气，上熏心肺，能令人吐耳。观瓜蒂散必用豉汁和剂服，是吐在豉而不在栀也。此栀子干姜汤去豉用姜，是取其横散；栀子厚朴汤以枳、朴易豉，是取其下泄，皆不欲上越之义[③]。旧本两方后概云"得吐，止后服"，岂不谬哉？观栀子柏皮汤与茵陈汤中俱有栀子，俱不言吐。又病人旧微溏者不可与，则栀子之性自明。

伤寒身热发黄者，栀子柏皮汤主之。

身热汗出为阳明病，若寒邪太重，阳气怫郁在表，亦有汗不得出，热不得越而发黄者矣。黄为土色，胃火内炽，津液枯涸，故黄见于肌肉之间。与太阳误下，寒水留在皮肤者迥别，非汗吐下三法所宜也，必须苦甘之剂以调之。栀、柏、甘草,皆色黄而质润,栀子以治内烦,柏皮以治外热,甘草以和中气。形色之病,仍假形色以通之也。

栀子柏皮汤

栀子十五枚　甘草二两　黄柏①

上三味,以水四升,煮取一升半,去滓,分温再服。

阳明病无汗,小便不利,心中懊侬者,身必发黄。

阳明病法多汗,反无汗,则热不得越;小便不利,则热不得降;心液不支,故虽未经汗下,而心中懊侬也。无汗、小便不利,是发黄之原②;心中懊侬,是发黄之兆。然口不渴,腹不满,非茵陈汤所宜,与栀子柏皮汤,黄自解矣。

阳明病被火,额上微汗出,而小便不利者,必发黄。

阳明无表证,不当发汗,况以火劫乎?额为心部,额上微汗,心液竭矣。心虚肾亦虚,故小便不利而发黄。非栀子柏皮汤,何以挽津液于涸竭之余耶?

阳明病面合赤色,不可下之,必发热色黄,小便不利也。

面色正赤者,阳气怫郁在表,当以汗解,而反下之,热不得越,故复发热,而赤转为黄也。上条因于火逆,此条因于妄下。前以小便不利而发黄,此条先黄而小便不利。总因津液枯涸,不能通调水道而然。须栀子、柏皮滋化源而致津液,非渗泄之剂所宜矣。黄未发宜栀子豉汤,已黄宜栀子柏皮汤。

仲景治太阳发黄有二法:但头汗出,小便不利者,麻黄连翘汤③汗之;少腹硬,小便自利者,抵当汤下之。治阳明发黄二法:但头汗小便不利腹满者,茵陈、大黄以下之;身热发黄与误治而致者,栀子、柏皮以清之。总不用渗泄

①【注文浅释】

宋本《伤寒论》作:"肥栀子十五个擘,甘草一两炙,黄柏二两。"《金匮玉函经》作:"栀子十四枚擘,黄柏二两十六铢,甘草一两炙。"成注本《伤寒论》作:"栀子一十五个擘,甘草一两,黄柏二两。"唐本《伤寒论》作:"栀子十五枚擘,甘草、黄柏十五分。"

②【注文浅释】

原:同"源",根本。也可作"原因"解释。

③【注文浅释】

指麻黄连轺赤小豆汤。

之剂。要知仲景治阳明，重在存津液，不欲利小便，惟恐胃中燥耳。所谓治病必求其本。

凡用栀子汤，病人旧微溏者，不可与服之。

向来胃气不实，即栀子亦禁用。用承气者，可不慎之欤？

瓜蒂散证

病如桂枝证，头不痛，项不强，寸脉微浮，胸中痞硬，气上冲咽喉，不得息者，此为胸有寒也。当吐之，宜瓜蒂散。

病如桂枝，是见发热、汗出、恶风、鼻鸣、干呕等证。头不痛，项不强，则非太阳中风。未经汗下而胸中痞硬，其气上冲，便非桂枝证矣。病机在胸中痞硬，便当究痞硬之病，因思胸中痞硬之治法矣。胸中者，阳明之表也。邪中于面，则入阳明；中于膺，亦入阳明。则鼻鸣、发热、汗出、恶风者，是邪中于面，在表之表也；胸中痞硬，气上冲不得息者，邪中膺，在里之表也。寒邪结而不散，胃阳抑而不升，故成此痞象耳。胃者，土也，土生万物。不吐者死，必用酸苦涌泄之味，因而越之，胃阳得升，胸寒自散，里之表和，表之表亦解矣。此瓜蒂散为阳明之表剂。

病人手足厥冷，脉乍紧者，邪结在胸中；心下满而烦，饥不能食者，病在胸中。当吐之，宜瓜蒂散。

手足为诸阳之本，厥冷则胃阳不达于四肢。紧则为寒，乍紧者，不厥时不紧，言紧与厥相应也。此寒结胸中之脉证。心下者，胃口也。满者胃气逆，烦者胃火盛。火能消物，故饥；寒结胸中，故不能食。此阴并于上，阳并于下，故寒伤形，热伤气也。非汗下温补之法所能治，必瓜蒂散吐之,此塞因通用法,又寒因寒用法。

上条是阳明中风脉证,此条是阳明伤寒脉证。上条是阳明小结胸,此条是阳明大结胸。太阳结胸因热入,硬满而痛为有形,故制大陷胸下之。阳明结胸因寒塞,硬满不痛为无形,故制瓜蒂散吐之。

少阴证,饮食入口则吐,心中温温欲吐,复不能吐。始得之,手足寒,脉弦迟者,此胸中实,不可下也,当吐之。若膈上有寒饮,干呕者,不可吐也,当温之,宜四逆汤。

欲吐而不吐者,少阴虚证。此饮食入口即吐,非胃寒矣。心下温即欲吐,温止则不欲吐矣。复不能吐者,寒气在胸中,似有形而实无形,非若饮食有形而可直拒之也。此病升而不降,宜从"高者抑之"之法,下之则愈矣。而不敢者,以始得病时手足寒,脉弦迟,疑其为寒。今以心下温证之,此为热实①,然实不在胃而在胸中,则不可下也。当因其势而利导之,不出"高者越之"之法。然病在少阴,呕吐多属于虚寒,最宜细究。若膈上有寒饮,与心下温者不同;而反干呕者,与饮食即吐者不同矣。瓜蒂散不中与也。气上冲,满而烦,心下温,皆是瓜蒂散着眼处②。

手足寒,脉弦迟,有心温、膈寒二证,须着眼。

瓜蒂散

赤小豆　瓜蒂_{熬黄},各一分

二味,各别捣筛为散,合治之,取一钱匕,以香豉一合,用热汤七合,煮作稀糜,去滓取汁,和散温顿服。不吐,少少加,得快吐乃止。诸亡血虚家,不可与之。

瓜为甘果,而熟于长夏,清胃热者也。其蒂,瓜之生气所系也。色青味苦,象东方甲木③之化,得春升生发之

① 【注文浅释】
近来都把"温温"视为叠音词,形容心中泛泛,欲吐不吐。但柯注"心下温即吐,温止则不欲吐矣";"今以心下温证之,此为热实",可见柯氏认为"温"是温热的意思。

② 【注文浅释】
胸中有热,栀子豉汤清之;胸中有寒,瓜蒂散吐之;胸中寒饮,四逆汤温之。

③ 【注文浅释】
甲:天干第一位,五行属木,五色为青,五位为东。

机,故能提胃中之气,除胸中实邪,为吐剂中第一品药,故必用谷气以和之。赤小豆甘酸下行而止吐,取为反佐,制其太过也。香豉本性沉重,糜熟而使轻浮,苦甘相济,引阳气以上升,驱阴邪而外出。作为稀糜,调二散,虽快吐而不伤神,仲景制方之精义。赤豆为心谷而主降,香豉为肾谷而反升,既济之理也。

太阳病,当恶寒发热,今自汗出,不恶寒发热,关上脉细数者,以医吐之过也,此为小逆。一二日吐之者,腹中饥,口不能食;三四日吐之者,不喜糜粥,欲食冷食,朝食暮吐,以医吐之所致也。

言太阳病,头项强痛可知。今自汗出而不恶寒发热,疑非桂枝证。以脉辨之,关上者,阳明脉位也,细数而不洪大,虽自汗而不恶热,则不是与阳明并病。不口干烦满而自汗出,是不与少阴两感。原其故,乃庸医妄吐之所致也。吐后恶寒发热之表虽除,而头项强痛仍在,则自汗为表虚,脉细数为里热也。此其人胃气未伤,犹未至不能食,尚为小逆。其误吐而伤及胃气者,更当计日以辨之:若一二日间,热正在表,当汗解而反吐之,寒邪乘虚入胃,故饥不能食;三四日间,热发于里,当清解而反吐之,胃阳已亡,故不喜谷食,而反喜瓜果,是除中也。邪热不化物,故朝食暮吐,生意①尽矣,此为大逆。

①【注文浅释】
生意:生机。

按:三阳皆受气于胸中。在阳明以胸为表,吐之阳气得宣,故吐中便寓发散之意;太阳以胸为里,故有干呕呕逆之证,而不可吐,吐之则伤胃而为逆;少阳得胸中之表,故亦有喜呕证,吐之则悸而惊矣。

太阳病吐之,但太阳病当恶寒,今反不恶寒,不欲近衣,此为吐之内烦也。

上条因吐而亡胃脘之阳,此因吐而伤膻中之阴。前条见其人之胃虚,此条见其人之阳盛。前条寒入太阴而伤脾精,此条热入阳明而成胃实。皆太阳妄吐之变证,是瓜蒂散所禁,不特亡血虚家也。

白虎汤证

伤寒脉浮,发热无汗,其表不解者,不可与白虎汤。渴欲饮水,无表证者,白虎加人参汤主之。

白虎汤治结热在里之剂,先示所禁,后明所用,见白虎为重,则不可轻用也。脉浮发热无汗,麻黄证尚在,即是表不解;更兼渴欲饮水,又是热入里。此谓有表里证,当用五苓,多服暖水发汗矣。若外热已解,是无表证。但渴欲饮水,是邪热内攻。热邪与元气不两立,急当救里,故用白虎加人参以主之[①]。若表不解而妄用之,热退寒起,亡可立待矣。

服桂枝汤,大汗出后,大烦渴不解,脉洪大者,白虎加人参汤主之。

前条详证,此条详脉。全注见桂枝篇。

伤寒,无大热,口燥渴,心烦,背微恶寒者,白虎加人参汤主之。

伤寒六七日,无大热,其人躁烦,为阳去入阴[②]。此虽不躁而口渴心烦,阳邪入里[③]明矣。无大热,指表言,见微热犹在;背微恶寒,见恶寒将罢。此虽有表里证,而表邪已轻,里热已甚,急与白虎加人参汤,里和而表自解矣[④]。

伤寒若吐若下后,七八日不解,热结在里,表里俱热,时时恶风,大渴,舌上干燥而烦,欲饮水数升者,白虎加人参汤主之。

伤寒七八日尚不解者,当汗不汗,反行吐下,是治之

① 【临证薪传】

五苓散表里双解,白虎汤及白虎加人参汤只治里不治表。五苓散、白虎加人参汤治口渴相同,但其口渴的机制及特点则大异也。五苓散证之口渴源自水不化津,口渴欲饮,但饮不解渴;白虎加人参汤证之口渴,是热伤津液所致,口渴引饮,饮能解渴。

② 【注文浅释】

阳去入阴:指邪气从表入里,或疾病从表证变成里证。

③ 【注文浅释】

阳邪入里:寒为阴邪,寒邪化热变成阳邪,阳邪入里即指热邪入里。

④ 【注文浅释】

上条"其表不解者,不可与白虎汤。渴欲饮水,无表证者,白虎加人参汤主之",明言有表证者不可服白虎加人参。此条柯注"背微恶寒"为"表邪"恐违仲景意。此条之"背微恶寒"及下条之"时时恶风",一般作气虚或汗出腠理疏松解释。

逆也。吐则津液亡于上,下则津液亡于下。表虽不解,热已入于里矣。太阳主表,阳明主里,表里俱热,是两阳并病也。恶风为太阳表证未罢,然时时恶风,则有时不恶,表将解矣,与背微恶寒同。烦躁舌干大渴为阳明证,欲饮水数升,里热结而不散,急当救里以滋津液,里和表亦解,故不须两解之法。

阳明病,若渴欲饮水,口干舌燥者,白虎加人参汤主之。

白虎所治,皆阳明燥证,揭为阳明主方,信为有见^①。

三阳合病,腹满,身重,难以转侧,口不仁而面垢,遗尿。发汗则谵语,下之则额上汗出,手足冷。若自汗出者,白虎汤主之。

此本阳明病,而略兼太、少也^②。胃气不通,故腹满;阳明主肉,无气以动,故身重;难以转侧者,少阳行身之侧也;口者,胃之门户,胃气病,则津液不能上行,故不仁;阳明病则颜黑,少阳病则面微有尘,阳气不荣于面,故垢;膀胱不约为遗溺,遗尿者,太阳本病也。虽三阳合病,而阳明证多。则当独取阳明矣。无表证则不宜汗,胃未实则不当下。此阳明半表里证也,里热而非里实,故当用白虎,而不当用承气。若妄汗则津竭而谵语;误下则亡阳而额汗出手足厥也。此自汗出,为内热甚者言耳,接遗尿句来。若自汗而无大烦大渴证,无洪大浮滑脉,当从虚治,不得妄用白虎。若额上汗出手足冷者,见烦渴、谵语等证与洪滑之脉,亦可用白虎汤。

三阳合病,脉浮大在关上,但欲睡眠,合目则汗。

上条言病状及治方,此条详病脉、探病情、究病机,必两条合参,而合病之大要始得。脉大为阳,关上阳所治也,是为重阳矣。但欲睡眠,是阳入于阴矣。合目则卫气行阴,而兼汗出,热淫于内矣。与上文自汗同,与少阴脉微细而但欲寐不同。

伤寒,脉浮滑,此表有热,里有邪,白虎汤主之。

此条论脉而不及证,因有白虎汤证,而推及其脉也,勿只据脉而不审其证。脉浮而滑为阳,阳主热。《内经》云:"脉缓而滑曰热中。"是浮为在表,滑为在里。旧本作"里有寒者"误[①]。此虽表里并言,而重在里热。所谓结热在里,表里似热者也。

伤寒脉滑而厥者,里有热也,白虎汤主之。

脉微而厥为寒厥,脉滑而厥为热厥。阳极似阴之证,全凭脉以辨之。然必烦渴引饮[②],能食而大便难,乃为里有热也。

白虎汤

石膏一斤,碎,绵裹　知母六两　甘草二两　粳米六合

水一斗,煮米熟汤成,温服一升,日三服。

白虎加人参汤

前方加人参三两。余同前法。

《经》曰:"火生苦。"又曰:"以苦燥之。"又曰:"味过于苦,脾气不濡,胃气乃厚。"以是知苦从火化,火能生土,则土燥火炎,非苦寒之味所能治矣。《经》曰:"甘先入脾。"又曰:"以甘泻之。"又曰:"饮入于胃,输精于脾,上归于肺,水精四布,五经并行。"以是知甘寒之品,乃泻胃火生津液之上剂也。石膏大寒,寒能胜热,味甘归脾,质刚而主降,备中土生金之体,色白通肺,质重而含脂,具金能生

① 【注文浅释】

唐本、宋本、成注本《伤寒论》作:"伤寒,脉浮滑,此以表有热,里有寒,白虎汤主之。"《金匮玉函经》作:"伤寒,脉浮滑,而表热里寒者,白通汤主之。旧云白通汤;一云白虎者,恐非。"桂林古本《伤寒杂病论》作:"伤寒,脉浮滑,此以里有热,表无寒也,白虎汤主之。"诸条皆置于"太阳病"篇。

而柯氏改为"伤寒,脉浮滑,此表有热,里有邪,白虎汤主之",且将里有之"邪"解释为"热"。

② 【注文浅释】

按仲景之意,里热所致烦渴引饮者,需用白虎加人参汤治疗。

水之用,故以为君。知母气寒主降,苦以泄肺火,辛以润肺燥,内肥白而外皮毛,肺金之象,生水之源也,故以为臣。甘草皮赤中黄,能土中泻火,为中宫舟楫^①,寒药得之缓其寒,用此为佐,沉降之性,亦得留连于脾胃之间矣。粳米稼穑作甘,气味温和,禀容平之性,为后天养生之资,得此为佐,阴寒之物,则无伤损脾胃之虑也。煮汤入胃,输脾归肺,水精四布,大烦大渴可除矣。白虎主西方金也,用以名汤者,秋金得令,而暑清阳解,此四时之序也。更加人参,以补中益气而生津,协和甘草、粳米之补,承制石膏、知母之寒,泻火而火不伤,乃操万全之术者。

① 【注文浅释】
舟楫:本义为船只。旧时常用来比喻宰辅大臣。这里指甘草在白虎汤中起辅佐作用。

茵陈汤证

阳明病,发热汗出,此为热越^②,不能发黄也。但头汗出,身无汗,剂颈而还,腹满,小便不利,渴饮水浆,此为瘀热在里,身必发黄,茵陈蒿汤主之。

② 【注文浅释】
热越:热邪外越。

阳明多汗,此为里实表虚,反无汗,是表里俱实矣。表实则发黄,里实则腹满。但头汗出,小便不利,与麻黄连翘证同^③。然彼属太阳,因误下而表邪未散,热虽里而未深,故口不渴,腹不满,仍当汗解;此属阳明,未经汗下,而津液已亡,故腹满,小便不利,渴欲饮水,此瘀热在里,非汗吐所宜矣。身无汗,小便不利,不得用白虎;瘀热发黄,内无津液,不得用五苓^④。故制茵陈汤以佐栀子、承气之所不及也。但头汗,则身黄而面目不黄;若中风不得汗,则一身及面目悉黄。以见发黄是津液所生病。

③ 【医理探微】
"阳明病外证云何,身热,汗自出……"阳明里热逼迫津液外泄则汗。汗出是阳明里病之外证,与表虚无涉。里热随汗出外越,即为"热越",无汗则热不得外越,即为"瘀热(郁热)",亦不是"表实"。小便不利,则湿邪内停。湿热蕴结,进而发黄。腹满、渴饮水浆等皆是湿热蕴结之象。

④ 【临证薪传】
茵陈蒿汤清热利湿退黄治疗湿热发黄。白虎汤清阳明里热,无利湿之功,不能治疗湿热发黄。五苓散但利水湿,不能清热,同样不能治湿热发黄。

伤寒七八日,身黄如橘子色,小便不利,腹微满者,茵陈蒿汤主之。

伤寒七八日不解，阳气重也；黄色鲜明者，汗在肌肉而不达也；小便不利，内无津液也；腹微满，胃家实也。调和二便，此茵陈之职。①

茵陈蒿汤

茵陈蒿六两　　栀子十四枚　　大黄二两

以水一斗，先煮茵陈，减六升，内二味，煮取三升，去滓，分温三服。小便当利，尿如皂角汁状，色正赤，一宿腹减，黄从小便去。

茵陈禀北方之色，经冬不凋，受霜承雪，故能除热邪留结；栀子以通水源；大黄以调胃实②。令一身内外之瘀热悉从小便出，腹满自减而津液无伤，此茵陈汤为阳明利水之妙剂也。

伤寒发汗已，身目为黄，所以然者，以寒湿在里，不解故也。不可下，于寒湿中求之。

发黄有因瘀热者；亦有因寒邪者；有因于燥令者；亦有因于湿化者。则寒湿在里，与瘀热在里不同，是非汗、下、清三法所可治矣。伤寒固宜发汗，发之而身目反黄者，非热不得越，是发汗不如法，热解而寒湿不解也。太阴之上，湿气主之，则身自黄而面不黄，以此知系在太阴，而非阳明病矣。当温中散寒而除湿，于真武、五苓辈求之③。

承气汤证

伤寒不大便六七日，不恶寒反恶热，头痛身热者，与承气汤④。

①【医理探微】

身黄特点是由内在的病理机制决定的，湿中有热，即柯注所谓"阳气重"，则身黄鲜明有光泽，即"身黄如橘子色"；湿而有寒，即阳气不足，则身黄晦暗无光泽，所以"黄色鲜明者"非因"汗在肌肉而不达"。"小便不利"是湿邪内停，非"内无津液"。湿热蕴结，腑气不畅，出现"腹微满"，大便溏黏不畅，非大便硬结之"胃家实"。

②【注文浅释】

大黄通腑泄热，非泻下燥屎"以调胃实"。

③【注文浅释】

寒湿发黄，可以选用"茵陈五苓散"或"茵陈理中汤"或"茵陈术附汤"。

④【注文浅释】

宋本《伤寒论》类似的条文是："伤寒，不大便六七日，头痛有热者，与承气汤，其小便清者，知不在里，仍在表也，当须发汗；若头痛者，必衄，宜桂枝汤。"

受病后，便不大便，胃家实也。至六七日而头痛身热不解，足见阳气之重，其不恶寒反恶热更可知矣。此太阳阳明合病，已合阳数之期而不愈者，当知不大便之病为在里，不必拘头痛身热之表为未解也。所谓阳盛阴虚，汗之则死，下之即愈，可不知要害乎。

病人烦热，汗出则解，又如疟状，日晡所发热者，属阳明也。脉实者宜下之，与承气汤①。

烦热自汗似桂枝证，寒热如疟似柴胡证，然日晡潮热，期属阳明。而脉已沉实，确为可下，是承气主证主脉也。当与不大便六七日，互相发明。

太阳病三日，发汗不解，头不痛，项不强，不恶寒，反恶热，蒸蒸发热者，属胃也，调胃承气汤主之②。

病经三日，已经发汗，阳气得泄则热当解，而内热反炽，与中风翕翕发热不同，必其人胃家素实，因发汗亡津液，而转属阳明也。三日正阳明发汗之期。此太阳证已罢，虽热未解，而头不痛、项不强、不恶寒、反恶热，可知热已入胃，便和其胃，调胃之名以此。日数不必拘，要在脉证上讲求。

发汗后，恶寒者，虚故也。不恶寒，反恶热者，实也。当和胃气，与调胃承气汤。

虚、实俱指胃言。汗后正气夺则胃虚，故用附子、芍药③；邪气盛则胃实，故用大黄、芒硝。此自用甘草，是和胃之意。此见调胃承气，是和剂而非下剂也。

若胃气不和谵语者，少与调胃承气汤④。

承者，顺也，顺之则和。少与者，即调之之法。

伤寒吐后腹胀满者，与调胃承气汤。

妄吐而亡津液，以致胃实而腹胀。吐后上焦虚可知。腹虽胀满，病在胃而不在胸，当和胃气，而枳、朴非其

①【注文浅释】
宋本《伤寒论》类似的条文是："病人烦热，汗出则解，又如疟状，日晡所发热者，属阳明也。脉实者，宜下之；脉浮虚者，宜发汗。下之，与大承气汤，发汗，宜桂枝汤。"

②【注文浅释】
宋本《伤寒论》类似的条文是："太阳病三日，发汗不解，蒸蒸发热者，属胃也，调胃承气汤主之。"

③【注文浅释】
指仲景原文："发汗病不解，反恶寒者，虚故也，芍药甘草附子汤主之。"

④【注文浅释】
此是宋本《伤寒论》29条原文的一部分。"伤寒，脉浮，自汗出，小便数，心烦，微恶寒，脚挛急。反与桂枝欲攻其表，此误也。得之便厥，咽中干，烦躁吐逆者，作甘草干姜汤与之，以复其阳。若厥愈足温者，更作芍药甘草汤与之，其脚即伸；若胃气不和，谵语者，少与调胃承气汤，若重发汗，复加烧针者，四逆汤主之。"

任矣。

阳明病,不吐不下心烦者,可与调胃承气汤。

言阳明病则身热汗出不恶寒反恶热矣。若吐下后而烦为虚邪,宜栀子豉汤。未经吐下而烦,是胃火乘心,从前来者为实邪^①,调其胃而心自和。此实则泻子之法。

太阳病,过经十余日,心下温温欲吐,而胸中痛,大便反溏,腹微满,郁郁微烦,先其时极吐下者,与调胃承气汤。

过经不解十余日,病不在太阳矣。仍曰太阳病者,以此为太阳之坏病也。心中不烦而心下温,腹中不痛而胸中痛,是上焦因极吐而伤矣。心下者,胃口也。心下温,温时即欲吐,胃口有遗热。腹微满,而郁郁时便微烦,是胃家尚未虚,胃中有燥屎矣。大便当硬而反溏,是下焦因极下而伤也。欲吐而不得吐,当利而不利,总因胃气不和,大便溏而胃家仍实也。少与调胃承气汤微和之,三焦得和矣。^②

伤寒十三日不解,过经谵语者,以有热故也,当以汤下之。若小便利者,大便当硬,而反下利,脉调和者,知医以丸药下之,非其治也。若自下利者,脉当微,今反和者,此为内实也,调胃承气汤主之。

经者常也,过经是过其常度,非经络之经也。发于阳者七日愈,七日以上自愈,以行其经尽故也。七日不愈,是不合阴阳之数,便为过经,非十三日不解为过经也。凡表解而不了了者,十二日愈。此十三日而尚身热不解,便见其人之阳有余;过经而谵语,足征其人之胃家实。此内外有热,自阳盛阴虚也,当以承气汤下之,而医以丸药下之^③,是因其病久,不敢速下,恐伤胃气之意,而实非伤寒过经之治法也。下之不利,今反下利,疑为胃虚,而身热

---

①【注文浅释】

《难经·五十难》曰:"病有虚邪,有实邪,有贼邪,有微邪,有正邪,何以别之?然:从后来者为虚邪,从前来者为实邪,从所不胜来者为贼邪,从所胜来者为微邪,自病者为正邪。何以言之?假令心病,中风得之为虚邪,伤暑得之为正邪,饮食劳倦得之为实邪,伤寒得之为微邪,中湿得之为贼邪。"柯注"从前来者为实邪"是解释先形成阳明腑实之燥热,燥热扰心即"胃火扰心"而心烦的机制。

---

②【医理探微】

阳明腑实,攻下治疗后大便溏,是有形之燥屎已解,若里热亢盛,仍用调胃承气汤治疗之道理,在于泻下胃肠无形之热。

---

③【注文浅释】

丸药是指以巴豆为主要成分的温下剂。丸药下之,有形燥屎虽除,而无形之里热更甚。

谵语未除，非虚也。凡下利者，小便当不利；小便利者，大便当硬。今小便利而反下利，疑为胃虚，恐热为协热而语为郑声也。当以脉别之，诸微亡阳，若胃虚而下利者脉当微。今调和而不微，是脉有胃气，胃实可知也。是丸药之沉迟，利在下焦，故胃实而肠虚，调其胃则利自止矣。

上条大便反溏，此条反下利，从假不足处得其真实。

上论调胃承气证。①

太阳病，若吐、若下、若发汗，微烦，小便数，大便因硬者，小承气汤和之愈。

此亦太阳之坏病，转属阳明者也。微烦、小便数，大便尚不当硬，因妄治亡津液而硬也。用小承气和之，润其燥也。此见小承气亦和剂，不是下剂。②

得病二三日，脉弱，无太阳、柴胡证，烦躁，心下鞕。至四五日，虽能食，以小承气汤，少少与，微和之，令小安。至六日，与承气汤一升。若不大便六七日，小便少者，虽不能食，但初头硬，后必溏，未定成硬，攻之必溏。须小便利，屎定硬，乃可攻之，宜大承气汤。

得病二三日，尚在三阳之界。其脉弱，恐为无阳之征。无太阳桂枝证，无少阳柴胡证，则病不在表。而烦躁心下硬，是阳邪入阴，病在阳明之里矣。辨阳明之虚实，在能食不能食。若病至四五日尚能食，则胃中无寒，而便硬可知。少与小承气微和其胃，令烦躁少安，不竟除之者，以其人脉弱，恐大便之易动故也。犹太阴脉弱，当行大黄、芍药者减之之意。至六日复与小承气一升。至七日仍不大便，胃家实也。欲知大便之燥硬。既审其能食不能食，又当问其小便之利不利。而能食必大便硬，后不能食，是有燥屎。小便少者，恐津液还入胃中，故虽不能食，初头硬后必溏。小便利者，胃必实，屎定硬，乃可攻

① 【医理探微】

仲景调胃承气汤诸条原文，强调"胃气不和""实""内实"。病证有"不恶寒""蒸蒸发热""心烦""谵语""腹胀满"，未提"大便硬"，虽然其中所言"内实"（即"胃家实"）包括大便硬结难解之意，但其不明示"大便硬"，是因为调胃承气汤证还有"大便当硬，而反下利""大便反溏"。所以，调胃承气汤可攻"下"硬结的大便，但侧重于泻下阳明里"热"。

② 【临证薪传】

仲景"小承气汤和之愈"之"和"是缓和之"和"，非和解之"和"。小承气汤是泻"下"剂，不是和解剂。相对大承气汤而言，小承气汤泻下力量较"小"，泻下较为缓和。

之。所以然者,脉弱是太阳中风,能食是阳明中风。非七日后不敢下者,以此为风也。须过经乃可下之,下之若早,语言必乱,正此谓也。

阳明病,脉迟,微汗出①,不恶寒者,其身必重,短气,腹满而喘,有潮热者,此外欲解,可攻里也。手足濈然而汗出者,此大便已硬也。大承气汤主之。若汗多,微发热恶寒者,外未解也。其热不潮,未可与承气汤。若腹大满不通者,可与小承气汤,微和胃气,勿令大泄下。

脉迟而未可攻者,恐为无阳,恐为在藏,故必表证悉罢,里证毕具,方为下证。若汗虽多而微恶寒,是表证仍在,此本于中风。故虽大满不通,只可微和胃气,令小安,勿使大泄,过经乃可下耳。胃实诸证,以手足汗出为可据,而潮热尤为亲切。以四肢为诸阳之本,而日晡潮热,为阳明主时也。

阳明病,潮热,大便硬者,可与大承气汤;不硬者,不可与之。若不大便六七日,恐有燥屎。欲知之法,少与小承气汤,汤入腹中转矢气者,此有燥屎,乃可攻之;若不转矢气者,此但初头硬,后必溏,不可攻之,攻之必胀满不能食也。欲饮水者,与水则哕。其后发热者,必大便硬而少也,以小承气汤和之。不转矢气者,慎不可攻也。

此必因脉之迟弱,即潮热尚不足据,又立试法。如胃无燥屎②而攻之,胃家虚胀,故不能食。虽复潮热、便硬而少者,以攻后不能食故也。要知不转矢气者,即渴欲饮水,尚不可与,况攻下乎? 以小承气为和,即以小承气为试。仍与小承气为和,总是慎用大承气耳。

阳明病,谵语发潮热,脉滑而疾者,小承气汤主之。因与承气汤一升,腹中转矢气者,更服一升;若不转矢气者。勿更与之。明日不大便,脉反微涩者,里虚也,为难

①【注文浅释】
微汗出:宋本《伤寒论》作"虽汗出"。

---

②【医理探微】
燥屎,一般解释为硬结的粪块,与"大便硬"同义,但从程度而言,燥屎的硬结程度较之大便硬为重,即燥屎较之大便硬所反映的"燥热"病情为重。在仲景诸条小承气汤原文中,只言"大便硬",而在大承气汤证中除了提及"大便已硬""屎定硬""大便难",更是强调"有燥屎",所以"恐有燥屎"用小承气汤,而确"有燥屎"则须用大承气汤。唯有一处例外:"下利,谵语者,有燥屎也,小承气汤主之。"

治，不可更与承气汤也。

脉滑而疾者，有宿食也。谵语潮热，下证具矣。与小承气试之，不转矢气，宜为易动。明日而仍不大便，其胃家似实，而脉反微涩，微则无阳，涩则少血，此为里虚，故阳证反见阴脉也。然胃家未实，阴脉尚多，故脉迟脉弱者，始可和而久可下。阳脉而变为阴脉者，不惟不可下，更不可和。脉滑者生，脉涩者死，故为难治。然滑有不同，又当详明。夫脉弱而滑，是有胃气。此脉来滑疾，是失其常度，重阳必阴，仲景早有成见^①，故少与小承气试之。若据谵语潮热，而与大承气，阴盛已亡矣。此脉证之假有余，小试之而即见真不足。凭脉辨证，可不慎哉！宜蜜煎导而通之。虚甚者，与四逆汤，阴得阳则解矣。

伤寒，若吐下后，不解，不大便五六日，上至十余日，日晡所发潮热，不恶寒，独语如见鬼状。若剧者，发则不识人，循衣摸床，惕而不安，微喘直视，脉弦者生，涩者死。微者但发热谵语。大承气汤主之。若一服利，止后服。

坏病有微、剧之分。微者是邪气实，当以下解。若一服利，止后服，只攻其实，无乘其虚也。剧者，邪正交争，当以脉断其虚实。弦者是邪气实，不失为下证，故生；涩者是正气虚，不可更下，故死。如有所见独语，与郑声谵语不同。潮热不恶寒，不大便，是可下证。目直视不识人，循衣摸床等证，是日晡发热时事，不发时自安，故勿竟断为死证。还将脉推之，凡谵语脉短者死。涩者短也，短则气病；弦者长也，长则气治。凡直视、谵语、喘满者死。此微喘而不满，只是气之不承，非气之不治耳。^②

阳明病，其人多汗，以津液外出，胃中燥，大便必硬，硬则谵语，小承气汤主之。若一服谵语止，更莫复服。

阳明主津液所生病，故阳明病多汗。多汗是胃燥之

---

① 【注文浅释】
成见：定见，此处不含贬义。

② 【注文浅释】
此条是大承气汤证，宜置于下面两条小承气汤证之后。

因,便硬是谵语之根。一服谵语止,大便虽未利,而胃濡可知矣。

下利谵语者,有燥屎也,宜小承气汤。

下利是大肠虚,谵语是胃气实。胃实肠虚,宜大黄以濡胃,毋庸芒硝以润肠也。[①]

汗出谵语者,以有燥屎在胃中,此为风也,须下之,过经乃可下之,下之若早,语言必乱,表虚里实故也。下之则愈,宜大承气汤。

首二句,是冒头,末二句,是总语。言汗出必亡津,谵语因胃实,则汗出谵语,以胃中有燥屎也,宜大承气汤下之。然汗出谵语有二义:有阳明本病多汗亡津而谵语者;有中风汗出早下而谵语者。如脉滑曰风,其谵语潮热下之,与小承气汤,不转矢气,勿更与之。如能食曰风,其烦躁心下硬,少与小承气微和之,令小安。非七日后屎定硬不敢妄下者,以此为风也。七日来行经已尽,阳邪入阴,乃可下之。若不知此义而早下之,表以早下而虚热不解,里以早下而胃家不实[②]。如十三日不解,过经下利而谵语,与下后不解,至十余日不大便,日晡潮热,独语如有所见者是也[③]。

阳明病,谵语,有潮热,反不能食者,胃中必有燥屎五六枚也,宜大承气汤下之。若能食者,但硬耳。

初能食,反不能食,胃实可知。若能食而大便硬,是肠实而胃未实,恐本于中风,未可下也。谵语、潮热,屎有燥硬之辨。

阳明病,下之,心中懊憹而烦,胃中有燥屎者,可攻之,宜大承气汤。腹微满,初头硬后必溏,不可攻之。

下后心中懊憹而烦,栀子豉证。若腹大满不通,是胃中燥屎上攻也。若微满,犹是栀子厚朴汤证。

①【注文浅释】

大承气汤证之绕脐痛,有别于大陷胸汤证之"心下至少腹硬满而痛不可近"。

②【注文浅释】

喘冒:气喘而头昏目眩。

③【注文浅释】

调胃承气汤证为"腹胀满",小承气汤证为"腹大满不通",大承气汤证为"腹满痛"。

④【注文浅释】

此处之"疾",非疾病之疾,而是疾数之疾。脉滑疾即脉滑数。见前述小承气汤证原文:"阳明病,谵语,发潮热,脉滑而疾者……"

⑤【医理探微】

"发汗不解",是发汗治疗后发热不解。表证发热随发汗而解,发汗后发热不解,非柯注之"表不解"。发热汗后不解,说明此发热是里热。

病人不大便五六日,绕脐痛①,烦躁,发作有时者,此有燥屎故也。

发作有时,是日晡潮热之时。二肠附脐,故绕痛,痛则不通矣。

病人小便不利,大便乍难乍易,时有微热,喘冒不能卧者,有燥屎也,宜大承气汤。

小便不利,故大便有乍易;津液不得还入胃中,故喘冒②不得卧;时有微热,即是潮热。

大下后,六七日不大便,烦不解,腹满痛③者,此有燥屎也。所以然者,以本有宿食故也,宜大承气汤。

未病时本有宿食,故虽大下之后,仍能大实,痛随利减也。

脉滑而数者,有宿食也,当下之,宜大承气汤。

数为在府,故滑为有食。数以至数言,是本来面目;疾以体状言,在谵语潮热时见,故为失度④。

腹满不减,减不足言,当下之,宜大承气汤。

下后无变证,则非妄下。腹满如故者,下之未尽耳,故当更下之也。

二阳并病,太阳证罢,但发潮热,手足漐漐汗出,大便难而谵语者,下之则愈,宜大承气汤。

太阳证罢,是全属阳明矣。先揭二阳并病者,见未罢时便有可下之证。今太阳一罢,则种种皆下证矣。

发汗不解,腹满痛者,急下之,宜大承气汤。

表虽不解,邪甚于里,急当救里,里和而表自解矣。⑤

阳明病,发热汗多者,急下之,宜大承气汤。

前条若汗多微发热恶寒者,外未解也,未可与承气,总为脉迟者言耳。若脉大而不恶寒、蒸蒸发热、汗多亡阳者,当急下以存津液,而勿以潮热为拘也。

伤寒六七日,目中不了了,睛不和,无表里证,大便难,身微热者,此为实也,急下之,宜大承气汤。

伤寒七日不愈,阳邪入阴矣。目不了了^①,目睛不和^②,何以故?身微热,是表证已罢。不烦躁,是里证未见。无表里证也。惟不大便为内实,斯必浊邪上升,阳气闭塞。下之,而浊阴^③出下窍,清阳走上窍矣。

少阴病,得之二三日,不大便,口燥咽干者,急下之,宜大承气汤。

热淫于内,肾水枯涸,因转属阳明。胃火上炎,故口燥咽干。急下之,火归于坎,津液自升矣。此必有不大便证,若非本有宿食,何得二三日便当急下?

少阴病,自利清水,色纯青,心下必痛,口干舌燥者,急下之,宜大承气汤。

自利而渴者,属少阴。今自利清水,疑其为寒矣。而利清水时,必心下痛,必口燥舌干,是土燥火炎,脾气不濡,胃气反厚,水去而谷不去,故纯青也。虽曰通因通用,仍是通因塞用^④。

少阴病六七日,腹胀不大便者,急下之,宜大承气汤。

六七日当解不解,因转属阳明,是藏气实而不能入,还之于府也。急攻之,所谓已入于府者可下也。

三阳惟少阳无承气证,三阴惟少阴有承气证。盖少阳为阳枢,阳稍虚,邪便入于阴,故不可妄下,以虚其阳。少阴为阴枢,阳有余邪,便伤其阴,故宜急下以存其阴。且少阳属木,邪在少阳,惟畏其克土,故无下证。少阴主水,邪在少阴,更畏有土制,故当急下。盖真阴不可虚,强阳不可纵也。

调胃承气汤

大黄_{三两}　炙甘草_{二两}　芒硝_{半斤}^⑤

①【注文浅释】
目不了了:目中不了了,指视物不明。

②【注文浅释】
睛不和:眼珠转动不灵活。

③【注文浅释】
浊阴:此处指燥热之邪。

④【注文浅释】
下利用通下法治疗是“通因通用”。因此,下利是“热结旁流”,下利病根在于燥屎内结。燥屎内结治以通下法即是“通因塞用”。

⑤【注文浅释】
宋本《伤寒论》作:“大黄四两清酒洗,甘草二两炙,芒硝半升。”《金匮玉函经》作:“大黄四两清酒浸,甘草二两炙,芒硝半升。”成注本《伤寒论》作:“大黄四两清酒浸,甘草二两炙,芒硝半斤。”柯注药物用量与成注本相同。

　　上三味，㕮咀，以水三升，煮取一升，去滓，内芒硝，更上火微煮令沸，少少温服。

　　亢则害，承乃制，承气所由名也①。不用枳、朴而任甘草，是调胃之义。胃调则诸气皆顺，故亦以承气名之。此方专为燥屎而设，故芒硝分两多于大承气。前辈见条中无燥屎字，便云未燥坚者用之，是未审之耳②。

大承气汤

大黄四两，酒洗　　厚朴半斤　　枳实五枚，炙　　芒硝三合

　　水一斗，先煮二物，取五升，去滓，内大黄，煮二升，去渣，再内芒硝，上火微一二沸，分温再服。得下，余勿服。

小承气汤

大黄四两　　厚朴二两，去皮　　枳实三枚

　　水四升，煮取一升二合，分温三服。初服汤当大便，不尔者尽饮之，若得大便，勿服。

　　诸病皆因于气，秽物之不去，由气之不顺也。故攻积之剂，必用气分之药，故以承气名汤。分大小，有二义焉：厚朴倍大黄，是气药为君，味多性猛，制大其服，欲令大泄下也；大黄倍厚朴，是气药为臣，味少性缓制小其服，欲微和胃气也。前法更有妙义：大承气之先后作三次煎者③，何哉？盖生者气锐而先行，熟者气纯而和缓。欲使芒硝先化燥屎，大黄继通地道④，而后枳朴除其痞满也。若小承气三物同煮，不分次第，只服四合，但求地道之通，而不用芒硝之峻，且远于大黄之锐，故称微和之剂云。

少阳脉证

少阳之为病,口苦,咽干,目眩也。

太阳主表,头项强痛为提纲;阳明主里,胃家实为提纲;少阳居半表半里之位,仲景特揭口苦、咽干、目眩为提纲,奇而至当也。盖口、咽、目三者,不可谓之表,又不可谓之里,是表之入里、里之出表处,所谓半表半里也。三者能开能阖,开之可见,阖之不见,恰合枢机之象,故两耳为少阳经络出入之地。苦、干、眩者,皆相火^①上走空窍而为病也。此病自内之外,人所不知,惟病人独知。诊家所以不可无问法。三证为少阳一经病机,兼风寒杂病而言。但见一证即是,不必悉具。

伤寒,脉弦细,头痛发热者,属少阳。少阳不可发汗,发汗则谵语,此属胃。胃和则愈,胃不和则烦而躁^②。

少阳初受寒邪,病全在表,故头痛发热与太阳同,与五六日而往来寒热之半表^③不同也。弦为春脉,细则少阳初出之象也^④。但见头痛发热,而不见太阳脉证,则弦细之脉,断属少阳,而不可作太阳治之矣。少阳少血,虽有表证,不可发汗。发汗则津液越出,相火燥必胃实而谵语,当与柴胡以和之。上焦得通,津液得下,胃气因和。若加烦躁,则为承气证矣。

少阳中风,两耳无所闻,目赤,胸中满而烦者,不可吐、下,吐、下则悸而惊。

少阳经络,萦于头目,循于胸中,为风木之藏,主相火。风中其经,则风动火炎,是以耳聋目赤,胸满而烦也。耳目为表之里,胸中为里之表,当用小柴胡和解法。或谓热在上焦,因而越之,误吐者能矣;或谓釜底抽薪,因而夺

①【注文浅释】
《素问·天元纪大论》:"君火以明,相火以位……少阳之上,相火主之。"《伤寒论》和《金匮要略》未见"相火"两字。

②【注文浅释】
唐本、宋本、成注本《伤寒论》及《金匮玉函经》中皆为"悸"。

③【注文浅释】
指仲景原文"伤寒五六日,中风,往来寒热……"

④【注文浅释】
《素问·玉机真藏论》:"春脉如弦。"《伤寒论·平脉法》:"脉……随时动作,效象形容,春弦秋浮……"
《素问·脉要精微论》:"细则气少。"

之，误下者有矣；或谓火郁宜发，因而误汗者有矣。少阳主胆，胆无出入，妄行吐、下，津液重亡。胆虚则心亦虚，所生者受病，故悸也；胆虚则肝亦虚，府病及藏，故惊也。上条汗后而烦，因于胃实；此未汗而烦，虚风所为。上条烦而躁，病从胃来；此悸而惊，病迫心胆。上条言不可发汗，此言不可吐、下，互相发明，非谓中风可汗，而伤寒可吐、下也。此虽不言脉，可知其弦而浮矣。不明少阳脉证，则不识少阳中风；不辨少阳脉状，则不识少阳伤寒也。

伤寒三日，少阳脉小者，欲已也。

阳明受病，当二三日发，少阳受病，当三四日发。若三日脉大，则属阳明；三日弦细，则属少阳。小即细也，当脉小而无头痛发热等证，是少阳不受邪。此即伤寒三日，少阳证不见，为不传也。

少阳病，欲解时，从寅至辰上。

寅、卯主木，少阳始生，即少阳主时也。主气旺，则邪自解矣。辰上者，卯之尽，辰之始也。[①]

太阳与少阳并病，脉弦，头项强痛，或眩冒，时如结胸，心下痞硬者，当刺大椎第一间、肺俞、肝俞。慎不可发汗，发汗则谵语。若谵语不止，当刺期门。

脉弦属少阳，头项强痛属太阳。眩冒、结胸、心下痞，则两阳皆有之证。两阳并病，阳气重可知。然是经脉之为眚[②]，汗吐下之法，非少阳所宜。若不明刺法，不足以言巧。督主诸阳，刺大椎以泄阳气。肺主气，肝主血，肺肝二俞，皆主太阳。调其气血，则头项强痛可除，脉之弦者可和，眩冒可清，结胸、痞硬等证可不至矣。若发汗是犯少阳，胆液虚必转属胃而谵语。此谵语虽因胃实，而两阳之证未罢，亦非下法可施也。土欲实，木当平之，必肝气清而水土治，故刺期门而三阳自和。

①【注文浅释】
寅时，凌晨 3 点至 5 点。卯时，早晨 5 点到 7 点。辰时，上午 7 点至 9 点。"辰上者，卯之尽，辰之始也"，卯之尽是 7 点，辰之始也是 7 点。"从寅至辰上"，即凌晨 3 点至上午 7 点。

②【注文浅释】
眚：本义为目病生翳，泛指疾病。唐代玄应《一切经音义》载："眚，病也。"

太阳少阳并病,心下硬,头项强而眩者,当刺大椎、肺俞、肝俞,慎勿下之。

太阳少阳并病,而反下之,成结胸,心下硬,下利不止,水浆不下,其人心烦。

并病无结胸证,但阳气怫郁于内,时时若结胸状耳。并病在两阳,而反下之如结胸者,成真结胸矣。结胸法当下,今下利不止,水浆不入,是阳明之阖病于下,太阳之开病于上,少阳之枢机无主。其人心烦,是结胸证具,烦躁者死也。

柴胡汤证

伤寒五六日,中风,往来寒热,胸胁苦满,默默不欲饮食,心烦喜呕,或胸中烦而不呕,或渴,或腹中痛,或胁下痞鞕,或心下悸小便不利,或不渴身有微热,或咳者,小柴胡汤主之。

此非言伤寒五六日而更中风也。言往来寒热有三义:少阳自受寒邪,阳气衰少,既不能退寒,又不能发热,至五六日郁热内发,始得与寒气相争,而往来寒热,一也;若太阳受寒,过五六日阳气始衰,余邪未尽,转属少阳,而往来寒热,二也;风为阳邪,少阳为风藏,一中于风,便往来寒热,不必五六日而始见,三也①。少阳脉循胸胁,邪入其经故苦满;胆气不舒故默默;木邪犯土故不欲饮食;相火内炽故心烦。邪正相争故喜呕。盖少阳为枢,不全主表,不全主里,故六证②皆在表里之间。仲景本意重半里,而柴胡所主又在半表,故少阳证必见半表,正宜柴胡加减。如悉入里,则柴胡非其任矣。故小柴胡称和解表里之主方。

寒热往来,病情见于外;苦喜不欲,病情得于内。看喜、苦、欲等字,非真呕、真满、不能饮食也。看往来二字,

①【注文浅释】
对于"伤寒五六日,中风……",一般注作"伤寒或者中风,五六日后……",属泛泛之谈。柯注较为深刻,细化为三:少阳自受邪;太阳受寒,转属少阳;少阳中风。不仅邪气有寒、风之分,而且还有病发少阳、太阳之别。

②【注文浅释】
往来寒热,胸胁苦满,默默不欲饮食,心烦喜呕,一般称为"柴胡四证"。柯注之"六证",是指往来寒热,胸胁满,默默,不欲食,心烦,呕吐。

见有不寒热时。寒热往来，胸胁苦满，是无形之半表；心烦喜呕，默默不欲饮食，是无形之半里。虽然七证皆偏于里，惟微热为在表，皆属无形；惟心下悸为有形；皆风寒通证，惟胁下痞硬属少阳。总是气分为病，非有实可据，故皆于半表半里之治法。

血弱气虚，腠理开，邪气因入，与正气相搏，结于胁下。正邪分争，往来寒热，休作有时。默默不欲饮食，脏腑相连，其痛不下，邪高痛下，故使呕也。

此仲景自注柴胡证①。首五句，释胸胁苦满之因；正邪三句，释往来寒热之义；此下多有缺文，故文理不连属也。

①【注文浅释】

本条是对上条"柴胡证"形成机制的阐述。宋本《伤寒论》在"故使呕也"后还有"小柴胡汤主之。服柴胡汤已，渴者，属阳明，以法治之"一段文字。

小柴胡汤

柴胡半斤　半夏半升　人参　甘草　黄芩　生姜各三两　大枣十二枚

以水一斗二升，煮取六升，去滓，再煎取三升，温服一升，日三服。若胸中烦而不呕者，去半夏、人参，加栝蒌实一枚。若渴者，去半夏、加人参，合前成四两半，加栝蒌根四两。若腹中痛者，去黄芩，加芍药三两。若胁下痞硬，去大枣，加牡蛎四两。若心下悸，小便不利者，去黄芩，加茯苓四两。若不渴，外有微热者，去人参，加桂枝三两，温服，取微汗愈。若咳者，去人参、大枣、生姜，加五味子半升，干姜二两。

柴胡感一阳之气而生，故能直入少阳，引清气上升而行春令，为治寒热往来之第一品药。少阳表邪不解，必需之。

半夏感一阴之气而生，故能开结气、降逆气、除痰饮、为呕家第一品药。若不呕而胸烦口渴者去之，以其散水气也。

黄芩外坚内空，故能内除烦热，利胸膈逆气。腹中痛者，是少阳相火为害，以其苦从火化，故易芍药之酸以泻之。心下悸，小便不利者，以苦能补肾，故易茯苓之淡以渗之。

人参、甘草，补中气和营卫，使正胜则邪却，内邪不留，外邪勿复入也。仲景于表证不用人参，此因有半里之无形证，故用之以扶元气，使内和而外邪勿入也。身有微热是表未解，不可补；心中烦与咳，是逆气有余，不可益气，故去之。如太阳汗后身痛而脉沉迟，下后协热利而心下硬，是太阳之半表半里证也。表虽不解，因汗下后重在里，故参、桂兼用。先辈论此汤，转旋在柴、芩二味，以柴胡清表热、黄芩清里热也。卢氏以柴胡、半夏得二至之气而生①，为半表半里之主治，俱似有理。然本方七味中，半夏、黄芩，俱在可去之例，惟不去柴胡、甘草。当知寒热往来，全赖柴胡解外，甘草和中。故大柴胡去甘草，便另名汤，不入加减法。②

伤寒中风，有柴胡证，但见一证便是，不必悉具。③

柴胡为枢机之剂，凡寒气不全在表未全入里者，皆服之。证不必悉具，故方亦无定品。

①【注文浅释】

卢子颐《仲景伤寒论疏钞金錍》："柴胡生值冬半，半夏生当夏半，处阴阳开合之中，合藕以益枢楗。"

②【案例犀烛】

李某，女，56岁，武汉汉口人，2020年1月31日网上求诊。主诉：发热2天。刻下：体温38.1℃，无恶寒，无自觉发热，后背疼痛较重，口干口苦，稍有咳嗽，咳痰色白，长期便秘，舌淡苔薄白，有糖尿病病史。2020年1月29日武汉市第一医院CT示：双肺纹理稍增强，双肺散在斑片状感染病灶。血常规：淋巴细胞百分比15.4%，嗜酸性粒细胞百分比0.3%。核酸检测未作。

处方：北柴胡15g，炒黄芩10g，姜半夏10g，党参15g，炙甘草3g，生葛根30g，生姜15g，全瓜蒌30g，川连5g，桃杏仁各10g。3剂。水煎，分三次服。

2月1日随访：服药1剂后体温正常，嘱其继续服完，服完后以小柴胡颗粒善后，2包，一日三次。

2月19日随访，药后体温一直正常，后期核酸检测阳性，目前在方舱医院隔离。

按语："少阳之为病，口苦咽干目眩也。"发热而便秘，是"阳微结"，"舌上白苔"、咳嗽是小柴胡汤证及或然证，故而选用小柴胡汤治疗。后背痛加葛根，咳嗽而背痛加小陷胸汤，加桃杏仁加强止咳化痰。方证对应、药证对应，"新冠肺炎"病情才得以控制。

③【案例犀烛】

某男孩，7岁，2009年3月3日初诊。发作性意识丧失伴口角抽动，牙关紧闭2年。患儿自5岁无明显诱因地出现发作性意识丧失，伴口角抽动，牙关紧闭，身体僵直，恶心呕吐。经西医院诊断为"原发性癫痫"，经中西医治疗（具体用药不详）后效果不显，仍每1～2日发作1次。纳食一般，睡眠不沉，梦中咂嘴，遗溺时作。脉弦细，舌淡边微红，苔薄腻。治用：醋柴胡8g，酒黄芩6g，姜半夏6g，炙甘草3g，鲜生姜8g，小红枣8g，潞党参6g。7剂。

二诊：服药前2日发作1次，后5日仅发作1次。余皆自可。效不更方，上方7剂继服。

三诊：仅小发作1次，梦中咂嘴仍作。原方加减后连续治疗半年，癫痫已定，唯梦中稍有咂嘴，余皆自可。

2012年9月24日因"反复性喘息咳嗽，鼻流清涕1月"再次求诊，补诉癫痫未再发作。

按语：仲景之"证"除了指"症状"，还有"证据"之意。"休作有时"不是症状，而是发病特点，也是使用小柴胡汤的重要证据。小柴胡汤不仅能治疗"休作有时"的癫痫，还能治疗"休作有时"的疟疾、咳嗽、哮喘、嗜睡、失眠。许多月经相关疾病及更年期病证，亦都有"休作有时"的特点，用小柴胡汤治疗常能取得较好的效果。

呕而发热者，小柴胡汤主之。

伤寒则呕逆，中风则干呕。凡伤寒中风，无麻黄、桂枝证，但见喜呕一证，则发热者，便可用柴胡汤，不必寒热往来而始用也。发热而呕，则人参当去，而桂枝非所宜矣。其目赤、耳聋、胸满而烦者，用柴胡去参、夏加栝蒌实之法。脉弦细而头痛发热者，从柴胡去参加桂之法①。

伤寒五六日，头汗出，微恶寒，手足冷，心下满，口不欲食，大便硬，脉沉细者，此为阳微结。必有表复有里也，脉沉亦在里也。汗出为阳微结②。假令纯阴结，不得复有外证，悉入在里矣。此为半在里半在表③也。脉虽沉细，不得为少阴病。所以然者，阴不得有汗，今头汗出，故知非少阴也，可与小柴胡汤。设不了了者，得屎而解。

大便硬谓之结。脉浮数能食曰阳结，沉迟不能食曰阴结。此条俱是少阴脉，谓五六日又少阴发病之期，若谓阴不得有汗，则少阴亡阳，脉紧汗出者有矣。然亡阳与阴结有别：亡阳咽痛吐利，阴结不能食而大便反硬也。亡阳与阳结亦有别：三阴脉不至头，其汗在身；三阳脉盛于头，阳结则汗在头也。邪在阳明，阳盛，故能食，此谓纯阳结；邪在少阳，阳微，故不欲食，此谓阳微结，宜属小柴胡矣。然欲与柴胡汤，必究其病在半表。而微恶寒，亦可属少阴，但头汗，始可属之少阴。欲反复讲明头汗之义，可与小柴胡而勿疑也。上焦得通，则心下不满而欲食；津液得下，则大便自软而得便矣。此为少阴少阳之疑似证。④

① **【注文浅释】**
"伤寒，脉弦细，头痛发热者，属少阳"；"少阳中风，两耳无所闻，目赤、胸中满而烦者"，仲景只提治禁，柯注补充方治。

② **【注文浅释】**
唐本、宋本、成注本《伤寒论》及《金匮玉函金》无此"结"字。

③ **【注文浅释】**
唐本、宋本、成注本《伤寒论》及《金匮玉函金》作"外"。

④ **【案例犀烛】**
初诊：2020 年 11 月 21 日晨。一女学生，3 周前感冒，轻微咳嗽流涕，未予处理，症状逐渐消除。1 周前症状反复，逐渐加重，用柴朴汤及射干麻黄汤，未愈。目前咳嗽频发，咳声重浊，精神可，胃纳可，身凉（身体皮肤及手脚均发凉），微恶风寒，面色萎黄，舌质红、有红刺，苔白，脉稍沉，数日未大便。治以小柴胡汤加减：北柴胡 10g，炒黄芩 7g，姜半夏 7g，党参 7g，干姜 5g，五味子 10g，枳壳 10g，生姜 7g，炙甘草 7g。
2020 年 11 月 21 日晚反馈：服药一剂后咳嗽明显减少，面色好转，脉不沉，身体温度改善，肢端不凉。嘱其原方继服。
2020 年 11 月 23 日晚反馈：咳嗽近愈，昨日已解大便。
按语：该案例按仲景法用仲景方治愈了咳嗽和阳微结，具体思路是对照仲景原文，肤冷、手足冷、不大便、脉沉是"必有表，复有里也"，舌红是阳热之象，舌红而苔白非承气汤证，舌红、不大便而无发热、腹满疼痛是"阳微结"，虽无"柴胡证"，但仍以"小柴胡汤主之"。
许多医家认为"往来寒热，胸胁苦满，嘿嘿不欲饮食，心烦喜呕"及"口苦、咽干、目眩"才是"柴胡证"，这些主证才是"但见一证便是"之"证"，完全将或然证排除在外。本人则认为或然证也是"一证便是"之证。"咳"是小柴胡汤证或然证，仲景曰："若咳者，去人参、大枣、生姜，加五味子半升、干姜二两。"因患儿有肤冷、手足冷，所以未去党参、生姜。咳嗽需用干姜、五味子，但此两药可能会加重不大便，故而又加枳壳以通便。
总之，以阳微结确定用小柴胡汤，然后围绕"或咳"进行药物加减。先定方后定药，体现了经方使用的"原则性"和"灵活性"。

上论小柴胡主证。

伤寒四五日，身热恶风，头项强，胁下满，手足温而渴者，小柴胡汤主之。

身热恶风，头项强，桂枝证未罢。胁下满，已见柴胡一证，便当用小柴胡去参、夏加桂枝、栝蒌以两解之。不任桂枝而主柴胡者，从枢故也。①

阳明病，发潮热，大便溏，小便自可，胸胁满者，小柴胡汤主之。

潮热已属阳明，然大便溏而小便自可，未为胃实。胸胁苦满，便用小柴胡和之，热邪从少阳而解，不复入阳明矣。上条经四五日，是太阳少阳并病，此是阳明少阳合病。若谓阳明传入少阳，则谬矣。

阳明病，胁下硬满，不大便而呕，舌上白苔者，可与小柴胡汤。上焦得通，津液得下，胃气因和，身濈然汗出而解也。

不大便属阳明，然胁下硬满而呕，尚在少阳部。舌上白苔者，痰饮溢于上焦也。与小柴胡汤，则痰饮化为津液而燥土和，上焦仍得汗出而充身泽毛矣。②

伤寒呕多，虽有阳明证，不可攻之。

呕者，水气在上焦，上焦得通，津液得下，胃气因和矣。

服柴胡汤已，渴者，属阳明也，以法治之。

柴胡汤有芩、参、甘、枣，皆生津之品。服之反渴者，必胃家已实，津液不足以和胃也，当行白虎、承气等法。仍用柴胡加减，非其治矣，此少阳将转属阳明之证。

上论两经合并病。

妇人中风七八日，续得寒热，发作有时，经水适断者，此为热入血室，其血必结，故使如疟状，发作有时，小柴胡

① 【医理探微】

唐本、宋本、成注本《伤寒论》及《金匮玉函经》皆作"颈项强"，柯氏改成"头项强"。项是太阳经络循行所过，颈是少阳经络循行部位。"颈项强"是太阳、少阳两经病证，而头项强仅是太阳病证。此条原文以"颈项强"为合理。

《外台秘要方卷第一》："仲景《伤寒论》伤寒四五日，身热恶风，颈强强，胁下满，手足温而渴者，小柴胡汤主之方：柴胡半斤，栝楼根四两，桂心三两，黄芩二两，牡蛎二两，甘草炙二两，干姜二两。"王焘注此方："张仲景《伤寒论》名柴胡姜桂汤。"与柯氏"用小柴胡汤去参、夏加桂枝、栝蒌以两解之"用药相近。

② 【临证薪传】

上两条柯注主要从病位加以解释，但若结合病变性质，更能说明使用小柴胡汤的机制。两条虽病证不同，但病位都在阳明少阳，病理性质皆是寒热虚实错杂。前一条，潮热是热实证，而大便溏是虚寒证。后一条，不大便是热实证，但舌上白苔是虚寒证。寒热虚实夹杂，又有"胸胁满"或"胁下硬满"之少阳病柴胡证，故都以寒温同用、补泻兼施的小柴胡汤治疗。我们在临床上针对寒热虚实错杂的病证，病证局限于脾胃（胃肠）者，用半夏泻心汤治疗，病证涉及（肝）胆者，则以小柴胡汤治疗。

①【医理探微】

　　侔,相等、相同。不侔,即不同。但仲景明言:"正邪分争,往来寒热,休作有时。"所以,前之往来寒热(休作有时)与此寒热、发作有时相同,所以病变在气分还是在血分,不是在寒热上区分,而应该在是否是经期上探求。

②【注文浅释】

　　指柴胡桂枝汤是小柴胡汤原方一半量与桂枝汤原方一半量的合方,不是小柴胡汤、桂枝汤两方原剂量合用。麻黄桂枝合半汤分别是麻黄汤、桂枝汤原方用量1/3的合方。

汤主之。

　　中风至七八日,热已过,复得寒热,发作有期,与前之往来寒热无定期者不侔①,此不在气分而在血分矣。凡诊妇人,必问月事,经水适断于寒热时,是不当止而止也。必其月事下而血室虚,热气乘虚而入,其余血之未下者,干结于内,故适断耳。用小柴胡和之,使结血散则寒热自除矣。余义详阳明篇。

　　上论热入血室。

　　伤寒六七日,发热微恶寒,肢节烦疼,微呕,心下支结,外证未去者,柴胡桂枝汤主之。

　　伤寒至六七日,正寒热当退之时,反见发热恶寒证,此表证而兼心下支结之里证,表里未解也。然恶寒微,则发热亦微。但肢节烦疼,则一身骨节不烦疼可知。支如木之支,即微结之谓也。表证微,故取桂枝之半;内证微,故取柴胡之半。此因内外俱虚,故以此轻剂和解之也。

　　上论柴胡桂枝证。

柴胡桂枝汤

　　柴胡 四两　　黄芩　　人参　　生姜　　芍药　　桂枝 各两半
甘草 一两　　半夏 二合半　　大枣 六枚

　　以水七升,煮取三升,去滓,温服一升。

　　桂、芍、甘草,得桂枝之半;柴、参、芩、夏,得柴胡之半;姜、枣得二方之半,是二方合半非各半也。与麻黄桂枝合半汤又不同②。

　　伤寒,阳脉涩,阴脉弦,法当腹中急痛,先用小建中汤。不差者,小柴胡汤主之。

　　前条偏于半表,此条偏于半里。注详建中汤证中。

本太阳病不解,转入少阳者,胁下硬满,干呕不能食,往来寒热,尚未吐、下,脉弦细^①者,与小柴胡汤。若已吐、下、发汗、温针,谵语,柴胡证罢,此为坏病,知犯何逆,以法治之。

少阳为枢,太阳外证不解,风寒从枢而入少阳矣。若见胁下硬满、干呕不能食、往来寒热之一,便是柴胡证未罢,即误于吐、下、发汗、温针,尚可用柴胡治之。若误治后,不见半表半里证而发谵语,是将转属阳明,而不转属少阳矣。柴胡汤不中与之,亦不得以谵语即为胃实也。知犯何逆,治病必求其本也,与桂枝不中与同义。此太阳坏病,而非少阳坏病也。

凡柴胡汤病而反下之,若柴胡证不罢者,复与柴胡汤,必蒸蒸而振,却发热汗出而解。

此与下后复用桂枝同局。因其人不虚,故不为坏病。

伤寒五六日,呕而发热者,柴胡汤证具,而以他药下之。若心下满而硬痛者,此为结胸也,大陷胸汤主之。但满而不痛者,为痞,柴胡不中与之,宜半夏泻心汤。^②

注详泻心汤证中。此为柴胡坏证,故不中与之。

得病六七日,脉迟浮弱,恶风寒,手足温。医二三下之,不能食而胁下满痛,面目及身黄,颈项强,小便难者,与柴胡汤,后必下重。本渴而饮水呕,食谷哕者,柴胡不中与也。

浮弱为桂枝脉,恶风寒为桂枝证。然手足温而身不热,脉迟,为寒,为无阳,为在藏,是表里虚寒也。法当温中散寒,而反二三下之,胃阳丧亡,不能食也;食谷则哕,饮水则呕,虚阳外走,故一身面目悉黄;肺气不化,故小便难而渴;营血不足,故颈项强;少阳之枢机无主,故胁下满痛。此太阳中风误下之坏病,非柴胡证矣。柴胡证不欲

①【注文浅释】
唐本、宋本、成注本《伤寒论》及《金匮玉函经》皆作"脉沉紧"。

②【案例犀烛】
于某,女,72岁,2012年2月20日初诊。患者有脑梗病史,血脂异常、高血压服西药控制。慢性浅表性胃炎,脘腹痞胀,食后尤甚。每晚服蜂蜜水,如果不喝则夜间胃嘈。大便稀。舌质稍暗,边有齿痕,苔薄白腻,寸尺脉弱。

治用:姜半夏10g,潞党参12g,细川连3g,炒黄芩10g,干姜6g,炙甘草6g,生姜15g,红枣15g,茯苓15g。7剂。

2012年2月27日复诊,药入较适,脘腹痞胀减轻,不食蜂蜜夜间已不胃嘈。上方加枳实壳各15g,续服7剂。

按语:本例脘腹痞满,食后加重为实,而空腹胃嘈为虚,是虚实夹杂。而便稀、舌边齿痕、苔白腻等皆为脾虚湿盛之证。半夏泻心汤寒温同用,补泻兼施,升降相因,是治疗心下痞的代表方,且半夏、干姜辛温燥湿,黄连、黄芩苦寒燥湿,人参(党参)、甘草、大枣健脾化湿,全方有很好的祛湿作用。加淡渗利湿之茯苓在于提高除湿作用,而加枳实壳又可促进消痞除满。

食，非不能食；小便不利，非小便难；胁下痞硬不是满痛；或渴，不是不能饮水；喜呕，不是饮水而呕。与小柴胡汤后必下利者，虽有参、甘，不禁柴、芩、栝蒌之寒也。此条亦是柴胡疑似证，而非柴胡坏证。前条似少阴而实少阳，此条似少阳而实太阳坏病。得一证相似处，大宜着眼。[1]

伤寒五六日，已发汗而复下之，胸胁满微结，小便不利，渴而不呕，但头汗出，往来寒热，心烦者，此为未解也，柴胡桂枝干姜汤主之。初服微烦，复服汗出便愈。

汗下后，而柴胡证仍在者，仍用柴胡汤加减。此因增微结一证，故变其方名耳。此微结与阳微结不同：阳微结对纯阴结而言，是指大便硬，病在胃；此微结对大结胸而言，是指心下痞，其病在胸胁，与心下痞硬心下支结同义。

柴胡桂枝干姜汤

柴胡半斤　黄芩　桂枝各三两　栝蒌根四两　干姜
牡蛎　甘草各二两

煎服同前法。

此方全是柴胡加减法[2]：心烦不呕而渴，故去参、夏加栝蒌根；胸胁满而微结，故去枣加蛎；小便虽不利而心下不悸，故不去黄芩不加茯苓；虽渴而表未解，故不用参而加桂[3]；以干姜易生姜，散胸胁之满结也。初服烦即微者，黄芩、栝蒌之效；继服汗出周身而愈者，姜、桂之功也。小柴胡加减之妙，若无定法而实有定局矣。

伤寒八九日，下之，胸满，烦惊，小便不利，谵语，一身尽重不可转侧者，柴胡加龙骨牡蛎汤主之。

① 【临证薪传】
小柴胡汤可以治疗"发黄"（黄疸），该案也确有一些"柴胡证"。也正因为有柴胡证，若囿于"有柴胡证，但见一证便是，不必悉具"，则很容易误用小柴胡汤治疗。本例的辨证眼目是"本渴饮水呕"。本渴饮水而呕吐，即"水逆"证，水湿内停则小便难，"诸颈项强，皆属于湿"，胁下满痛、面目及身黄，病及肝胆，用茵陈五苓散治疗最为合适。

② 【注文浅释】
指小柴胡汤证第一条（宋本《伤寒论》96条）或然证加减法。

③ 【注文浅释】
诸证皆非表证，说明表邪已解。方用桂枝不在于解表，而是利水，治"小便不利"。

妄下后热邪内攻，烦惊谵语者，君主不明，而神明内乱也。小便不利者，火盛而水亏也；一身尽重者，阳内而阴反外也；虽以转侧者，少阳之枢机不利也。此下多亡阴，与火逆亡阳不同。

柴胡加龙骨牡蛎汤

柴胡四两　黄芩　人参　生姜　茯苓　铅丹　桂枝　龙骨　牡蛎各一两半　大黄二两　半夏一合① 　大枣六枚

水八升，煮取四升，内大黄，更煮一二沸，去滓，温服一升。

此方取柴胡汤之半②，以除胸满心烦之半里；加铅丹、龙、蛎以镇心惊；茯苓以利小便；大黄以止谵语。桂枝者，甘草之误也。身无热无表证，不得用桂枝。去甘草则不成和剂矣③。心烦谵语而不去人参者，以惊故也。

伤寒十三日，下之，胸胁满而呕，日晡所发潮热，已而微利。此本柴胡证，下之而不得利，今反利者，知医以丸药下之，非其治也。潮热者，实也，先宜小柴胡以解外，后以柴胡加芒硝汤主之。

日晡潮热，已属阳明，而微利可疑。利既不因于下药，潮热呕逆，又不因利而除，故知误不在下而在丸药也。丸药发作既迟，又不能荡涤肠胃，以此知日晡潮热，原因胃实。此少阳阳明并病，先服小柴胡二升，以解少阳之表；其一升加芒硝，以除阳明之里。不加大黄者，以地道原通；不用大柴胡者，以中气已虚也。后人有加大黄、桑螵蛸者，大背仲景法矣④。

太阳病，过经十余日，心下温温欲吐，而胸中痛，大便反溏，腹微满，郁郁微烦。先其时极吐下者，与调胃承气

① 【注文浅释】
唐本《伤寒论》作"半夏一合半"，宋本《伤寒论》及《金匮玉函经》皆作"半夏二合半"，成注本《伤寒论》作"半夏二合"。

② 【注文浅释】
小柴胡汤一半量，其余药物皆符合，唯半夏原是半升，半量是二合半，不应该是一合。所以半夏用量，当以宋本《伤寒论》《金匮玉函经》的二合半为准。

③ 【临证薪传】
此方桂枝的作用不是解表而在于利水，与茯苓同用温阳化气利水，治"小便不利，一身尽重，不可转侧"。有水饮内停之小便不利，则不能用甘草。所以仲景原方药无误。

④ 【注文浅释】
柴胡加芒硝汤方药及用量本书未列，成注本《伤寒论》亦未列出，宋本《伤寒论》作："柴胡二两十六铢，黄芩一两，人参一两，甘草一两炙，生姜一两切，半夏二十铢(本云五枚，洗)，大枣四枚擘，芒硝二两。上八味，以水四升，煮取二升，去滓，内芒消，更煮微沸。分温再服，不解更作。"

"臣亿等谨按，《金匮玉函》方中无芒硝。别一方云，以水七升，下芒硝二合，大黄四两，桑螵蛸五枚，煮取一升半，服五合，微下即愈。本云，柴胡再服，以解其外，余二升加芒硝、大黄、桑螵蛸也。"

汤;若不尔者,不可与。但欲呕,胸中痛,微溏者,此非柴胡证。以呕,故知极吐下也。

太阳居三阳之表,其病过经不解,不转属阳明,则转少阳矣。心烦喜呕,为柴胡证。然柴胡证或胸中烦而不痛,或大便微结而不溏,或腹中痛而不满。此则胸中痛,大便溏,腹微满,皆不是柴胡证。但以欲呕一证似柴胡,当深究其欲呕之故矣。夫伤寒中风,有柴胡证,有半表证也,故呕而发热者主之。此病既不关少阳寒热往来,胁下痞硬之半表,见太阳过经而来,一切皆属里证,必十日前吐下而误之坏病也。胸中痛者,必极吐可知;腹微满,便微溏,必误下可知。是太阳转属阳明,而不属少阳矣。今胃气虽伤,而余邪未尽,故与调胃承气和之。不用枳、朴者,以胸中痛,上焦伤,即呕多虽有阳明证,不可攻之谓也。若未经吐下,是病气分而不在胃,则呕不止而郁郁微烦者,当属之大柴胡矣。

此阳明少阳疑似证。前条得坏病之虚,此条得坏病之实。

上论柴胡变证。

太阳病过经十余日,反二三下之,后四五日,柴胡证仍在者,先与小柴胡汤。呕不止,心下急,郁郁微烦者,为未解也,与大柴胡汤下之则愈。

病从外来者,当先治外而后治其内。此屡经妄下,半月余而柴胡证仍在,因其人不虚,故枢机有主而不为坏病。与小柴胡和之,表证虽除,内尚不解。以前此妄下之药,但去肠胃有形之物,而未泄胸膈气分之结热也。急者满也,但满而不痛,即痞也①。姜、夏以除呕,柴、芩以去烦,大枣和里,枳、芍舒急。而曰下之则愈者,见大柴胡为下剂②,非和剂也。若与他药和下之,必有变证,意在言

①【医理探微】

"急",有拘急、挛急之意。心下急,即心下胃脘部拘紧疼痛是芍药证,故小柴胡汤效差。柯注"急者,满也"有误。

②【案例犀烛】

陈某,男,38岁,2011年9月5日初诊。血肌酐112 μmol/L,尿酸467 μmol/L,痛风反复发作,咽部有痰,大便正常,舌红苔薄黄,脉弦数。

治用:柴胡15 g,枳实15 g,炒黄芩15 g,姜半夏15 g,制川军10 g,炒白芍15 g,桃仁15 g,生薏仁15 g,生姜15 g,红枣15 g。14剂。

2011年9月19日复诊,痛风已控制,疼痛未再发作,上方加土茯苓30 g,萆薢30 g。14剂。

2011年10月3日三诊,血检:肌酐103 μmol/L,尿酸347 μmol/L,均已正常。

按语:大量进食肉类食物,加上大量喝酒,形成了以"五高"(高体重、高血压、高血脂、高血糖和高尿酸)为特点的一大类人群。作为代谢器官的肝脏不堪重负。大柴胡汤疏肝利胆、通腑泄浊,可以促进肝脏的代谢,进而有效治疗"五高"病证。我们经常使用大柴胡汤治疗代谢性疾病中病机属实属热者,都能取得很好的效果,上述大柴胡汤治疗痛风、肾功能异常只是其中一例。

外。呕不止,属有形;若欲呕,属无形。

伤寒十余日,热结在里,复往来寒热者,与大柴胡汤。

里者对表而言,不是指胃。此热结气分,不属有形,故十余日复能往来寒热。若热结在胃,则蒸蒸发热,不复知有寒矣。往来寒热,故倍生姜佐柴胡以解表;结热在里,故去参、甘之温补,加枳、芍以破结。

伤寒发热,汗出不解,心下痞硬,呕吐而下利者,大柴胡汤主之。

汗出不解,蒸蒸发热者,是调胃承气证。汗出解后,心下痞硬,下利者,是生姜泻心证。此心下痞硬,协热而利,表里不解,似桂枝人参证。然彼在妄下后而不呕,则此未经下而呕,则呕而发热者,小柴胡主之矣。然痞硬在心下而不在胁下,斯虚实补泻之所由分也,故去参、甘之甘温益气,而加枳、芍之酸苦涌泄耳。

上论大柴胡证。

大柴胡汤

小柴胡汤去人参、甘草,加生姜二两、芍药三两、枳实四枚。余同小柴胡法。

按:大柴胡是半表半里气分之下药,并不言大便。其心下急与心下痞硬,是胃口之病,而不在胃中。结热在里,非结实在胃。且下利则地道已通,仲景不用大黄之意晓然。若以"下之"二字,妄加大黄,则十枣汤攻之二字,如何味乎?[1]

大小柴胡,俱是两解表里,而有主和主攻之异。和无定体,故有加减;攻有定局,故无去取之法也。

[1]【注文浅释】

大柴胡汤,《金匮要略》作:"柴胡半斤,黄芩三两,芍药三两,半夏半升洗,枳实四枚炙,大黄二两,大枣十二枚,生姜五两。上八味,以水乙斗二升,煮取六升,去滓再煎。温服一升,日三服。"成氏注本《伤寒论》与此相同,皆有大黄二两。《金匮玉函经》药物相同,也有大黄二两,只是生姜用量为三两。唐本、宋本《伤寒论》中无大黄,但方后均加说明"一方加大黄二两;若不加,恐不为大柴胡汤"。

建中汤证

伤寒二三日，心中悸而烦者，小建中汤主之。

伤寒二三日，无阳明证，是少阳发病之期，不见寒热、头痛、胸胁苦满之表，又无腹痛、苦呕、或咳、或渴之里，但心悸而烦，是少阳中枢受寒，而木邪挟相火为患。相火旺则君火虚，离中真火不藏，故悸；离中真火不足，故烦。非辛甘以助阳，酸苦以维阴，则中气亡矣。故制小建中以理少阳，佐小柴胡之不及。心烦、心悸原属柴胡证而不用柴胡者，首揭伤寒不言发热，则无热而恶寒可知。心悸而烦，是寒伤神、热伤气矣。二三日间，热已发里，寒犹在表，原是半表半里证，然不往来寒热，则柴胡不中与也。心悸当去黄芩，心烦不呕当去参、半，故君桂枝通心而散寒，佐甘草、枣、饴助脾安悸，倍芍药泻火除烦，任生姜佐金平木。此虽桂枝加饴而倍芍药，不外柴胡加减之法。名建中，寓发汗于不发之中。曰小者，以半为解表，不全固中也。少阳妄汗后，胃不和，因烦而致躁，宜小柴胡清之；未发汗，心已虚，因悸而致烦，宜小建中和之。

伤寒，阳脉涩，阴脉弦，法当腹中急痛，先用小建中汤；不差者，小柴胡汤主之。

尺、寸俱弦，少阳受病也。今阳脉涩而阴脉弦，是寒伤厥阴，而不在少阳也。寸为阳，阳主表，阳脉涩者，阳气不舒，表寒不解也。弦为木邪，必挟相火，相火不能御寒，必还入厥阴而为患。厥阴抵少腹，挟胃属肝络胆，则腹中皆厥阴部也。尺为阴，尺主里[①]。今阴脉弦，为肝脉，必当腹中急痛矣。肝苦急，甘以缓之，酸以泻之，辛以散之，此小建中为厥阴驱寒发表平肝逐邪之先着也。然邪在厥

① **【注文浅释】**
"阳脉涩，阴脉弦"，此处之阳、阴，一般以浮、沉解释，也有以寸、尺解释，柯注"寸为阳……尺为阴"。至于首句"尺寸俱弦"，只是一种设定，并非解释此处之"阴阳"。

阴,腹中必痛,原为险症,一剂建中,未必成功。设或不差^①,当更用柴胡,令邪走少阳,使有出路,所谓阴出之阳则愈。又以小柴胡佐小建中之不及也。

前条辨证,此条辨脉。前条是少阳相火犯心而烦,其证显;此条是厥阴相火攻腹而痛,其证隐。若腹痛而非相火,不得用芍药之寒^②。《内经》:"暴注胀大,皆属于热。"此腹痛用芍药之义。

或问腹痛前以小建中温之,后以小柴胡凉之,仲景岂姑试之乎?曰非也。不差者,但未愈,非更甚也。先以建中解肌而发表,止痛在芍药;继以柴胡补中而达邪,止痛在人参。按柴胡加减法,腹中痛者去黄芩加芍药,其功倍于建中,岂有温凉之异乎?阳脉仍涩,故用人参以助桂枝;阴脉仍弦,故用柴胡以助芍药。若一服差,又何必更用人参之温补、柴胡之升降乎?仲景有一证用两方者,如用麻黄汗解,半日复烦,用桂枝更汗同法。然皆设法御病,非必然也。先麻黄继桂枝,是从外之内法;先建中继柴胡,是从内之外法。

呕家不可用建中汤,以甘故也。

此建中汤禁,与酒客不可与桂枝同义。心烦喜呕,呕而发热,柴胡证也;胸中有热,腹痛欲呕,黄连汤证也;太、少合病,自利而呕,黄芩汤证也。

小建中汤

桂枝<small>去粗皮</small>　生姜<small>各三两</small>　芍药<small>六两</small>　炙甘草<small>二两</small>　大枣<small>十二枚,擘</small>　胶饴<small>一升</small>

水七升,煮取三升,去滓,内胶饴,更上微火消解,温服一升,日三服。

黄连汤证

伤寒胸中有热，胃中有邪气，腹中痛，欲呕吐者，黄连汤主之。

此热不发于表而在胸中，是未伤寒前所蓄之热也。邪气者即寒气。夫阳受气于胸中，胸中有热，上形头面，故寒邪从胁入胃。《内经》所谓："中于胁①则下少阳"者是也。今胃中寒邪阻隔，胸中之热不得降，故上炎作呕；胃脘之阳不外散，故腹中痛也。热不在表，故不发热；寒不在表，故不恶寒。胸中为里之表，腹中为里之里。此病在焦府②之半表里，非形驱之半表里也。往来寒热者，此邪由颊入经，在形身之半表里。如五六日而胸胁苦满，心烦喜呕，此伤于寒而转为热，非素有之热。或腹中痛者，是寒邪自胸入腹，与此由胁入胸胃不同。故君以黄连，亦以佐柴胡之不及也。

欲呕而不得呕，腹痛而不下利，似乎今人所谓干霍乱、绞肠痧等症③。

---- **黄连汤** ----

黄连三两　干姜三两　炙甘草二两　桂枝三两　人参二两　半夏半升　大枣十二枚，擘④

水一斗，煮取六升，去滓，温服一升，日三夜二服。

此亦柴胡加减方也。表无热，腹中痛，故不用柴、芩。君黄连以泻胸中积热，姜、桂以驱胃中寒邪，佐甘枣以缓腹痛，半夏除呕，人参补虚。虽无寒热往来于外，而有寒热相持于中，仍不离少阳之治法耳。

① 【注文浅释】
中于胁：《灵枢·邪气藏腑病形》作"中于颊"。

② 【注文浅释】
焦府：三焦。

③ 【注文浅释】
该症状与干霍乱（绞肠痧）相似，汤药服法"日三夜二服"反映病势较急，黄连汤证确实像干霍乱。

④ 【注本浅释】
唐本《伤寒论》："黄连、甘草炙、干姜、桂枝、人参各三两，半夏半升，大枣十二枚擘。上七味，以水一斗，煮取六升，去滓。温，分五服，昼三夜二服。"宋本、成注本《伤寒论》作"人参二两"，余与唐本同。柯注"炙甘草二两"，余与宋本、成注本同。
《金匮玉函经》："黄连二两，甘草一两炙，干姜一两，桂枝二两，人参二两，半夏五合，大枣十二枚。上七味，以水一斗煮，取六升，去滓。分五服，日三服，夜二服。"

此与泻心汤大同,而不名泻心者,以胸中素有之热,而非寒热相结于心下也。看其君臣更换处,大有分寸。

黄芩汤证

太阳与少阳合病,自下利者,与黄芩汤;若呕者,黄芩加半夏生姜汤主之。

两阳合病,阳盛阴虚,阳气下陷入阴中,故自下利。太阳与阳明合病,是邪初入阳明之里,与葛根汤辛甘发散,以从阳也,又"下者举之"之法。太阳与少阳合病,是邪已入少阳之里,与黄芩汤酸苦涌泄,以为阴也,又通因通用之法。

----------- **黄芩汤** -----------

黄芩三两　　甘草三两,炙　　芍药三两　　大枣十二枚

水一斗,煮取二升,去滓,温服一升,日再服,夜一服。呕者加半夏半升、生姜三两。[①]

此小柴胡加减方也,热不在半表,已入半里,故以黄芩主之。虽非胃实,亦非胃虚,故不须人参补中也。

阳明少阳合病,必自下利,其脉不负者,顺也。负者,失也,互相克贼,名为负。若少阳负趺阳者为顺也。

两阳合病,必见两阳之脉,阳明脉大,少阳脉弦,此为顺脉。若大而不弦,负在少阳;弦而不大,负在阳明。是互相克贼,皆不顺之候矣。然木克土,是少阳为贼邪。若少阳负而阳明不负,亦负中之顺脉。

①【注本浅释】
宋本《伤寒论》作:"黄芩汤方:黄芩三两,芍药二两,甘草二两炙,大枣十二枚擘。上四味,以水一斗,煮取三升,去滓。温服一升,日再夜一服";"黄芩加半夏生姜汤方:黄芩三两,芍药二两,甘草二两炙,大枣十二枚擘,半夏半升洗,生姜一两半(一方三两)切。上六味,以水一斗,煮取三升,去滓。温服一升,日再,夜一服"。柯注黄芩汤中芍药、甘草各三两,黄芩加半夏汤中生姜三两,皆比宋本量大。

伤寒论注

卷四

太阴脉证

太阴之为病，腹满而吐，食不下，自利益甚，时腹自痛。若下之，必胸下结鞕。

阳明三阳之里，故提纲属里之阳证；太阴三阴之里，故提纲皆里之阴证。太阴之上，湿气主之，腹痛吐利，从湿化也。脾为湿土，故伤于湿，脾先受之。然寒湿伤人，入于阴经，不能动藏，则还于府，府者胃也。太阴脉布胃中，又发于胃，胃中寒湿，故食不纳而吐利交作也。太阴脉从足入腹，寒气时上，故腹时自痛，法宜温中散寒；若以腹满为实而误下，胃中受寒，故胸下结硬。

自利不渴者属太阴，以其藏有寒故也，当温之，宜四逆辈。

伤寒四五日，腹中痛，若转气下趋少腹者，此欲自利也。

上条明自利之因，此条言自利之兆。四五日是太阴发病之期。[①]

伤寒脉浮而缓，手足自温者，系在太阴。太阴当发身黄，若小便自利者，不能发黄。至七八日，虽暴烦，下利日十余行，必自止，以脾家实，腐秽当去故也。

①【临证薪传】

除了"明因""言兆"，对于下利的治疗，关键在于辨别是否口渴及腹痛。同样是虚寒下利，理中汤治"下利不渴"，五苓散治"下利口渴"，而真武汤治"下利腹痛"。

前条是太阴寒湿,脉当沉细;此条是太阴湿热,故脉浮缓。首揭伤寒,知有恶寒证。浮而缓,是桂枝脉。然不发热而手足温,是太阴伤寒,非太阳中风矣。然亦暗对不发热言耳,非太阴伤寒必手足温也。夫病在三阳,尚有手足冷者,何况太阴? 陶氏分太阴手足温、少阴手足寒、厥阴手足厥冷,是大背太阴四肢烦疼,少阴一身手足尽热之义。第可言手足为诸阳之本,尚自温,不可谓脾主四肢故当温也。凡伤寒则病热,太阴为阴中之阴,阴寒相合,故不发热。太阴主肌肉,寒湿伤于肌肉,而不得越于皮肤,故身当发黄。若水道通调,则湿气下输膀胱,便不发黄矣。然寒湿之伤于表者,因小便而出;湿热之蓄于内者,必从大便而出也。发于阴者六日愈,至七八日阳气来复,因而暴烦下利。虽日十余行,不须治之,以脾家积秽臭塞于中,尽自止矣。手足自温,是表阳犹在;暴烦,是里阳陡发。此阴中有阳,与前藏寒不同。能使小便利,则利自止,不须温,亦不须下也。①

伤寒下利,日十余行,脉反实者死。

脾气虚而邪气盛,故脉反实也。

太阴病,脉弱,其人续自便利。设当行大黄、芍药者,宜减之,以其胃气弱,易动故也。

太阴脉本弱,胃弱则脾病,此内因也。若因于外感,其脉或但浮,或浮缓,是阴病见阳脉矣。下利为太阴本证。自利因脾实者,腐秽尽则愈;自利因藏寒者,四逆辈温之则愈。若自利因太阳误下者,则腹满时痛,当加芍药;而大实痛者,当加大黄矣。此下后脉弱,胃气亦弱矣,小其制而与之,动其易动,合乎通因通用之法。

大黄泻胃,是阳明血分下药;芍药泻脾,是太阴气分下药。下利腹痛,热邪为患,宜芍药下之。下利腹痛为阴寒者,

①**【注文浅释】**
柯注浮缓脉,既解释为"桂枝脉",又解释为"太阴湿热"。前一种解释为太阴虚寒之象。又仲景明言"暴烦下利……以脾家实,腐秽当去故也"是脾之阳气恢复,即所谓"里阳陡发"的反映,但柯氏又注"湿热之蓄于内者……"则误。柯注"湿热"之外皆可取。

文中所提"陶氏"指陶节庵,是明代医家,著有《伤寒六书》。

非芍药所宜矣。仲景于此，芍药与大黄并提，勿草草看过。[①]

恶寒脉微而复利，亡血也，四逆加人参汤主之。

方注见四逆汤注中。

上论太阴伤寒脉证。

太阴病脉浮者，可发汗，宜桂枝汤。

太阴主里，故提纲皆属里证。然太阴主开，不全主里也。脉浮者，病在表，可发汗，太阴亦然也。尺寸俱沉者，太阴受病也。沉为在里，当见腹痛吐利等证；此浮为在表，当见四肢烦疼等证。里有寒邪，当温之，宜四逆辈；表有风热[②]，可发汗，宜桂枝汤。太阳脉沉者，因于寒，寒为阴邪，沉为阴脉；太阴有脉浮者，因乎风，风为阳邪，浮为阳脉也。谓脉在三阴则俱沉，阴经不当发汗者，非也。但浮脉是麻黄脉，沉脉不是桂枝证，而反用桂枝汤者[③]，以太阴是里之表证，桂枝是表之里药也。

太阴中风，四肢烦疼，阳微阴涩而长者，为欲愈。

风为阳邪，四肢为诸阳之本。脾主四肢，阴气衰少，则两阳相搏，故烦疼。脉涩与长，不是并见，涩本病脉，涩而转长，病始愈耳。风脉本浮，今而微，知风邪当去。涩则少气少血，今而长则气治，故愈。

四肢烦疼，是中风未愈前证；微涩而长，是中风将愈之脉。宜作两截看。

太阳以恶风、恶寒别风寒；阳明以能食、不能食别风寒；太阴以四肢烦、温别风寒，是最宜着眼。少阳为半表半里，又属风藏，故伤寒、中风互称。少阴厥阴，则但有欲愈脉，无未愈证，惜哉！

上论太阴中风脉证。

太阴病欲解时，从亥至丑上。

《经》曰："夜半后而阴隆为重阴。"又曰："合夜至鸡鸣,天之阴,阴中之阴也。"脾为阴中之至阴,故主亥、子、丑时。①

三白散证

寒实结胸,无热证者,与三白小陷胸汤,为散亦可服②。

太阳表热未除,而反下之,热邪与寒水相结,成热实结胸;太阴腹满时痛,而反下之,寒邪与寒药相结,成寒实结胸。无热证者,不四肢烦疼者也。名曰三白者,三物皆白,别于黄连小陷胸也。旧本误作三物,以黄连、栝蒌投之,阴盛则亡矣。又误作白散,是二方矣。黄连、巴豆,寒热天渊,云亦可服,岂不误人?且妄编于太阳篇中水噀③证后,而方后又以"身热皮粟"一段杂之,使人难解④。今移太阴胸下结硬之后,其证其方,若合符节⑤。

按:三白小陷胸,非是两汤,系三白可陷下胸中之结耳,不可作两句看。盖既称寒实,小陷胸是大寒之药,乃下井投石耳。

三物白散⑥

桔梗　贝母各二钱　巴豆一分,去皮,熬黑,研如脂

上二味为散,内巴豆,更于白中杵之,以白饮和服。强人半钱匕,羸者减之。

①【注文浅释】

《灵枢·营卫生会》:"夜半而阴隆为重阴。"《素问·金匮真言论》:"合夜至鸡鸣,天之阴,阴中之阴也……腹为阴,阴中之至阴,脾也。""合夜",丹波元简注"犹暮夜,言日暮而合于夜也"。鸡鸣,相当于丑时。

亥时,即晚上9点到11点;子时,即夜间11点至次日凌晨1点;丑时,即凌晨1点到3点。丑上即子末,"亥至丑上"即夜间9点至凌晨1点。但柯注"主亥、子、丑时",欲解时为3个时辰,显然与前面解释不一致。

②【注文浅释】

宋本、成注本《伤寒论》作:"三物小陷胸汤,白散亦可服。"唐本《伤寒论》及《金匮玉函经》作:"三物小白散。"

③【注文浅释】

噀:又作潠,喷水之意。

④【注文浅释】

唐本、宋本、成注本《伤寒论》方药前服法后有:"身热皮粟不解,欲引衣自覆,若以水潠之,洗之,益令热却不得出,当汗而不汗则烦,假令汗出已,腹中痛,与芍药三两如上法。"唐本和成注本《伤寒论》基本内容与此相同,只是个别用字不一样。

⑤【注文浅释】

符节:古人出入门关所持的凭证。

⑥【注文浅释】

诸本三物白散用量与柯注不同。

宋本、成注本《伤寒论》作:"桔梗三分,巴豆一分,贝母三分。"

唐本《伤寒论》作:"桔梗十八铢,巴豆六铢,贝母十八铢。"

《金匮玉函经》作:"白散方:桔梗、贝母各十八铢,芭豆六铢。"

贝母主疗心胸郁结;桔梗能开提血气利膈宽胸;然非巴豆之辛热斩关而入,何以胜硝黄之苦寒,使阴气流行而成阳也? 白饮和服者,甘以缓之,取其留恋于胸,不使速下耳。散者散其结塞,比"汤以荡之"更精。

病在膈上者,必吐;在膈下者,必利。

本证原是吐利,因胸下结鞕,故不能通。因其势而利导之,则结硬自除矣。

不利,进热粥一杯,利过不止,进冷粥一杯。

东垣云:"淡粥为阴中之阳,所以利小便。"今人服大黄后,用粥止利,即此遗意耳。

少阴脉证

少阴之为病,脉微细,但欲寐也。

三阳以少阳为枢;三阴以少阴为枢。弦为木象,浮而弦细者,阳之少也;微为水象,沉而微细者,阴之少也。卫气行阳则寤,行阴则寐,日行二十五度,常从足少阴之间,分行藏府。今少阴病,则入阳分多,故欲寐。欲寐是病人意中,非实能寐也。[①]少阳提纲,各臻[②]其妙。

少阴病,欲吐不吐,心烦,但欲寐,五六日自利而渴者,属少阴也。虚故引水自救。若小便色白者,少阴病形悉具。小便白者,以下焦虚有寒,不能制水故也。

欲吐而不得吐者,枢病而开阖不利也,与喜呕同。少阳脉下胸中,故胸烦,是病在表之里也;少阴经出络心,故心烦,是病在里之里也。欲吐不得吐,欲寐不得寐,少阴枢机之象也。五六日,正少阴发病之期。太阴从湿化,故自利不渴;少阴从火化,故自利而渴。少阴主下焦,输津液司闭藏者也。下焦虚,则坎中之阳,引水上交于离而未能,故心烦而渴;关门不闭,故自利。不能制火,由于不能制水故耳。然必验小便者,以少阴主水,热则黄赤,寒则清白也。若不于此详察之,则心烦而渴,但治上焦之实热,而不顾下焦之虚寒,则热病未除,下利不止矣。

按:自利不渴属太阴,而渴则属少阴也。

少阴病,脉沉细数,病为在里,不可发汗。

前条详证,后条详脉。脉浮为在表,然亦有里证,如脉浮而大,心下反硬,有热属藏者是矣。沉为在里,然亦有表证,如少阴病反发热者是矣。^①少阴脉沉者当温,然数则为热,又不可温;而数为在藏,是为在里,更不可汗。可不审之精而辨之确乎?

少阴病,脉微,不可发汗,亡阳故也。阳已虚,尺中弱涩者,复不可下之。

少阴之不可汗下,与少阳同。因反发热,故用麻黄微汗;因里热甚,故用承气急下^②。此病反其本,故治亦反其本。微为无阳,涩为少血。汗之亡阳,下之亡阴。阳虚者既不可汗,即不可下,玩"复"字可知。其尺脉弱涩者,复不可下,亦不可汗也。若谓无阳是阴邪而下之,其误人甚矣。

病人脉阴阳俱紧,反汗出者,亡阳也。此属少阴,法当咽痛而复吐利^③。

太少阴阳各异,或脉同证殊,或脉证相同。从脉从证之时,大宜详审。脉沉发热,为太阳少阴相似证,前辈言之矣。阴阳俱紧,为太阳少阴相似脉,尚未有知之者。紧脉为寒,当属少阴。然病发于阴,不当有汗,反汗出者,阴极似阳也,盖太阳主外,阳虚不能作汗,故发热而反无汗;少阴主里,阴虚生内热,故身无热而汗反出。亡阳者,虚阳不归,其邪皆由少阴不藏所致。故上焦从火化而咽痛

---

①【注文浅释】

柯注"前条详证,后条详脉"没有错,但要注意,前条是少阴阳虚有寒证,后条是少阴阴虚有热脉。

柯注"脉浮为在表,然亦有里证,如脉浮而大,心下反硬,有热属藏者是矣"来自于仲景原文"脉浮而大,心下反硬,有热,属藏者"。仲景原文"少阴病,始得之,(无汗恶寒,)反发热,脉沉者,麻黄附子细辛汤主之",即柯注"沉为在里,然亦有表证……"之出处。

---

②【注文浅释】

分别指"麻黄细辛附子汤证"和"少阴三急下证"。

---

③【注文浅释】

脉阴阳俱紧,有太阳、少阴之别。但太阳伤寒则无汗;反汗出者,是少阴阳虚不固使然。呕吐、下利皆是少阴阳衰寒盛之表现,可见于仲景四逆汤证:"吐利汗出,发热恶寒,四肢拘急,手足厥冷者,四逆汤主之。"又见咽痛者,仲景用通脉四逆汤加桔梗治疗:"少阴病,下利清谷,里寒外热,手足厥逆,脉微欲绝,身反不恶寒,其人面色赤。或腹痛,或干呕,或咽痛,或利止脉不出者。通脉四逆汤主之。甘草二两炙,附子大者一枚生去皮破八片,干姜三两(强人可四两)……咽痛者……加桔梗一两。"

呕吐，下焦从阴虚而下利不止也，宜八味肾气丸主之。

脉阴阳俱紧者，口中气出，唇口燥干，鼻中涕出，踡卧足冷，舌上苔滑，勿妄治也。到七日以来，其人微发热，手足温者，此为欲解；或到八日以上，反大发热者，此为难治。设使恶寒者，必欲呕也；腹内痛者，必欲利也。

此是少阴经文，与此上下文符合。王氏集脉法中^①，以无少阴二字也。少阴脉络肺，肺主鼻，故鼻中涕出；少阴脉络舌本，故舌上苔滑；少阴大络注诸络以温足胫，故足冷。诸证全似亡阳，而不名亡阳者，外不汗出，内不吐利也。口中气出，唇口干燥，鼻中涕出，此为内热；阴阳脉紧，舌上苔滑，踡卧^②足冷，又是内寒。此少阴为枢，故见寒热相持。病虽发于阴，而口、舌、唇、鼻之半表里，恰与少阳口、咽、目之半表里相应也。治之者，与少阳不同，当神而明之，汗、吐、下、温、清、补之法，勿妄用也。与其用之不当，宁静以待之。若至七日，一阳来复，微发热，手足温，是阴得阳则解也。阴阳自和，紧脉自去矣。若微热不解，八日以上反大热，此为晚发。恐畜热有余，或发痈脓，或便脓血，为难治耳。若七日来，设使其人不能发热，以阴阳俱紧之脉，反加恶寒，是寒甚于表，上焦应之，必欲呕矣。如反加腹痛，是寒甚于里，中焦受之，必欲利矣。

脉阴阳俱紧，至于吐利，其脉独不解，紧去人安，此为欲解。

阴阳俱紧，至于吐利，紧脉不去，此亡阳也。紧去则吐利自止，其人可安。此据脉辨证法。

少阴病，脉紧，至七八日，自下利，脉暴微，手足反温，脉紧反去者，为欲解也。虽烦下利，必自愈。

前条是亡阳脉证，此条是回阳脉证。前条是反叛之反，此条是反正之反。玩反温，前此已冷可知。微本少阴脉,烦利本少阴证。至七八日,阴尽阳复之时。紧去微见,所谓谷气之来也,徐而和矣。烦则阳已反于中宫,温则阳已敷于四末。阴平阳秘,故烦利自止。

少阴中风,脉阳微阴浮者,为欲愈。

阳微者,复少阴之本体;阴浮者,知坎中之阳回。微则不紧,浮则不沉,即暴微而紧反去之谓也。邪从外来者,仍自内而出,故愈。

少阴病,欲解时,从子至寅上①。

①**【注文浅释】**
子至寅上,指子、丑 2 个时辰,即半夜 11 点到次日凌晨 3 点。

天以一生水而关于子,故少阴主于子。

少阴病,若利自止,恶寒而踡卧,手足温者,可治。

少阴病,恶寒身踡而利,手足逆冷者,不治。

伤寒以阳为主,不特阴证见阳脉者生,又阴病见阳证者可治。背为阳,腹为阴。阳盛则作痉,阴盛则踡卧。若利而手仍温,是阳回故可治。若利不止而手足逆冷,是纯阴无阳。所谓六府气绝于外者,手足寒;五脏气绝于内者,下利不禁矣。

少阴病,恶寒而踡,时自烦,欲去衣被者,可治。

少阴病,四肢冷逆,恶寒而踡,脉不至,不烦而躁者,死。

阳盛则烦,阴极则躁。烦属气,躁属形。烦发于内,躁见于外,形从气动也。时自烦,是阳渐回;不烦而躁,是气已先亡,惟形独存耳。

少阴病,吐利,手足不逆冷,反发热者,不死。脉不至者,灸少阴七壮。

少阴病,吐利烦躁,四逆者,死。

上吐下利,胃脘之阳将脱;手足不逆冷,诸阳之本犹在;反发热,卫外之阳尚存。急灸少阴,则脉可复而吐利可止也。若吐利而兼烦躁,四肢俱冷,纯阴无阳,不可复生矣。

少阴动脉在太谿，取川流不息之义也。其穴在足内踝后跟骨上动脉陷中，主手足厥冷，寒至节，是少阴之原，此脉绝则死。伏留在足内踝骨上二寸动脉陷中，灸之能还大脉，是少阴之经。

少阴病，脉微涩，呕而汗出，大便数而少者，宜温其上，灸之。

少阴病，脉沉微细，但欲卧，汗出，不烦，自欲吐。至五六日，自利，复烦躁，不得卧寐者，死。

脉微而涩，呕而汗出，阳已亡矣。大便数少而不下利，是下焦之阳尚存。急灸百会以温其上，则阳犹可复也。脉沉微细，是少阴本脉；欲卧欲吐，是少阴本证；当心烦而反不烦，心不烦而反汗出，亡阳已兆①于始得之日矣。五六日自利，而反烦躁不得卧，是微阳将绝，无生理矣。同是恶寒踡卧，利止手足温者可治；利不止手足逆冷者不治。时自烦，欲去衣被者可治；不烦而躁，四逆而脉不至者死。同是吐利，手足不逆冷反发热者不死；烦躁四逆者死。同是呕吐汗出，大便数少者可治；自利烦躁不得卧者死。盖阴阳互为其根，阴中有阳则生，无阳则死，独阴不生故也。是以六经以少阴为枢。

少阴病，下利止而头眩，时时自冒者，死。

冒家自汗则愈。今头眩而时时自冒，清阳之气已脱。此非阳回而利止，是水谷已竭，无物更行也。

少阴病，六七日，息高者死。

气息者，乃肾间动气，脏腑之本，经脉之根，呼吸之蒂，三焦生气之原也。息高②者，但出心与肺，不能入肝与肾，生气已绝于内也。六经中独少阴历言死证，他经无死证，甚者但曰难治耳，知少阴病是生死关。

①【注文浅释】
兆：出现征兆。

②【注文浅释】
息高：息，指呼吸；高，指吸气不能下达。息高，即呼吸浅表，吸气少呼气多的状态，是"肾不纳气"的表现。

病六七日，手足三部脉皆至，大烦而口噤不能言，其人躁扰者，必欲解也。若脉和，其人大烦，目重，睑内际①黄者，此欲解也。

脉者，始于肾，朝会于肺，肾气绝则脉不至。三部手足皆至，是脉道已通，有根有本，非暴出可知。大烦躁扰者，是阴出之阳，非阴极而发也。口噤不能言，因脉气初复，营血未调，脾涩不运故耳。若所至之脉和调，虽大烦不解，亦不足虑。再视其人之目重睑内际，此属于脾，若色黄而不杂他藏之色，是至阴未虚，虽口噤亦不足虑矣。此以脾为五脏之母，又水位之下，土气承之也。

麻黄附子汤证

少阴病，始得之，无汗恶寒，反发热，脉沉者，麻黄附子细辛汤主之。②

太阳主表，病发于阳，故当发热；少阴主里，病发于阴，只当内热。今始得寒邪，即便发热，似乎太阳，而属之少阴者何？《内经》曰："逆冬气则少阴不藏，肾气独沉。"故反热而脉则沉也。肾为坎象，二阴不藏，则一阳无蔽，阴邪始得而内侵，孤阳因得以外散耳。病在表脉浮者，可发汗可知；病在表脉沉者，亦不可不汗矣。然沉为在里，而反发其汗，津液越出，亡阳则阴独矣。故用麻黄开腠理，细辛散浮热，而无附子固元阳，则热去寒起，亡可立待也。其人不知养藏之道，逆冬气而伤肾，故有此证。能不扰乎阳，无泄皮肤，去寒就温，讵③有此患哉？本条当有无汗恶寒证④。

少阴病，始得之二三日，麻黄附子甘草汤微发汗。以二三日无里证，故微发汗也。

side notes① 【注文浅释】
目重：目胞沉重下垂。睑内际，指眼睑内的白睛。

② 【案例犀烛】
纪某，女，44 岁，2012 年 3 月 12 日初诊。患者平素嗜睡，乏力，头痛，近 2 天来受凉后咳嗽，低热，大便稀，舌淡苔薄，脉沉细。
治以：生麻黄 10g，制附片先煎 10g，细辛 6g，炙甘草 6g，生姜 15g，红枣 15g。7 剂。
2012 年 3 月 19 日复诊，嗜睡减轻，咳嗽已愈。
按语：麻黄细辛附子汤温阳解表以治疗"少阴病，始得之，反发热，脉沉者"，又有温阳止咳、温阳提神的作用，可以治疗阳虚而咳嗽嗜睡者。

③ 【注文浅释】
讵：岂。

④ 【注文浅释】
宋本《伤寒论》等无"无汗恶寒"四字。

言无里证,则有表证可知。以甘草易细辛,故曰微发汗。要知此条是微恶寒微发热,故微发汗也。《皮部论》云:"少阴之阴,其入于经也,从阳部注于经;其出者,从阴内注于骨。"此证与附子汤证,皆是少阴表证。发热脉沉无里证者,从阳部注于经也;身体骨节痛,手足寒,背恶寒,脉沉者,从阴内注于骨也。从阳注经,故用麻黄、细辛;从阴注骨,故用参、苓、术、芍。口中和,枢无热,皆可用附子。

麻黄附子细辛汤

麻黄　细辛各三两① 附子一枚,炮去皮

水一斗,先煮麻黄,减二升,去沫沸,内诸药,煮取三升,去滓,温服一升,日三服。

麻黄附子甘草汤

前方去细辛,加甘草二两②,水七升,煎法同。亦见微发汗之意。

少阴病八九日,一身手足尽热者,以热在膀胱,必便血也。

此藏病传府,阴乘阳也;气病而伤血,阳乘阴也。亦见少阴中枢之象。发于阴者六日愈,到七日其人微发热手足温者,此阴出之阳则愈也。到八日以上,反大发热者,肾移热于膀胱,膀胱热则太阳经皆热。太阳主一身之表,为诸阳主气,手足者诸阳之本,故一身手足尽热。太阳经多血,血得热则行。阳病者,上行极而下,故尿血也。此里传表证,是自阴转阳则易解,故身热虽甚不死。轻则猪苓汤,重则黄连阿胶汤可治。与太阳热结膀胱血自下者,证同而来因则异。

少阴传阳证者有二:六七日腹胀不大便者,是传阳明;八九日一身手足尽热者,是传太阳。

下利便脓血,指大便言;热在膀胱而便血,是指小便言。

少阴病,咳而下利谵语者,被火气劫故也。小便必难,以强责少阴汗也。

上咳下利,津液丧亡,而谵语非转属阳明。肾主五液,入心为汗,少阴受病,液不上升,所以阴不得有汗也。少阴发热,不得已用麻黄发汗,即用附子以固里,岂可以火气劫之而强发汗也?少阴脉入肺,出络心。肺主声,心主言,火气迫心肺,故咳而谵语也。肾主二便,治下焦,济泌别汁,渗入膀胱。今少阴受邪,复受火侮,枢机无主,大肠清浊不分,膀胱水道不利,故下利而小便难也。小便利者,其人可治。此阴虚,故小便难。①

少阴病,但厥无汗,而强发之,必动其血。未知从何道出,或从口鼻,或从目出,是名下厥上竭,为难治。

阳气不达于四肢,故厥。厥为无阳,不能作汗,而强发之。血之与汗,异名同类,不夺其汗,必动其血矣。上条火劫发汗,上伤心肺,下竭膀胱,犹在气分,其害尚轻。峻剂发汗,伤经动血。若阴络伤而下行,犹或可救;若阳络伤而上溢,不可复生矣。妄汗之害如此。

附子汤证

少阴病,身体痛,手足寒,骨节痛,脉沉者,附子汤主之。

①【注文浅释】
　　五液在《内经》中有两种说法,一是指汗、涕、泪、涎、唾,即《素问·宣明五气篇》载"五脏化五液,心为汗,肺为涕,肝为泪,脾为涎,紧为唾";二是指溺、汗、泣、唾、水,即《灵枢》载"水谷入于口,输于肠胃,其液别有五:天寒衣薄则为溺与气;天热衣厚,则为汗;悲哀气并,则为泣;中热胃缓,则为唾;邪气内逆,则气为之闭塞而不行,不行则为水胀"。又,《素问·逆调论》"肾者水脏,主津液";张志聪《黄帝内经素问集注》"五液者,肾为水脏,受五脏之精而藏之,肾之液,复入心而为血,入肝为泪……",所以"肾主五液"。汗、涕、泪(泣)、涎、唾、溺(尿)等皆为津液所化,过度汗出,则小便少。

少阴病,得之一二日,口中和,其背恶寒者,当灸之,附子汤主之。

少阴主水,于象为坎,一阳居其中,故多热证。是水中有火,阴中有阳也。此纯阴无阳,阴寒切肤,故身疼;四肢不得禀阳气,故手足寒;寒邪自经入藏,藏气实而不能入,则从阴内注于骨,故骨节疼。此身疼骨痛,虽与麻黄证同,而阴阳寒热彼此判然①。脉沉者,少阴不藏,肾气独沉也。口中兼咽与舌言,少阴之脉循喉咙,挟舌本,故少阴有口干、舌燥、咽痛等证。此云和者,不燥干而渴,火化几于息矣。人之生也,负阴而抱阳,故五脏之俞,皆系于背。背恶寒者,俞气化薄,阴寒得以乘之也,此阳气凝聚而成阴,必灸其背俞,使阴气流行而为阳。急温以附子汤,壮火之阳,而阴自和矣②。

附子汤

附子二枚,炮　白术四两　人参二两　芍药　茯苓各三两

水八升,煮取三升,去滓,温服一升,日三服。

此伤寒温补第一方也,与真武汤似同而实异。倍术、附去姜加参,是温补以壮元阳,真武汤还是温散而利肾水也。

真武汤证

少阴病,二三日不已,至四五日,腹痛,小便不利,四肢沉重疼痛,自下利者,此为有水气。其人或咳,或小便利、或下利,呕者,真武汤主之。

为有水气,是立真武汤本意。小便不利是病根,腹痛下利,四肢沉重疼痛,皆水气为患,因小便不利所致。然小便不利,实由坎中之无阳。坎中火用不宣,故肾家水体失职,是下焦虚寒,不能制水故也。法当壮元阳以消阴翳,逐留垢以清水源,因立此汤。末句语意,直接"有水气"来。后三项是真武加减证,不是主证。若虽有水气而不属少阴,不得以真武主之也。

真武汤

茯苓　芍药　生姜_{各三两}　白术_{二两}　附子_{一枚,炮}

水八升,煮取三升,温服七合,日三服。咳者,加五味半升,细辛一两。小便利而下利者,去芍药、茯苓,加干姜一两。呕者,去附子,加生姜足前成半斤。[①]

真武,主北方水也。坎为水,而一阳居其中,柔中之刚,故名真武。是阳根于阴,静为动本之义。盖水体本静,动而不息者,火之用也。火失其位,则水逆行。君附子之辛温,以奠阴中之阳;佐芍药之酸寒,以收炎上之用[②];茯苓淡渗,以正润下之体;白术甘苦,以制水邪之溢。阴平阳秘,少阴之枢机有主,开阖得宜,小便自利,腹痛下利自止矣。生姜者,用以散四肢之水气,与肤中之浮热也。

咳者,是水气射肺所致。加五味子之酸温,佐芍药以收肾中水气;细辛之辛温,佐生姜以散肺中水气。小便自利而下利者,胃中无阳,则腹痛不属相火,四肢困于脾湿,故去芍药之酸寒,加干姜之辛热,即茯苓之甘平亦去之。此为温中之剂,而非利水之剂矣。呕者是水气在中,故中焦不治。四肢不利者,不涉少阴,由于太阴湿化不宣也,

① 【注文浅释】
唐本、宋本、成注本《伤寒论》及《金匮玉函经》皆作:"若咳者,加五味半升,细辛一两,干姜一两;若小便利者,去茯苓;若下利者,去芍药,加干姜二两。若呕者,去附子,加生姜足前为半斤。"柯注与其有多处不同。

② 【临证薪传】
附子、芍药不仅仅温阳利水,且两药皆有止痛之功,故真武汤能治"腹痛""四肢沉重疼痛"。真武汤和五苓散皆是温阳利水之方,但证有疼痛者,自然选用真武汤。

"下利者,去芍药",言下之意是芍药可通大便,所以临床上可以用芍药治疗便秘。

与水气射肺不同。法不须附子之温肾，倍加生姜以散邪，此和中之剂，而非下焦之药矣。

附子、芍药、茯苓、白术，皆真武所重，若去一，即非真武汤。

太阳病发汗，汗出不解，其人仍发热，心下悸，头眩，身𥉉动，振振欲擗地者，真武汤主之。

肾液入心而为汗，汗出不能遍身，故不解。所以然者，太阳阳微，不能卫外而为固；少阴阴虚，不能藏精而起亟也。仍发热而心下悸，坎阳外亡而肾水凌①心耳。头眩身𥉉，因心下悸所致；振振欲擗地②，形容身𥉉动之状。凡水从火发，肾火上炎，水邪因得上侵。若肾火归原，水气自然下降，外热因之亦解。此条用真武者，全在降火利水，重在发热而心下悸，并不在头眩身𥉉动也。如伤寒厥而心下悸，宜先治水，亦重在悸，不重在厥。但彼本于太阳寒水内侵，故用桂枝；此则少阴邪水泛溢，故用附子。仲景此方，为少阴治水而设。附会三纲之说者，本为误服青龙而设。不知服大青龙而厥逆筋惕肉𥉉，是胃阳外亡，轻则甘草干姜汤，重则建中、理中辈，无暇治肾。即欲治肾，尚有附子汤之大温补，而乃用真武耶？要知小便自利，心下不悸，便非真武汤证。病发热头痛，身疼恶寒，上吐下利者，名曰霍乱。热多欲饮水者，五苓散主之；寒多不用水者，理中丸主之。③

理中丸

人参　甘草　白术　干姜

捣筛为末，蜜和丸，如鸡黄大。以沸汤数合，和一丸，研碎，温服之。日三四，夜二服。腹中未热，加至三四丸，

---

① 【注文浅释】
凌：即凌犯，侵犯、欺负之意。

② 【注文浅释】
振振欲擗地：《广雅》曰"振，动也"，振振指颤动不止状。擗，《脉经》作"仆"。擗通仆，跌倒之意。振振欲擗地，指身体振颤，站立不稳欲倒于地。

③ 【注文浅释】
唐本、宋本、成注本《伤寒论》及《金匮玉函经》理中丸方药及条文皆置于"霍乱病"篇。柯氏将此归入"少阴脉证"中，未加说明，而其注释却出现在"伤寒附翼·太阴方总论"部分。

然不及汤。汤以水八升,煮取三升,去滓,温服一升,日三服。

　若脐上筑者,肾气动也,去术加桂;吐多者,去术加生姜三两;下多者,还用术;悸者,加茯苓;腹中痛,虚者,加人参;腹满者,去术,加附子一枚。①

桃花汤证

　少阴病,二三日至四五日,腹痛,小便不利,下利不止,便脓血者,桃花汤主之。

　本证与真武不同,彼以四肢沉重疼痛,是为有水气;此便脓血,是为有火气矣。盍不②清火,反用温补?盖治下焦水气,与心下水气不同法。下焦便脓血,与心下痛,心中烦,亦应异治也。心为离火,而真水居其中,法当随其势之润下,故用苦寒以泄之;坎为水而真火居其中,法当从其性之炎上,故用苦温以发之。火郁于下,则克庚金;火炎于上,则生戊土。五行之理,将来者进,已往者退。土得其令,则火退位矣;水归其职,腹痛自除,脓血自清,小便自利矣。故制此方,不清火,不利水,一惟培土,又全赖干姜转旋,而石脂、秔米③,得收平成之绩也。名桃花者,取春和之义④,非徒以色言耳。

桃花汤

赤石脂一斤,一半全用,一半筛用　**干姜**一两　**秔米**一升

　石脂性涩以固脱,色赤以和血,味甘而酸,甘以补元气,酸以收逆气,辛以散邪气,故以为君。半为块而半为散,使浊中清者,归心而入营;浊中浊者,入肠而止利。火

曰炎上，又火空则发，得石脂以涩肠，可以遂其炎上之性矣。炎上作苦，佐干姜之苦温，以从火化，火郁则发之也。火亢则不生土，臣以粳米之甘，使火有所生，遂成有用之火。土中火用得宣，则水中火体得位，下陷者上达，妄行者归原，火自升而水自降矣。

少阴病，腹痛下利，是坎中阳虚。故真武有附子，桃花用干姜，不可以小便不利作热治。真武是引火归原法，桃花是升阳散火法。

坎阳有余，能出形躯之表而发热，麻黄附子汤是矣。坎阳不虚，尚能发热于躯内之上焦，如口燥、舌干、咽痛、心烦、胸满、心痛等证是矣。坎阳不足，不能发热于腰以上之阳，仅发热于腰以下之阴，如小便不利、下利便脓血者是矣。此为伏阳屈伏之火，与升阳之火不同。[①]

少阴病，便脓血者，可刺。

便脓血，亦是热入血室所致，刺期门以泻之。病在少阴而刺厥阴，实则泻其子也。

四逆汤证上

脉浮而迟，表热里寒，下利清谷者，四逆汤主之。

脉浮为在表，迟为在藏。浮中见迟，是浮为表虚，迟为藏寒。未经妄下而利清谷，是表为虚热，里有真寒矣。仲景凡治虚证，以里为重，协热下利脉微弱者，便用人参[②]；汗后身疼脉沉迟者，便加人参[③]。此脉迟而利清谷，且不烦不咳，中气大虚，元气已脱，但温不补，何以救逆乎？观茯苓四逆之烦躁，且用人参，况通脉四逆，岂得无参？是必因本方之脱落而成之耳。

此是伤寒证。然脉浮表热，亦是病发于阳，世所云漏

①【医理探微】
桃花汤是温中涩肠固脱之剂，所治之病证当是虚寒之便脓血。柯注虽点明"坎中阳虚""坎阳不足"的病变机制，但其总体解释凌乱，言桃花汤是"升阳散火"更是让人不明就里。

②【注文浅释】
人参，指人参汤，此处指"桂枝人参汤"。

③【注文浅释】
加人参，指桂枝加芍药生姜各一两人参三两新加汤，即柯注"桂枝去芍药生姜新加人参汤"。

底伤寒①也。必其人胃气本虚，寒邪得以直入脾胃，不犯太、少二阳，故无口苦、咽干、头眩、项强痛之表证。然全赖此表热，尚可救其里寒。

下利清谷，不可攻表，汗出必胀满。

里气大虚，不能藏精而为阳之守，幸表阳之尚存，得以卫外而为固。攻之更虚其表，汗生于谷，汗出阳亡，藏寒而生满病也。

下利腹胀满，身体疼痛，先温其里。

伤寒下之后，续得下利清谷不止，身疼痛者，急当救里，宜四逆汤。

下利是里寒，身痛是表寒。表宜温散，里宜温补。先救里者，治其本也。

病发热，头疼，脉反沉，若不差，身体疼痛，当救其里，宜四逆汤。

此太阳麻黄汤证。病为在表，脉当浮而反沉，此为逆也。若汗之不差，即身体疼痛不罢，当凭其脉之沉而为在里矣。阳证见阴脉，是阳消阴长之兆也。热虽发于表，为虚阳，寒反据于里，是真阴矣。必有里证伏而未见，借其表阳之尚存，乘其阴之未发，迎而夺之，庶无吐利厥逆之患，里和而表自解矣。

邪之所凑，其气必虚，故脉有余而证不足，则从证；证有余而脉不足，则从脉。有余可假，而不足为真，此仲景心法。②

大汗，若大下利，而厥冷者，四逆汤主之。

大汗则亡阳，大下则亡阴，阴阳俱虚，故厥冷。但利非清谷，急温之，阳回而生可望也。③

大汗出，热不去，内拘急，四肢疼，又下利，厥逆而恶寒者，四逆汤主之。

①【注文浅释】
漏底伤寒：指伤寒兼见下利，甚至泄利不止的疾患。此病证，寒伤于表之发热，又阳虚而寒伤于里之下利清谷，即是漏底伤寒。

②【注文浅释】
"此太阳麻黄汤证"是假设之语。麻黄汤证有发热、头疼、身体疼痛，但其脉必浮，今脉反沉，所谓"阳证见阴脉"，其病在里不在表，所以用发汗之法不能解除诸证。阳虚则寒盛，所谓"阳消阴长"。虚阳外浮于表见发热。"真阴"即寒盛，头疼、身体疼痛皆为阴寒长盛之象，所谓"证有余"。"沉脉主里"，少阴阳虚之脉必沉而微弱，所谓"脉不足"。"证有余而脉不足，则从脉"，所以治用四逆汤温补已虚之阳，除已盛之寒。

③【注文浅释】
厥冷是阳虚之象，与阴虚无关。虽经大汗及大下，见厥冷说明阳气将亡，而阴液未竭，故用四逆汤回阳救逆。

　　治之失宜,虽大汗出而热不去,恶寒不止,表未除也。内拘急而下利,里寒已发;四肢疼而厥冷,表寒又见矣。可知表热①里寒者,即表寒亡阳者矣。

　　呕而脉弱,小便复利,身有微热,见厥者难治,四逆汤主之。

　　呕而发热者,小柴胡证,此脉弱而微热,非相火明矣。内无热,故小便利;表寒虚,故见厥②;是膈上有寒饮,故呕也。伤寒以阳为主,阳消阴长,故难治。

　　既吐且利,小便复利,而大汗出,下利清谷,内寒外热,脉微欲绝者,四逆汤主之。

　　吐利交作,中气大虚,完谷不化,脉微欲绝,气血丧亡矣。小便复利而大汗出,是门户不要,玄府不闭矣。所幸身热未去,手足不厥,则卫外之阳,诸阳之本犹在,脉尚未绝,有一线之生机,急救其里,正胜而邪可却也。

　　吐利汗出,发热恶寒,四肢拘急,手足厥冷者,四逆汤主之。

　　此吐利非清谷,汗出不大,而脉不微弱,赖此发热之表阳,助以四逆而温里,尚有可生之望。

　　自利不渴者,属太阴,以其藏有寒故也。当温之,宜四逆辈。

　　少阴病,脉沉者,急温之,宜四逆汤。

　　若膈上有寒饮者,当温之,宜四逆汤。

　　恶寒脉微而复利,利止亡血也,四逆加人参汤主之。

　　利虽止而恶寒未罢,仍宜四逆;以其脉微为无血,当仍加人参以通之也。

　　上论四逆脉证。

　　少阴病,下利清谷,里寒外热,手足厥逆,脉微欲绝,身反不恶寒,其人面色赤,或腹痛,或干呕,或咽痛,或利

止、脉不出者，通脉四逆汤主之。

此寒热相伴证。下利清谷，阴盛于里也；手足厥逆，寒盛于外也。身不恶寒面赤，阳郁在表也；咽痛利止，阳回于内也；腹痛干呕，寒热交争也。温里通脉，乃扶阳之法。脉为司命，脉出则从阳而生，厥逆则从阴而死。

下利清谷，里寒外热，汗出而厥者，通脉四逆汤主之。下利脉沉而迟，其人面少赤，身有微热，下利清谷者，必郁冒汗出而解，病人必微厥。所以然者，其面戴阳，下虚故也。

此比上条脉证皆轻，故能自作郁冒汗出而解。面赤为戴阳①，阳在上也。因其戴阳，故郁冒而汗出；因其下虚，故下利清谷而厥逆；热微厥亦微，故面亦少赤。此阴阳相等，寒热自和，故易愈。

吐已下断②，汗出而厥，四肢拘急不解，脉微欲绝者，通脉四逆加猪胆汁汤主之。

此必有阴盛格阳③之证，故加胆汁为反佐，阅白通证可知。

吐利止而脉平，小烦者，以新虚不胜谷气故也。

四逆汤

甘草二两，炙　干姜一两半　附子一枚，生用，去皮，破八片

上三味，以水三升，煮取一升二合，去滓，分温再服。强人可大附子一枚，干姜三两。

通脉四逆汤

甘草二两，炙　附子大者一枚，生用，去皮，破八片　干姜三

①【注文浅释】
戴阳：证指面红，病根在阳虚寒盛。阴寒内盛，逼迫虚阳上浮而面赤。

②【注文浅释】
吐已下断：已、断皆作停止、结束解。吐已下断，即呕吐、下利均已停止。

③【注文浅释】
阴盛格阳，现多用于解释通脉四逆汤所治疗的"里寒外热"证。下利清谷，手足厥逆，脉微欲绝是少阴阳衰的表现。少阴阳衰，本应恶寒，但病人"身反不恶寒"而发热，其机制是阴寒内盛，虚阳被格拒于体表。此处柯注"阴盛格阳"，是指里虚阴盛，单用大辛大热药治疗，产生阴寒之邪与阳药相格拒的状态。

两,强人可四两

上三味,以水三升,煮取二升二合①,去滓,分温再服。其脉即出者愈。面色赤者,加葱九茎;腹中痛者,去葱,加芍药二两;呕者,加生姜二两;咽痛,去芍药,加桔梗一两;利止脉不出者,去桔梗,加人参二两。

病皆与方相应者,乃服之。

通脉四逆加猪胆汁汤

前方加猪胆汁一合。余同前法

伤寒六七日,大下后,寸脉沉而迟,手足厥冷,下部脉不至,咽喉不利,吐脓血、泄利不止者,为难治。

寸脉沉迟,气口脉平矣;下部脉不至,根本已绝矣。六腑气绝于外者,手足寒;五脏气绝于内者,利下不禁;咽喉不利,水谷之道绝矣。汁液不化而成脓血,下濡而上逆。此为下厥上竭,阴阳离决之候,生气将绝于内也。旧本有麻黄升麻汤,其方味数多而分两轻,重汗散而畏温补,乃后世粗工之伎,必非仲景方也。此证此脉,急用参、附以回阳,尚恐不救,以治阳实之品,治亡阳之证,是操戈下石②矣,敢望其汗出而愈哉?绝汗出而死,是为可必,仍附其方,以俟识者。③

麻黄升麻汤

麻黄二两半,去节　升麻一两一钱　当归一两一钱④　黄芩　葳蕤各六铢　芍药　知母十八铢　天冬去心　桂枝去皮　干姜　甘草炙　石膏碎,绵裹　白术茯苓各六钱

上十四味,以水一斗,先煮麻黄一二沸,去上沫,内诸药,煮取三升,去滓,分温三服。相去如炊三斗米顷,令

---

①【注文浅释】
唐本、宋本、成注本《伤寒论》及《金匮玉函经》皆作"一升二合"。

②【注文浅释】
操戈下石:即"同室操戈""落井下石"。

③【医理探微】
宋本《伤寒论》作:"伤寒六七日,大下后,寸脉沉而迟,手足厥逆,下部脉不至,喉咽不利,唾脓血,泄利不止者,为难治。麻黄升麻汤主之。"柯注该病证"下厥上竭",全盘否定麻黄升麻汤的效用,不符合实际。

伤寒六七日,寸脉不浮而沉迟,是恶寒发热无汗之表证不但未解,而且邪气内陷。下利不止、手足厥冷、下部脉不至,是脾肾阳气亏虚之表现。而咽喉不利、吐脓血,则是肺部热毒之象;肺热伤津,而吐脓血不止则阴血暗耗。总之是内外上下各有所病,邪恋正衰,上热下寒,虚实夹杂,肺阴不足、脾肾阳虚之极端复杂病证。麻黄升麻汤重用麻黄,配以少量的桂枝及甘草,以解散在表之寒。重用升麻,配以少量的黄芩、石膏,以除肺部之热毒。重用当归,配以少量芍药、知母、天冬、玉竹,以补养阴血。桂枝、干姜、甘草温补脾肾阳气,配以白术、茯苓,在于健脾止利。麻黄升麻汤内外兼顾、清上温下、攻不伤正,补不碍邪,诸药皆有的放矢、各尽其能,全方面面俱到又重点突出。

④【注文浅释】
宋本《伤寒论》作"升麻一两一分,当归一两一分"。

尽,汗出愈。

四逆汤证下

手足厥冷,脉细欲绝者,当归四逆汤主之。

上篇论外热内寒,兼吐利呕逆烦躁等证。此篇但论厥阴脉证,虽无外卫之微阳,亦未见内寒诸险证也。

当归四逆汤

当归　桂枝　芍药　细辛各三两　甘草炙　通草各二两　大枣二十五枚,擘,一法十二枚

上七味,以水八升,煮取三升,去滓,温服一升,日三服。

此条证为在里,当是四逆本方加当归,如茯苓四逆之例。若反用桂枝汤攻表,误矣。既名四逆汤,岂得无姜、附。①

若其人内有久寒者,宜当归四逆加吴茱萸生姜汤。

当归四逆加吴茱萸生姜汤

即前方加吴茱萸一两,生姜半斤、切片。

上九味,以水六升,清酒六升,和煮,取五升,去滓,温分五服。

此本是四逆与吴茱萸相合而为偶方也。吴萸配附子,生姜佐干姜,久寒始去。

凡厥者,阴阳气不相顺接,便为厥。厥者,手足逆冷是也。

① 【医理探微】

脉细主血虚。脉细欲绝,是脉来如丝,因血虚又寒邪收引之故。血虚寒凝,四肢失于温养,而见手足厥冷。此与阳虚厥逆、脉微者有别。当归、芍药补血,桂枝、细辛、甘草、大枣温阳补阳气以驱寒,加通草加强通脉之效。诸药配用养血通脉,温经散寒,以治血虚寒凝之厥,当归补血而且性温,故名当归四逆汤。"四逆"之因不只有阳虚,治疗"四逆"也不止回阳救逆,命名为"四逆"方剂的药物,更不局限在"姜附",桂枝汤的作用远不止"攻表"一端。柯注当归四逆汤证错误连连。

①【医理探微】
厥有寒厥、脏厥、冷结膀胱关元厥、血虚寒凝厥，还有蛔厥、热厥、痰厥、水厥、气厥。仲景"凡厥者"是包括一切厥，不能仅以寒厥解读。

②【注文浅释】
募：募穴。募穴，是脏腑之气聚集于胸腹部的穴位，共有12个。

③【医理探微】
促脉是数脉或数中一止，有虚有实，虚者当促而无力。仲景曰："脉按之来缓，时一止复来者，名曰结。又脉来动而中止，更来小数，中有还者反动，名曰结，阴也。脉来动而中止，不能自还，因而复动者，名曰代，阴也。"结脉和代脉皆是迟缓中止之脉，其中之结脉中止之后更来小数。所以促、结、代是三种不同的脉象，但促而无力及结、代脉皆是虚脉。

④【注文浅释】
五俞：指五俞穴，亦名五腧穴，是十二经脉肘、膝关节以下的井、荥、俞、经、合五个特定穴位。肝经五俞穴是大敦、行间、太冲、中封、曲泉。

⑤【临证薪传】
此"参苓以滋阴"是沿用成无己之"茯苓人参以益阴"。在"伤寒论附翼"部分，柯注"茯苓感天地太和之气化，不假根而成，能补先天无形之气，安疆阳外脱之烦，故以为君"，一说滋阴，二说补气。人参配茯苓，补下焦之元气，一说滋阴，二说补气。人参益气生津养阴，两说互补方

手足六经之脉，皆自阴传阳，自阳传阴。阴气胜，则阳不达于四肢，故为寒厥。①

诸四逆厥者，不可下之，虚家亦然。

热厥者，有可下之理；寒厥为虚，则宜温补。

伤寒五六日，不结胸，腹濡，脉虚，复厥者，不可下。此为亡血，下之死。

其脉空虚，此无血也。

病者手足厥冷，言我不结胸，小腹满，按之痛者，此冷结在膀胱关元也。

关元在脐下三寸，小肠之募②，三阴任脉之会，宜灸之。按此二条，当知结胸证有热厥者。

伤寒脉促，手足厥者，可灸之。

促为阳脉，亦有阳虚而促者，亦有阴盛而促者。要知促与结皆代之互文，皆是虚脉③。火气虽微，内攻有力，故灸之。

伤寒六七日，脉微，手足厥冷，烦躁，灸厥阴，厥不还者死。

厥阴肝脉也，应春生之气，故灸其五俞④而阳可回也。

上论厥阴脉证。

发汗，若下之，病仍不解，烦躁者，茯苓四逆汤主之。

未经汗下而烦躁，为阳盛；汗下后而烦躁，是阳虚。汗多既亡阳，下多又亡阴，故热仍不解。姜、附以回阳，参、苓以滋阴⑤，则烦躁止而外热自除，此又阴阳双补法。

为全面。茯苓确有补气安神除烦之功，但茯苓滋阴作用未能得到大家的公认。虽然张元素和李东垣也认为茯苓"生津液"，但显然与茯苓"利小便"的重要作用相矛盾。仲景言"汗出多而渴者，不可

与猪苓汤。以汗多胃中燥，猪苓汤复利其小便故也"，津伤胃燥不可以用猪苓汤利小便，是因为利小便能伤津液。同样，津液不足是不能用茯苓利小便的，所以言茯苓"滋阴"显然有违仲景原意。

茯苓四逆汤

茯苓四两　人参一两　附子一枚,去皮,生用,切八片　甘草二两,炙　干姜一两五钱

上五味,以水五升,煮取三升,去滓,温服七合,日二服。

下后,复发汗,昼日烦躁不得眠,夜而安静,不呕,不渴,无表证,脉沉微,身无大热者,干姜附子汤主之。

当发汗而反下之,下后不解,复发其汗,汗出而里阳将脱,故烦躁也。昼日不得眠,虚邪独据于阳分也。夜而安静,知阴不虚也。不呕渴,是无里热;不恶寒头痛,是无表证。脉沉微,是纯阴无阳矣。身无大热,表阳将去矣。幸此微热未除,烦躁不宁之际,独任干姜、生附,以急回其阳,此四逆之变剂也。

干姜附子汤

干姜一两　附子一枚,去皮,生用,切八片

上二味,以水三升,煮取一升,去滓顿服。

下之后复发汗,必振寒,脉微细。所以然者,内外俱虚故也。

内阳虚,故脉微细;外阳虚,故振栗恶寒,即干姜附子证。

上论四逆加减证。

吴茱萸汤证

少阴病,吐利,手足厥冷,烦躁欲死者,吴茱萸汤

主之。

少阴病吐利,烦躁、四逆者死。四逆者,四肢厥冷,兼臂胫而言。此云手足,是指指掌而言,四肢之阳犹在。岐伯曰:"四末阴阳之会,气之大路也。四街^①者,气之经络也。络绝则经通,四末解则气从合^②。"故用吴茱萸汤以温之,吐利止而烦躁除。阴邪入于合者,更得从阳而出乎井矣。

干呕,吐涎沫,头痛者,吴茱萸汤主之;不头痛者,半夏干姜汤主之^③。

呕而无物,胃虚可知矣;吐惟涎沫,胃寒可知矣;头痛者,阳气不足,阴寒得以乘之也。吴茱萸汤温中益气,升阳散寒,呕痛尽除矣。干呕吐涎是二证,不是并见。

食谷欲呕者,属阳明也,吴茱萸汤主之。得汤反剧者,属上焦也。

胃热则消谷善饥,胃寒则水谷不纳。食谷欲呕,固是胃寒;服汤反剧者,以痰饮在上焦为患,呕尽自愈,非谓不宜服也。此与阳明不大便,服柴胡汤胃气因和者不同。

吴茱萸汤

吴茱萸一升,汤洗七次　人参三两　生姜六两　大枣十二枚

水七升,煮取二升,温服七合。日三服。

吴萸温中散寒,则吐利可除;人参安神定志,则烦躁可止;姜、枣调和营卫,则手足自温,头痛自瘳矣。^④

白通汤证

少阴病,下利,脉微者,与白通汤;利不止,厥逆,无

脉,干呕,烦者,白通加猪胆汁汤主之。服汤后脉暴出者死;微续者生。

下利脉微,是下焦虚寒不能制水故也。与白通汤以通其阳,补虚却寒而制水。服之利仍不止,更厥逆,反无脉,是阴盛格阳也。如干呕而烦,是阳欲通而不得通也。猪者水畜,属少阴也;胆者甲木,从少阳也。法当取猪胆汁之苦寒为反佐,加入白通汤中,从阴引阳,则阴盛格阳者,当成水火既济矣。脉暴出者,孤阳独行也,故死;微续者,少阳初生也,故生。

白通汤

葱白四茎　干姜一两　附子一枚,去皮,生用

上三味,以水三升,煮取一升,去滓,分温再服。

白通加猪胆汁汤

本方加人尿五合、猪胆汁一合。

和合相得,分温再服。无猪胆汁亦可服。

葱辛温而茎白,通肺以行营卫阴阳,故能散邪而通阳气[①]。率领姜、附,入阳明而止利,入少阴而生脉也。附子生用,亦取其勇气耳。论中不及人尿,而方后反云无猪胆汁亦可服者,以人尿咸寒,直达下焦,亦能止烦除呕矣。

下利,手足逆冷,无脉者,灸之不温,若脉不还,反微喘者死。

下利后,脉绝,手足厥冷,晬时脉还,手足温者生;脉不还者死。

此不呕不烦,不须反佐而服白通,外灸少阴及丹田、

①【临证薪传】
方有执《伤寒论条辨》曰:"用葱白而曰白通者,通其阳则阴自消矣。"联系方名解释葱白功效。柯氏以性味颜色归经注释葱白功效,结论一致。但都未能说清为何使用葱白通阳的道理。考仲景通脉四逆汤下有"面赤者,加葱九茎",葱即葱白,葱白是针对面赤而用。白通汤用葱白,白通汤证有面赤当"不言自明"。

气海，或可救于万一。

黄连阿胶汤证

少阴病，得之二三日，心中烦，不得卧，黄连阿胶汤主之。

此病发于阴，热为在里，与二三日无里证，而热在表者不同。按少阴受病，当五六日发，然发于二三日居多。二三日背恶寒者，肾火衰败也，必温补以益阳；反发热者，肾水不藏也，宜微汗以固阳。口燥咽干者，肾火上走空窍，急下之以存津液。此心中烦不得卧者，肾火上攻于心也，当滋阴以凉心肾。①

黄连阿胶汤

黄连 四两　　阿胶 三两　　黄芩　芍药 各二两　　鸡子黄 三枚②

上五味，以水六升，先煮三物，取二升，去滓，内阿胶，烊尽少冷，内鸡子黄搅令相得。温服七合，日三服。

鸡感巽化，得心之母气者也。黄禀南方火色，率芍药之酸，入心而敛神明；引芩连之苦，入心而清壮火。驴皮被北方水色，入通于肾，济水性急趋下，内合于心，与之相溶而成胶，是火位之下，阴精承之。凡位以内为阴，外为阳。色以黑为阴，赤为阳。鸡黄赤而居内，驴皮黑而居外，法坎宫阳内阴外之象，因以制壮火之食气耳。③

猪苓汤证

少阴病，下利六七日，咳而呕渴，心烦不得眠者，猪苓汤主之。

少阴病，但欲寐，心烦而反不得卧，是黄连阿胶证也。然二三日心烦是实热，六七日心烦是虚烦矣。且下利而热渴，是下焦虚，不能制水之故，非苓、连、芍药所宜。咳呕烦渴者，是肾水不升；下利不眠者，是心火不降耳。凡利水之剂，必先上升而后下降，故用猪苓汤主之，以滋阴利水而升津液。斯上焦如雾而咳渴除，中焦如沤而烦呕静，下焦如渎而利自止矣。

猪苓汤

猪苓　泽泻　茯苓　滑石　阿胶各一两

上五味，以水四升，先煮四味，取二升，内阿胶烊尽，温服七合，日一服。

五味皆润下之品，为少阴枢机之剂。猪苓、阿胶，黑色通肾，理少阴之本也；茯苓、滑石，白色通肺，滋少阴之源也。泽泻、阿胶，咸先入肾，壮少阴之体；二苓、滑石，淡渗膀胱，利少阴之用。故能升水降火，有治阴和阳，通理三焦之妙。

阳明病，若脉浮，发热，渴欲饮水，小便不利者，猪苓汤主之。

脉证全同五苓。彼以太阳寒水利于发汗，汗出则膀胱气化而小便行，故利水之中，仍兼发汗之味；此阳明燥土最忌发汗，汗之则胃亡津液，而小便更不利，所以利水之中，仍用滋阴之品。二方同为利水：太阳用五苓者，因寒水在心下，故有水逆之证，桂枝以散寒，白术以培土也；阳明用猪苓者，因热邪在胃中，故有自汗证，滑石以滋土，阿胶以生津也。散以散寒，汤以润燥，用意微^①矣。

①【注文浅释】

微：精微。

①【医理探微】

"阳明病,若脉浮,发热,渴欲饮水,小便不利者,猪苓汤主之。""若脉浮,小便不利,微热消渴者,五苓散主之。"由于脉证相同,历代注家着眼于两汤证脉浮之属性上加以鉴别,即五苓散证脉浮病在(太阳)表、性质为寒,而猪苓汤证脉浮病在(阳明)里、性质为热,但都没能辨明两者的关键性差异。两者的关键性差异在于"小便不利"的本质不同。猪苓汤证的"小便不利"是尿频尿急尿痛,而五苓散证的"小便不利"是小便量少甚至无尿。猪苓汤证小便不利是因肾虚膀胱热,而五苓散证的小便不利是因膀胱气化不利。猪苓汤育阴清热利水,而五苓散温阳化气利水。所以猪苓汤的使用要抓住尿频尿急尿痛的特点,猪苓汤治疗的是淋病淋证;五苓散的应用以少便量少为前提,治疗癃闭、水肿、臌胀等疾病。

②【注文浅释】

唐本、宋本、成注本《伤寒论》及《金匮玉函经》皆作"猪肤一斤"。

二方皆是散饮之剂:太阳转属阳明者,其渴尚在上焦,故仍用五苓入心而生津。阳明自病而渴者,本于中焦,故又借猪苓入胃而通津液。①

阳明病,汗多而渴者,不可与猪苓汤。以汗多,胃中燥,猪苓汤复利其小便故也。

阳明病,重在亡津液。饮水多而汗不多,小便不利者,可与猪苓汤利之。若汗出多,以大便燥,饮水多,即无小便,不可利之。不知猪苓汤本为阳明饮多而用,不为阳明利水而用也。不可与猪苓汤,即属腑者不令溲数之意。以此见阳明之用猪苓,亦仲景不得已之意矣。汗多而渴,当白虎汤;胃中燥,当承气汤,具在言外。

猪肤汤证

少阴病,下利,咽痛,胸满,心烦者,猪肤汤主之。

少阴下利,下焦虚矣。少阴脉循喉咙,其支者,出络心注胸中。咽痛、胸满、心烦者,肾火不藏,循经而上走于阳分也。阳并于上,阴并于下,火不下交于肾,水不上承于心,此未济之象。猪为水畜,而津液在肤。君其肤以除上浮之虚火,佐白蜜、白粉之甘,泻心润肺而和脾,滋化源,培母气,水升火降,上热自除而下利止矣。

猪肤汤

猪肤一两②

上一味,以水一斗,煮取五升,去滓,加白蜜一升,白粉五合,熬香,和合相得,温分六服。

附咽痛诸方

少阴病，二三日，咽痛者，可与甘草汤；不差者，与桔梗汤。

但咽痛，而无下利胸满心烦等证，但甘以缓之足矣。不差者，配以桔梗，辛以散之也。其热微，故用此轻剂耳。

甘草汤

甘草二两

上一味，以水三升，煮取一升半，去滓，分温再服。

桔梗汤

甘草　桔梗各二两① 余同前法

少阴病，咽中痛，半夏散及汤主之。

半夏散

半夏　桂枝　甘草

上三味，各等分，各捣筛已，合治之，白饮和服方寸匕，日二服。若不能散服，以水一升，煎七沸，内散方寸匕，更煮三沸，下火令少冷，少少咽之。

此必有恶寒欲呕证，故加桂枝以散寒，半夏以除呕。若夹相火，则辛温非所宜矣。

少阴病，呕而②咽中伤，生疮不能语，声不出者，苦酒汤主之。

苦酒汤

半夏十四枚，破如枣核大　鸡子一枚，去黄存白，留壳中

① 【注文浅释】
宋本、成注本《伤寒论》及《金匮玉函经》皆作"桔梗一两，甘草二两"，唐本《伤寒论》作"桔梗一大枚，甘草二两"。

② 【注文浅释】
唐本、宋本、成注本《伤寒论》和《金匮玉函经》原文皆无此"呕而"两字。

① **【注文浅释】**
苦酒:米醋。

② **【注文浅释】**
镮:通"環","環"是"环"的繁体字。刀镮即刀环,古钱的一种,形狭长如刀,柄端有环中空,故可架鸡蛋置于火上。

③ **【注文浅释】**
唐本、宋本、成氏注本《伤寒论》及《金匮玉函经》皆作:"少阴病,四逆,其人或咳,或悸,或小便不利,或腹中痛,或泄利下重者,四逆散主之。"
柯氏认为此条文为阙文(阙,通缺),且将或然证的"泄利下重"置于主证地位。泄利下重,指下利且有里急后重之感。

上二味,内半夏、苦酒①著鸡子内。以鸡子置刀镮②中,安火上,令三沸,去滓,少少含咽之。不差,更作三剂。

取苦酒以敛疮,鸡子以发声。而兼半夏者,必因呕而咽伤,胸中之痰饮尚在,故用之。且以散鸡子、苦酒之酸寒,但令滋润其咽,不令泥痰于胸膈也。置刀镮中放火上,只三沸即去滓,此略见火气,不欲尽出其味,意可知矣。

鸡子黄走血分,故心烦不卧者宜之;其白走气分,故声不出者宜之。

四逆散证

少阴病,四逆,泄利下重,其人或咳,或悸,或小便不利,或腹中痛者,四逆散主之。

四肢为诸阳之本,阳气不达于四肢,因而厥逆,故四逆多属于阴。此则泄利下重,是阳邪下陷入阴中,阳内而阴反外,以致阴阳脉气不相顺接也。可知以手足厥冷为热厥,四肢厥寒为寒厥者,亦凿矣。条中无主证,而皆是或然证,四逆下必有阙文。今以泄利下重四字,移至"四逆"下,则本方乃有纲目。③或咳、或利、或小便不利,同小青龙证;厥而心悸,同茯苓甘草证;或咳、或利、或腹中痛、或小便不利,又同真武证。种种是水气为患,不发汗利水者,泄利下重故也。泄利下重,又不用白头翁汤者,四逆故也。此少阴枢机无主,故多或然之证。因取四物以散四逆之热邪,随症加味以治或然证。此少阴气分之下剂也,所谓厥应下之者,此方是矣。

四逆散

甘草 炙　**枳实**　**柴胡**　**芍药**

上四味,各十分,捣筛,白饮和服方寸匕,日三服。咳者,加五味子、干姜各五分,并主下利;悸者,加桂枝五分;小便不利者,加茯苓五分;腹中痛者,加附子一枚,炮令坼①;泄利下重者,先以水五升,内薤白三升,煮取三升,去滓,以散三方寸匕,内汤中,煮取一升半,分温再服。

此仿大柴胡之下法也。以少阴为阴枢,故去黄芩之苦寒,姜、夏之辛散,加甘草以易大枣,良②有深意。然服方寸匕,恐不济事。少阳心下悸者加茯苓,此加桂枝。少阳腹中痛者加芍药,此加附子,其法虽有阴阳之别,恐非泄利下重者宜加也。薤白性滑,能泄下焦阴阳气滞,然辛温太甚,荤气逼人,顿用三升,而入散三匕,只闻薤气而不知药味矣。且加味俱用五分,而附子一枚,薤白三升,何多寡不同若是,不能不致疑于叔和编集之误耳。

厥阴脉证

厥阴之为病,消渴,气上撞心,心中疼热,饥而不欲食,食即吐蛔,下之利不止。

太阴、厥阴,皆以里证为提纲:太阴主寒;厥阴主热。太阴为阴中之至阴;厥阴为阴中之阳也。太阴腹满而吐食不下;厥阴饥不欲食食即吐蛔。同是不能食,而太阴则满,厥阴则饥。同是一吐,而太阴吐食,厥阴吐蛔,此又主脾、主肝之别也。太阴病则气下陷,故腹时痛而自利;厥阴病则气上逆,故心疼热而消渴,此湿土风木之殊也。太

①【注文浅释】

折：本义为折断，引伸为转向。

②【注文浅释】

食臭：臭，气味。食臭即食物的气味。

③【注文浅释】

《素问·至真要大论》："诸胀腹大，皆属于热。"《内经》无"肝气甚则多言"之语。

④【注文浅释】

庶：也许。

阴主开，本自利而下之，则开折①。胸下结硬者，开折反阖也；厥阴主阖，气上逆而下之，则阖折。利不止者，阖折反开也。按两阴交尽，名曰厥阴。阴尽而阳生，故又名阴之绝阳，则厥阴为病，宜无病热矣。以厥阴脉络于少阳，厥阴热症，皆相火化令耳。厥阴经脉，上隔贯肝，气旺故上撞心；气有余即是火，故消渴而心中疼热；火能消物故饥；肝脉挟胃，肝气旺，故胃口闭塞而不欲食也；虫为风化，厥阴病则生蛔，蛔闻食臭②，则上入于膈而从口出也。病发于阴而反下之，则气无止息而利不止矣。乌梅丸主之，可以除蛔，亦可以止利。

伤寒腹满谵语，寸口脉浮而紧，此肝乘脾也，名曰纵，刺期门。

腹满谵语，得太阴阳明内证；脉浮而紧，得太阳阳明表脉。阴阳表里疑似难明，则证当详辨，脉宜类推。脉法曰："脉浮而紧者，名曰弦也。"弦为肝脉。《内经》曰："诸腹胀大，皆属于热。"又曰："肝气甚则多言。"③是腹满由肝火，而谵语乃肝旺所发也。肝旺则侮其所胜，直犯脾土，故曰纵。刺期门以泻之，庶④不犯厥阴汗下禁。

上条是肝乘心，此条是肝乘脾，下条是肝乘肺，肝为相火，有泻无补者，此类是也。

伤寒发热，啬啬恶寒，大渴欲饮水，其腹必满，此肝乘肺也，名曰横，刺期门。自汗出，小便利，其病欲解。

发热恶寒，寒为在表；渴欲饮水，热为在里。其腹因饮多而满，非太阴之腹满，亦非厥阴之消渴矣。此肝邪挟火而克金，脾精不上归于肺，故大渴；肺气不能通调水道，故腹满。是侮所不胜，寡于畏也，故名曰横。必刺期门，随其实而泻之。得自汗，则恶寒发热自解；得小便利，则腹满自除矣。

厥阴病,渴欲饮水者,少少与之愈。

水能生木,能制火,故厥阴消渴最宜之。

厥阴中风,脉微浮为欲愈,不浮为未愈。

厥阴受病,则尺寸微缓而不浮。今微浮,是阴出之阳,亦阴病见阳脉也。

有厥阴中风欲愈脉,则应有未愈证。夫以风木之藏,值风木主气时,复中于风,则变端必有更甚他经者。今不得一焉,不能无阙文之憾。

厥阴病,欲解时,从丑至卯上。

木克于丑,旺于寅卯,故主此三时。^①

乌梅丸证

伤寒脉微而厥,至七八日肤冷,其人躁无暂安时者,此为藏厥,非蛔厥也。蛔厥者,其人当吐蛔。今病者静而复时烦,此非藏寒,蛔上入膈,故烦,须臾复止,得食而呕。又烦者,蛔闻食臭出,其人故吐蛔。吐蛔者^②,乌梅丸主之,又主久利。

伤寒脉微厥冷烦躁者,在六七日,急灸厥阴以救之。此至七八日而肤冷,不烦而躁,是纯阴无阳,因藏寒而厥,不治之证矣。然蛔厥之证,亦有脉微肤冷者,是内热而外寒,勿遽^③认为藏厥而不治也。其显证在吐蛔,而细辨在烦躁。藏寒则躁而不烦;内热则烦而不躁。其人静而时烦,与躁而无暂安者迥殊矣。此与气上撞心,心中疼热,饥不能食,食即吐蛔者,互文以见意也。夫蛔者,虫也,因所食生冷之物,与胃中湿热之气,相结而成。今风木为患,相火上攻,故不下行谷道而上出咽喉,故用药亦寒热相须也。此是胸中烦而吐蛔,不是胃中寒而吐蛔,故可用

①**【注文浅释】**
柯氏注三阳病欲解时的时段皆为2个时辰,但柯注太阴病、厥阴病欲解时为3个时辰。

②**【注文浅释】**
吐蛔者:唐本、宋本、成注本《伤寒论》及《金匮玉函经》皆作"蛔厥者"。

③**【注文浅释】**
遽:急,骤然。

连、柏，要知连、柏是寒因热用，不特苦以安蛔。看厥阴诸证，与本方相符，下之利不止，与又主久利句合，则乌梅丸为厥阴主方，非只为蛔厥之剂矣①。

乌梅丸

乌梅二百枚②　细辛六两　干姜十两　黄连十六两　当归四两　附子六两,炮去皮　蜀椒四两,出汗③　桂枝六两,去皮　人参六两　黄柏六两

上十味，异捣筛，合治之。以苦酒渍乌梅一宿，去核，蒸之五升米④下，饭熟，捣成泥，和药令相得，内臼中，与蜜杵三千下，丸如梧桐子大。先食饮服十丸，日三服，稍加至二十丸。禁生冷、滑物、臭食等。

蛔从风化，得酸则静，得辛则伏，得苦则下。故用乌梅、苦酒至酸者为君；姜、椒、辛、附、连、柏，大辛大苦者为臣；佐参、归以调气血；桂枝以散风邪；借米之气以和胃；蜜之味以引蛔。少与之而渐加之，则烦渐止而蛔渐化矣。食生冷则蛔动，得滑物则蛔上入膈，故禁之。

白头翁汤证

热利下重者，白头翁汤主之。

暴注下迫属于热。热利下重，乃湿热之秽气郁遏广肠⑤，故魄门⑥重滞而难出也。《内经》曰："小肠移热于大肠为虚瘕。"即此是也。

下利，欲饮水者，以有热故也，白头翁汤主之。

下利属胃寒者多。此欲饮水，其内热可知。

下利，脉沉弦者，下重也；脉大者，为未止；脉微弱数

者,为欲自止,虽发热不死。

前条论证,此条言脉,互相发明。复出"发热"二字,见热利指内热,不是协热^①。沉为在里,弦为少阳,此胆气不升,火邪下陷,故下重也。脉大为阳明,两阳相熏灼,大则病进,故为未止;微弱为虚,利后而数亦为虚,故欲自止。发热者,热自里达外,阴出之阳,故不死。

下利,微热而渴,脉弱者,令自愈。

发热而微,表当自解矣;热利脉弱,里当自解矣。可不服白头翁而待其自愈也。乃渴欲饮水之互文^②。

下利,脉数,有微热。汗出,令自愈。设脉复紧为未解。

汗出是热从汗解,内从外解之兆。紧即弦之互文^③。

下利,脉数而渴者,令自愈。设不差,必圊脓血,以有热故也。

脉数有虚有实,渴亦有虚有实。若自愈,则数为虚热,渴为津液未复也。若不差,则数为实热,渴为邪火正炽矣。

下利,寸脉反浮数,尺中自涩者,必圊脓血。

寸为阳,沉数是阳陷阴中,故圊血。今脉反浮,是阴出之阳,利当自愈矣。涩为少血,因便脓血后见于尺中,亦顺脉也。前条是未圊脓血,因不差而预料之辞;此在脓血已圊后,因寸浮尺涩而揣摩之辞,不得以必字作一例看。

伤寒六七日不利,复发热而利,其人汗出不止者死,有阴无阳故也。

六七日当阴阳自和,复发热而利,正气虚可知。汗出不止,是阳亡而不能卫外也。有阴无阳,指内而言,此为亡阳,与热利之发热不死,汗出自利者天渊矣。

白头翁汤

白头翁二两　黄连　黄柏　秦皮各三两

上四味,以水七升,煮取二升,去滓,温服一升。

四物皆苦寒除湿胜热之品也。白头翁临风偏静,长于驱风。盖藏府之火,静则治,动则病,动则生风,风生热也,故取其静以镇之;秦皮木小而高,得清阳之气,佐白头以升阳,协连、檗而清火。此热利下重之宣剂。

热厥利证

伤寒一二日至四五日而厥者,必发热。前热者,后必厥。厥深者热亦深,厥微者热亦微。厥应下之,而反发汗者,必口伤烂赤①。

其四五日来,恶寒无热可知。手足为诸阳之本,阴盛而阳不达,故厥冷也。伤寒三日,三阳为尽,四五日而厥者,三阴受邪也。阴经受邪,无热可发。阴主藏,藏气实而不能入,则还之于府。必发热者,寒极而生热也。先厥后热,为阳乘阴,阴邪未散,故必后发。此阴中有阳,乃阴阳相搏而为厥热,与阴厥亡阳者迥别也。欲知其人阳气之多寡,即观其厥之微甚:厥之久者,郁热亦久;厥之轻者,郁热亦轻,故热与厥相应耳。若阳虚而不能支,即成阴厥而无热矣。热发三阳,未入于府者,可汗;热在三阴,已入于府者,可下②。阴不得有汗,而强发之,此为逆也。阳邪不能外散而为汗③,必上走空窍,口伤烂赤所由至矣。然此指热伤气而言。若动其血,或从口鼻,或从目出,其害有不可言者。下之清之,谓对汗而言,是胃热而不是胃

①【注文浅释】
口伤烂赤:口舌生疮,红肿糜烂。

②【注文浅释】
此互文见义之文法。完整的文句应该是:热发三阳,未入于府者,可汗;热发三阴,未入于府者,亦可汗。热在三阳,已入于府者,可下;热在三阴,已入于府者,亦可下。

③【注文浅释】
此"外散"指辛温发汗。全句意思为:阳热病证不能用辛温方药发汗。

实，非三承气所宜。厥微者，当四逆散，芍药、枳实以攻里，柴胡、甘草以和表也。厥深者，当白虎汤，参、甘、粳米以扶阳，石膏、知母以除热也。

脉滑而厥者，里有热也，白虎汤主之。

上条明热厥之理，此条明热厥之脉，并热厥之方。脉弱以滑，是有胃气。缓而滑，名热中，与寒厥之脉微欲绝者，大相径庭矣。当知有口燥舌干之证，与口伤烂赤者照应焉。

伤寒病，厥五日，热亦五日，设六日当复厥；不厥者自愈。厥终不过五日，故知自愈。

阴盛格阳，故先厥；阴极阳生，故后热。热与厥相应，是谓阴阳和平，故愈。厥终即不厥也。不过五日，即六日不复厥之谓。愈指热言。

伤寒热少厥微，指头寒，默默不欲饮食，烦躁，数日小便利，色白者，此热除也，欲得食，其病为愈。若厥而呕，胸胁逆满者，其后必便血。

身无大热，手足不冷，但指头寒，此热微厥亦微也。凡能食不呕，是三阴不受邪。若其人不呕，但默默不欲饮食，此内寒亦微。烦躁是内热反盛。数日来，小便之难者已利，色赤者仍白，是阴阳自和，热除可知。不欲食者，今欲得食，不厥可知矣。若其人外虽热少厥微，而呕不能食，内寒稍深矣；胸胁逆满，内热亦深矣。热深厥深，不早治之，致热伤阴络，其后必便血也。此少阳半表半里症；微者小柴胡和之；深者大柴胡下之[①]。

伤寒发热四日，厥反三日，复热四日，厥少热多，其病当愈。四日至七日，热不除者，其后必便脓血。

伤寒以阳为主，热多当愈，热不除为太过，热深厥微，必伤阴络。医者当于阳盛时预滋其阴，以善其后也。四日至七日，自发热起至厥止而言。热不除，指复热四日。

①**【注文浅释】**
仲景有小柴胡汤治疗"手足冷"："伤寒五六日，头汗出，微恶寒，手足冷，心下满，口不欲食，大便硬，脉细者，此为阳微结，必有表，复有里也……可与小柴胡汤。"无大柴胡汤治疗厥的条文，但以理推论，大柴胡汤可以治疗少阳热厥。

"复热四日"句，语意在"其病当愈"下。

　　伤寒厥四日，热反三日，复厥五日，其病为进。寒多热少，阳气退，故为进也。

　　凡厥与热不相应，便谓之反。上文先热后厥，是阳为主；此先厥后热，是阴为主。热不及厥之一，厥反进热之二。热微而厥反胜，此时不急扶其阳，阴盛以亡矣。

　　伤寒始发热六日，厥反九日而利。凡厥利者，当不能食；今反能食者，恐为除中。食以索饼①**，不发热者，知胃气尚在，必愈。恐暴热来出而复去也。后三日脉之，其热续在，脉和者，期之是日夜半愈。所以然者，本发热六日，厥反九日，复发热三日，并前六日，亦为九日，与厥相应，故期之是日夜半愈。后三日脉之而脉数，其热不罢者，此为热气有余，必发痈脓也。**

　　病虽发于阳，而阴反胜之。厥利，此胃阳将乏竭矣。如胃阳未亡，腹中不冷，尚能化食，故食之自安。若除中②，则反见善食之状，如中空无阳，今俗云食禄将尽者是也。此为阳邪入阴，原是热厥热利，故能食而不为除中。其人必有烦躁见于外，是厥深热亦深，故九日复能发热，复热则厥利自止可知。曰"热续在"，则与暴出有别；续热三日来，其脉自和可知；热当自止，正与厥相应，故愈。此愈指热言。夜半者，阳得阴则解也。若续热三日而脉数，可知热之不止，是阳气有余，必有痈脓之患。便脓血，是阳邪下注于阴窍；发痈脓，是阳邪外溢于形身，俗所云伤寒留毒者是也。

　　发热而厥，七日下利，为难治。

　　发于阳者，当七日愈。今厥不止而反下利，恐为除中，故难治。若躁烦而能食，尚为热厥利耳。便脓血发痈脓者，是不足而往，有余从之也；发热而厥除中者，是有余

①【注文浅释】

　　食以索饼：食，通"饲"，给人吃。饼，古代面食的通称。索饼，即面条。

②【注文浅释】

　　除中：中气衰败本不能食而反能食，是残灯复明之象，病情危重。

而往,不足随之也。^①

　　伤寒先厥后发热而利者,必自止,见厥复利。

　　先厥利而后发热者,寒邪盛而阳气微,阳为阴抑故也。其始也,无热恶寒而复厥利,疑为无阳;其继也,发热而厥利自止,是为晚发。此时阴阳自和则愈。若阴气胜则虚热外退,而真寒内生,厥利复作矣。厥与利相应则愈,是阳消阴长之机。

　　伤寒先厥后发热而下利,必自止;而反汗出,咽中痛者,其喉为痹。发热无汗而利,必自止;若不止,必便脓血。便脓血者,其喉不痹。

　　此与上条同为先阴后阳,寒盛生热之证,而阳气虚实不同。上条阳不敌阴,故阳退而阴进。此热虽发汗厥后,而阳能胜阴,故厥利自止而不复发。然阳气有余者,又有犯上陷下之不同,即可以发热时有汗无汗为区别。下利不当有汗,有汗是阳反上升,故咽中痛而成喉痹;无汗是阳从中发,热与厥应,厥利止而寒热自解矣。若厥止而热与利不止,是阳邪下陷,必便脓血。下而不上,故咽不痛而喉不痹。

　　上段似少阴之亡阳,下段似阳明之协热利。汗因于心,无汗则心气平,故火不上炎而咽不痛;利因于胃,利止则胃液藏,故火不下陷而无脓血。

　　伤寒发热,下利至甚,厥不止者死。

　　伤寒发热,下利厥逆,躁不得卧者死。

　　厥利不止,藏府气绝矣;躁不得卧,精神不治矣。微阳不久留,故死。

复脉汤证

　　伤寒,脉结代,心动悸者,炙甘草汤主之。

①【注文浅释】
　　厥,指手足冷。综观仲景所论厥证,有阳虚,有血虚,有热伏等种种不同,但"厥热胜复证"之厥单指阳虚之厥,而此"热"是专指阳复之热。寒热、虚、实皆致下利,而此处之下利限于虚寒下利。厥、利并举是为病进,故而"难治"。

①【注文浅释】
《左传·成公二年》:"请收合余烬,背城借一。"收合:收聚,整理;余烬,火烧后的残留物,指残兵;借一,借此一战。柯氏改收合为收检,意思相同。收检余烬,背城借一,意指收拾剩余力量,在城下和敌人决一死战。

②【注文浅释】
炙甘草汤药物及方义,柯注有两处,观点不尽相同。所异点,此处怀疑地黄、麦冬非仲景所为,是"恐叔和所附",麻仁为酸枣仁所误,而"伤寒附翼"部分又认可地黄、麦冬及麻仁的使用。

③【注文浅释】
急趋忽蹶:急趋,指脉搏跳动快;蹶,跌倒,此处引申为止息。急趋忽蹶,即数脉中途突然有停歇。

④【注文浅释】
写漆:用漆写字。比喻结脉缓慢,止而复来,有如漆书之黏滞不畅。

寒伤心主,神明不安,故动悸;心不主脉,失其常度,故结代也。结与代皆为阴脉,伤寒有此,所谓阳证见阴脉者死矣。不忍坐视,姑制炙甘草汤,以欲挽回于已去之候耳。收检余烬,背城借一①,犹胜于束手待毙乎?

炙甘草汤

甘草四两,炙　桂枝　生姜各三两　麦门冬半升　枣仁半升,旧本用麻仁者误　人参　阿胶各二两　大枣三十枚　生地黄一斤

上九味,以酒七升,水八升,先煮八味,取三升,去滓,内胶,得令温,服一升,日三服。

一百十三方,未有用及地黄、麦冬者,恐亦叔和所附。然以二味已载《神农本经》,为滋阴之上品,因伤寒一书,故置之不用耳。此或阳亢阴竭而然,复出补阴制阳之路,以开后学滋阴一法乎?地黄、麦冬、阿胶滋阴;人参、桂枝、清酒以通脉;甘草、姜、枣以和营卫;酸枣仁以安神,结代可和而悸动可止矣。所谓补心之阳,寒亦通行者欤!②

脉来缓,时一止复来者,名曰结;脉来数,时一止复来者,名曰促。阳盛则促,阴盛则结,此皆病脉。

持其脉口五十动而不一止者,五脏皆受气。呼吸闰息,脉以五至为平,太过不及,是阴阳偏胜失其常度矣。偏胜之脉,更为邪阻,则止而不前。阳邪盛而数中见止,名曰促,有急趋忽蹶③之象也;阴邪盛而缓中见止,名曰结,有绵绵写漆④之状也。阳盛,可知为阴虚之病脉;阴盛,可知为阳虚之病脉矣。

又脉来动而中止,更来小数中有还者反动,名曰结,阴也;脉来动而中止,不能自还,因而复动者,名曰代,阴

也。得此脉者难治。

阴阳相搏而脉动，伤寒见此，是形冷恶寒，三焦皆伤矣。况有动中见止，更来小数中有还者反动，宛如雀啄之状，不以名促，反从结名者，以其为心家真藏之阴脉也。更有动而中止，不能自还，因而复动，宛如虾游之状，不可名结，因得代名者，以乍疏乍数为脾家将绝之阴脉也。

脉瞥瞥如羹上肥^①者，阳气衰也，脉萦萦如蜘蛛丝^②者，阴气衰也；浮而虚大者，阳已无根，沉而虚细者，阴已无根。

其脉浮而汗出如流珠者，卫气衰也；脉绵绵如写漆之绝者，亡其血也。

脉浮为阳盛，法当无汗，而反汗出如流珠，是阳虚不能卫外而为固，绝汗出矣。阴虚不能藏精而主血，绵绵其去如泻漆矣。

伤寒，咳逆上气，其脉散者死，谓其形损故也。

外寒伤形，内热伤气，咳逆不止，气升而不下，脉散而不朝，心肺之气已绝矣。原其咳逆之故，因于寒伤形，形气不相保耳。

脉浮而洪，身汗如油，喘而不休，水浆不下，形体不仁，乍静乍乱，此为命绝也。

脉浮而洪，不是死脉。而汗出如油，是心液尽脱，阳反独留之脉也。治节不行，仓廪不纳，形神无主，无生理矣。

又未知何藏先受其灾。若汗出发润，喘不休者，此为肺先绝也；阳反独留，形体如烟熏，直视摇头者，此为心绝也；唇吻反青，四肢漐习^③者，此为肝绝也；环口黧黑，柔汗^④发黄者，此为脾绝也；溲便遗失，狂言，目反视者，此为肾绝也。

又未知何藏阴阳先绝者。阳气前绝，阴气后竭者，其人死，身色必青；阴气前绝，阳气后竭者，其人死，身色必赤，腋下温，心下热也。

五藏相生，一藏受灾，四藏不救；阴阳相须，彼气先绝，此气不存。有司命之责者，可不调于未灾未绝之先乎？

阴阳易证

伤寒，阴阳易之为病，其人身体重，少气，少腹里急，小便不利，阴中拘挛，热上冲胸，头重不欲举，眼中生花，膝胫拘急者，烧裈散主之。

此证无内外因，本非伤寒而冠以伤寒者，原其因也。无恶寒发热之表证，无胃实自利之里证，因淫情之不禁，而余邪得以投其隙，移祸于不病之人，顿令一身之精气神形，皆受欲火之为害，是不病于伤寒，而病于阴阳之易也。

勿得以男女分名也。夫邪之所凑，其气必虚。阴虚而淫邪凑之，故少气而热上冲胸；气少不能运躯，故头重不举，身体皆重；邪中于阴，故阴中拘挛；冲任脉伤，故小腹里急；精神散乱，故眼中生花；摇动筋骨，故膝胫拘急；病由于肾，毒侵水道，故小便不利耳。谅非土木金石之味所能愈，仍须阴阳感召之理以制之，斯裈裆之以意相求也。

───── 烧裈散 ─────

上取妇人中裈近隐处者，剪烧灰，以水和服方寸匕，日三服，小便即利，阴头微肿则愈。妇人病，取男子裈裆烧灰。

裈①裆者,男女阴阳之卫。阴阳之以息相吹、气相聚、精相向者也。卫乎外者,自能清乎内。感于无形者,治之以有形,故取其近隐处烧而服之,形气相感,得其隐曲,小便即利。阴头微肿,浊阴走下窍,斯清阳出上窍。欲火平而诸证悉除矣。男服女,女服男,仍合阴阳交易之理、男女媾精之义、格物之情。至秽之品,为至奇之方,有如此者。

诸寒热证

病人身大热,反欲近衣者,热在皮肤,寒在骨髓也;病人身大寒,反不欲近衣者,寒在皮肤,热在骨髓也。

此属内因,不是外感,亦不关于七情。病在形躯,不涉脏腑,亦不犯于经络。故无六经脉证之可凭,非天时寒热所可拘也。是病只在骨髓,不在皮肤。皮肤寒热,是指天时,不是指病,两身字言身当其时也。若指皮肤,则不可为骨髓非身矣。风寒之邪,得之于骤,故无定体。或发热恶寒,或骨内热而脏腑寒,或手足寒而肠胃热,或内外皆寒,或表里俱热,此骨髓之邪积渐使然,故无定体。伤寒中风之寒,是时令之邪气,故感其邪者,畏而恶之。此大热大寒,是时令之正气,因病非外来,故反欲之。伤寒中风之发热,是人身之阳气,故能与寒气相争。此骨髓之寒热,是渐积之伏邪,故虽逢天令之大寒大热,亦不能除。时大热而身反欲复衣,时大寒而反欲裸身,此病在骨髓,与病营卫者不同。法当以六味、八味二丸,补肾中之真阴真阳,而骨髓之畜热痼寒,可得渐平耳。原化嗣伯②水攻之法,但可以资谭柄③,而不可为继也。④

① 【注文浅释】
裈:内裤。

② 【注文浅释】
嗣伯:徐嗣伯,南齐医学家。

③ 【注文浅释】
谭柄:谈柄,谈论的口实。

④ 【医理探微】
柯注皮肤之寒热为天时,不合仲景语境。其认为骨髓之寒、热为肾之阳虚、阴虚,分别用八味肾气丸和六味肾气丸治疗的观点,亦难以让人信服。因为皮肤之寒、热是现象,骨髓之寒、热是内在的病变性质,而欲与不欲是人之喜恶之情。"寒热之象可假,喜恶之情必真",仲景全文,是根据人的喜恶之情来推论在外之寒热的真假。

问曰："病有洒淅恶寒而复发热者何?"答曰："阴脉不足;阳往从之;阳脉不足,阴往乘之。"曰："何谓阳不足?"答曰："假令寸口脉微,名曰阳不足,阴气上入阳中,则洒淅恶寒也。"曰："何谓阴不足?"答曰："尺脉弱,名曰阴不足,阳气下陷入阴中,则发热也。"

前条病在骨髓,故着而不移;此病在经络,故寒热反覆。然与外感之往来寒热,疟疾之鼓颔战栗又不同。病得之外感而恶寒发热者,必见有余之脉;病得之内因而恶寒发热者,全是不足之脉。见脉之不足,则寒固为虚寒,而热亦为虚热矣。寸者,阳所治也。寸口脉微,则微为无阳,是阳脉不足,故下焦之阴寒,得以上乘阳位,而洒淅恶寒也。尺者,阴所治也,尺脉弱为血虚,是阴脉不足,故上焦虚阳,得以下陷阴部而发热也。人身阴阳之气,互为之根,而又以阳为主,故阳脉微则阴脉亦弱。其始也,乘阳而恶寒,阴不平则阳不秘;故继也,从阳而发热。夫阳为阴乘,阳脉固见其不足,而阴脉亦不见其有余。阳虽微,尚能发热,不终恶寒,犹不失阳道实阴道虚之定局耳。亡阳则阴不独存矣,故治之者,当以扶阳为急,此补中益气之方,为功最巨也。

病人脉微而涩者,此为医所病也。大发其汗,又数大下之,其人亡血,病当恶寒,后乃发热无休止时。夏月盛热,欲着复衣;冬月盛寒,欲裸其身。所以然者,阳微则恶寒,阴弱则发热。此医发其汗,使阳气微,又大下之,令阴气弱。五月之时,阳气在表,胃中虚冷,以阳气内微,不能胜冷,故欲着复衣;十一月之时,阳气在里,胃中烦热,以阴气内弱,不能胜热,故欲裸其身。又阴脉迟涩,故知亡血也。

先寒后热,阳微阴弱,具证与上文同。前条病因在血脉虚，此病因在妄汗下，以致亡血而脉微涩也。夏月四句，是写寒热发作时状。始而恶寒，虽在盛夏，欲着复衣；继而发热，虽当隆冬，欲裸其身。此是设辞，勿以无休止时，作绵连①冬夏解也。医发其汗以下，又重释前义，亦蛇足矣。

①【注文浅释】
绵连：连续，持续。

此条又可分作四证者：寒热往来不休如疟者，为一证；或阳气内微，但恶寒不发热，病在盛暑而欲着复衣者，为一证；或阴气内弱，但发热不恶寒，病在隆冬而欲裸身者，为一证；或其人绵连冬夏，在盛暑反恶寒，隆冬反恶热为一证。此各从元气之厚薄，而寒热为之浅深耳。

清 慈谿 柯 琴韵伯 编
清 昆山 马中骅骧北 校

伤寒论翼

卷 上

全论大法第一

按仲景自序言作《伤寒杂病论》合十六卷，则伤寒杂病，未尝分两书也。凡条中不冠伤寒者，即与杂病同义。如太阳之头项强痛，阳明之胃实，少阳之口苦、咽干、目眩，太阴之腹满、吐利，少阴之欲寐，厥阴之消渴、气上撞心等症，是六经之为病，不是六经之伤寒，乃是六经分司诸病之提纲，非专为伤寒一症立法也。观五经提纲，皆指内证，惟太阳提纲为寒邪伤表立；五经提纲皆指热证，惟太阴提纲为寒邪伤里立。然太阳中暑发热而亦恶寒，太阴伤热亦腹痛而吐利，俱不离太阳主外太阴主内之定法。而六经分症，皆兼伤寒、杂病也明矣。因太阳主表，其提纲为外感立法，故叔和将仲景之合论全属伤寒，不知仲景已自明其书不独为伤寒设。所以太阳篇中，先将诸病线索，逐条提清，比他经更详也。其曰太阳病，或已发热，或未发热，必恶寒、体痛、呕逆，脉阴阳俱紧者，名曰伤寒，是伤寒另有提纲矣。此不特为太阳伤寒之提纲，即六经伤寒总纲，亦不外是。观仲景独于太阳篇，别其名曰伤寒、曰中风、曰中暑、曰温病、曰湿痹，而他经不复分者，则一隅之举，可以寻其一贯之理也。其他结胸、藏结、阳结、阴结、瘀热发黄、热入血室、谵语如狂等症，或因伤寒，或非伤寒，纷纭杂沓之中，正可思伤寒、杂病合论之旨矣。盖伤寒之外皆杂病，病名多端，不可以数计，故立六经而分司之；伤寒之中最多杂病，内外夹杂，虚实互呈，故将伤寒、杂病而合参之。正以合中见泾渭之清浊，此扼要法也。叔和不知此旨，谓痉、湿、暍三种，宜应别论，则中风、温病，何得与之合论耶？以三症为伤寒所致，与伤寒相似，故此见之。则中风非伤寒所致，温病与伤寒不相似者，何不为之另立耶？霍乱是肝邪为患，阴阳易、瘥后劳复，皆伤筋动血所致，咸当属于厥阴，何得另立篇目？叔和分太阳三症于前，分厥阴诸症于后，开后人分门类症之端[①]。岂知仲景约法，能合百病，兼该于六经，而不能逃六经之外，只在六经上求根本，不在诸病名目上寻枝叶。乃叔和以私意紊乱仲景之原集，于劳复后重集可发汗不可发汗诸篇。如弱反在关，濡反在巅，微反在上，涩反在下，不知如何名反，岂濡、弱、微、涩等脉有定位乎？此类姑不悉辨。其云大法春夏宜发汗，春宜吐，秋宜下。设未值其时，当汗不汗，当下不下，必待其时耶？而且利水、清火、温补、和解等法，概不言及，所以今人称仲景只有汗吐下三法，实由于此。夫四时者，众人所同，受病者，因人而异，汗、吐、下者，因病而施也。立法所以治病，非以治时[②]。自有此大法之谬，后人因有随时用药之迂。论麻黄、桂枝汤者，谓宜于冬月严寒，而三时禁用。论白虎汤者，谓宜于夏，而大禁于秋分后与立夏之前。夫寒热温凉之逆用，必先岁气，毋伐天和，为平人饮食调理之常耳。仲景因症立方，岂随时定剂哉？当知仲景治法，悉本《内经》。按岐伯曰："调治之方[③]，必别阴阳。阳病治阴，阴病治阳。定其中外，各守其乡。外者外治，内者内治。从外之内者，治其外；从内之外者，调其内。从内之外而盛于外者，先调其内，后治其外；从外之内而盛于内者，先治其外，后调其内。中外不相及，则治主病。微者调之，其次平之，盛者夺之。寒热温凉，衰之以属，随其攸利。"此大法也。仲景祖述靡①遗，宪章②昭著。

本论所称"发热恶寒发于阳，无热恶寒发于阴"者，是阴阳之别也。阳病制白虎、承气以存阴，阴病制附子、吴萸以扶阳。外者用麻、桂以治表，内者用硝、黄以治里。其于表虚里实，表热里寒，发表和表，攻里救里，病有浅深，治有次第，方有轻重，是以定其中外，各守其乡也。太阳阳阴并病，小发汗③，太阳阳明合病，用麻黄汤，是从外之内者，治其外也④。阳明病，发热汗出，不恶寒，反恶热，用栀子豉汤，是从内之外者，调其内也。发汗不解，蒸蒸发热者，从内之外而盛于外，调胃承气，先调其内也。表未解而心下痞者，从外之内而盛于内，当先解表，乃可攻痞，是先治其外，后调其内也⑤。中外不相及，是病在半表半里，大、小柴胡汤，治主病也。此节所谓微者调之，其次平之，用白虎、栀豉、小承气之类。盛者夺之，则用大承气、陷胸、抵当之类矣。

所云"观其脉症，知犯何逆，以法治之"，则"寒热温凉，衰之以属，随其攸利⑥"之谓也。若分四时以拘法，限三法以治病，遇病之变迁，则束手待毙矣。且汗、吐、下之法亦出于岐伯，而利水、清火、调补等法悉具焉。其曰有邪者，渍形以为汗；在皮者，汗而发之；实者，散而泻之，此汗家三法。中满者，泻之于内；血实者，宜决之，是下之二法。高者因而越之谓吐，下者引而竭之谓利小便。剽悍者，按而收之，是清火法。气虚宜掣引之，是调补法也。夫邪在皮毛，犹未伤形，故仲景制麻黄汤，急汗以发表。

邪入肌肉，是已伤其形，故制桂枝汤，啜稀热粥以解肌，是溃形以为汗。若邪正交争，内外皆实，寒热互呈，故制大青龙，于麻、桂中加石膏以泻火，是散以泻之也。吐剂，有栀豉、瓜蒂，分胸中虚实①之相殊；下剂有大小承气、调胃、抵当，分气血浅深之不同。利水有猪苓、真武，寒热之悬绝；清火有石膏、芩、连，轻重之差等。阳气虚，加人参于附子、吴萸中以引阳；阴气虚，加人参于白虎、泻心中以引阴。诸法井然，质之岐伯，纤毫不爽。先圣后圣，其揆②一也。

愚更有议焉，仲景言"平脉辨症为《伤寒杂病论》"，是脉与症，亦未尝两分也。夫因病而平脉，则平脉即在辨症中。病有阴阳，脉合阴阳。发热恶寒发于阳，无热恶寒发于阴，是病之阴阳也，当列全论之首。浮、大、动、滑、数名阳，沉、涩、弱、弦、微名阴，是脉之阴阳也，此条当为之继。叔和既云："搜采仲景旧论，录其症候诊脉"，是知叔和另立脉法，从此搜采耳。试观太阳篇云："脉浮者，病在表。脉浮紧者，法当身疼痛。脉浮数者，法当汗出愈。"诸条脉法，不入辨脉平脉篇，是叔和搜采未尽，犹遗仲景旧格也。由此推之，知寸口脉浮为在表，及寸口脉浮而紧，脉浮而数诸条，皆从此等处采出。脉有阴结、阳结条，未始不在阳明中风、中寒之间；洒淅恶寒而发热者，未始不在少阳寒热往来之部。脉阴阳俱紧者，未必非少阴之文；阴阳相搏条，未必不在伤寒脉结代之际。设仲景另集脉法，或有上下之分，谅无辨平之别③矣。名平名辨，皆叔和搜采之说，仲景所云"各承家技"者是也。世徒云《序例》为叔和之文，而不知仲景之书，皆系叔和改换，独为伤寒立论，十六卷中，不知遗弃几何，而六经之文夹杂者亦不少，岂犹然仲景旧集哉？如疑余见之谬，请看《序例》所引《内经》，莫不增句易字，彼尚敢改岐伯之经，况乎仲景之论耶？欲

①【注文浅释】
虚实：此处之虚实以邪气之有形无形辨。

②【注文浅释】
揆：尺度，准则。

③【注文浅释】
辨平之别：指宋本《伤寒论》分别列"辨脉法第一""平脉法第二"。

识真仲景者，逐条察其笔法，知《考工记》自不合于《周官》，褚先生大不侔于太史矣。世皆以《金匮要略》为仲景杂病论，则有若之似圣人，惟曾子为不可强乎[1]？

六经正义第二

按仲景自序云"虽未能尽愈诸病"，其留心诸病可知。故于诸病之表里阴阳，分为六经，令各得所司。清理脉症之异同，寒热之虚实，使治病者只在六经下手，行汗、吐、下、和解、温补等法而无失也。夫一身之病，俱受六经范围者，犹《周礼》分六官[2]而百职举，司天分六气而万物成耳。伤寒不过是六经中一症，叔和不知仲景之六经，是经界之经，而非经络之经，妄引《内经·热病论》作序例，以冠仲景之书，而混其六经之症治。六经之理因不明，而仲景平脉辨症，能尽愈诸病之权衡废矣。夫热病之六经，专主经脉为病，但有表里之实热，并无表里之虚寒。虽因于伤寒而已变成热病，故竟称热病，而不称伤寒。要知《内经》热病，即温病之互名，故无恶寒症，但有可汗、可泄之法，并无可温、可补之例也。观温病名篇，亦称《评热病论》，其义可知矣。夫叔和不于病根上讲求，但于病名上分解，故《序例》所引《内经》既背仲景之旨，亦舛[3]岐伯之意也。夫仲景之六经，是分六区地面，所该者广，虽以脉为经络，而不专在经络上立说[4]。凡风寒温热内伤外感，

① 【注文浅释】
《考工记》，《周礼》第六篇，专言百工之事。《周官》，即《周礼》。褚先生，指褚少孙，西汉史学家。侔，相等之意。太史，太史公，此处指司马迁。有若，字子有，孔子的学生。圣人，即孔子。曾子，字子舆，亦是孔子学生。

② 【注文浅释】
《周礼》六官：天官冢宰，掌管立法、行政；地官司徒，掌管土地、人民；春官宗伯，掌管祭祀礼乐；夏官司马，掌管军队国防；秋官司寇，掌管刑罚；冬官司空，掌管营造建设。

③ 【注文浅释】
舛：违背。

④ 【注文浅释】
柯注"仲景之六经，是经界之经，而非经络之经……是分六区地面，所该者广，虽以脉为经络，而不专在经络上立说……'皮有分部，脉有经纪。其生病各异，别其部分，左右上下，阴阳所在，诸经始终'"语焉不详，须结合《内经》有关皮部、经络分部等内容才能理解柯注之"经界"说、"地面"说。首先，柯注没有否定经络，而是包含线型经络在内的经界六区地面。六经，即(手足)太阳经、阳明经、少阳经、太阴经、少阴经、厥阴经，实际是十二经。"皮者，脉之部也"，每一经的体表投影部位，即是经络的皮部。处在皮部的不是经脉而是络脉，即浮络。经脉是纵向的，而络脉有纵有横，络脉呈面状分布。"皮部以经脉为纪"，即皮部络脉分布的划分，是以经脉的循行部位为标志和依据。浮络为阳络，在体内的络脉为阴络，阴络也"以经脉为纪"。经络外络肢节皮肤，内连脏腑。六经经络的循行部位、所属区域及脏腑即"六区地面"。

皮部位在表，为人体之屏障。"皮者，脉之部也，邪客于皮则腠理开，开则邪入客于络脉，络脉满而注于经脉，经脉满则舍于府藏也。"六区地面不同，邪气侵犯部位不同，形成不同的六经病。

自表及里，有寒有热，或虚或实，无乎不包。故以伤寒杂病合为一书，而总名《伤寒杂病论》。所以六经提纲，各立一局，不为经络所拘，弗为风寒划定也。然仲景既云撰用《素问》。当于《素问》之六经广求之。按《皮部论》云："皮有分部，脉有经纪。其生病各异，别其部分，左右上下，阴阳所在，诸经始终^①。"此仲景创立六经部位之原。

又曰："阳主外，阴主内。"故仲景以三阳主外，三阴主内。又曰："在阳者主内，在阴者主出，以渗于内。"故仲景又以阳明主内。少阴亦有反发热者，故仲景又于表剂中用附子，是固其渗也。又曰："少阴之阴，名曰枢儒。其入于经也，从阳部注于经；其出者，从阴部注于骨。"故仲景制麻黄附子汤，治发热脉沉无里症者，是从阳部注经之义也；制附子汤治身体骨节痛、手足寒、背恶寒、脉沉者，是从阴内注于骨之义也。又《阴阳离合论》："太阳为开。"故仲景以之主表，而以脉浮、恶寒、头项强痛为提纲。立言与热病颇同，而立意自别。阳明为阖，故以之主里，而以胃实为提纲。虽有目痛、鼻干等症，而所主不在是。少阳为枢，少阴亦为枢，故皆主半表半里症。少阳为阳枢，归重在半表，故以口苦、目眩为提纲，而不及胸胁痛硬。少阴为阴枢，其欲寐不寐，欲吐不吐，亦半表半里症，虽有舌干、口燥等症，而不入提纲，归重在半里也。岂惟阳明主里，三阴皆主里，而阴阳异位，故所主各不同。阳明主里症之阳，阳道实，故以胃实属阳明。太阴主里症之阴，阴道虚，故以自利属太阴。太阴为开，又为阴中之至阴，故主里寒自利。厥阴为阖，又为阴中之阳，故主里热而气逆。少阴为阴中之枢，故所主或寒或热之不同，或表或里之无定，与少阳相似也^②。请以地理喻，六经犹列国也。腰以上为三阳地面，三阳主外而本乎里。心者三阳夹界

①【注文浅释】
差近：接近。

②【注文浅释】
京畿：国都和国都附近的地方。

③【注文浅释】
周召分政：周，指周公旦。召，指召公奭。成王时同为三公，两人分陕而治。

④【注文浅释】
域民：统治人民。

之地也。内由心胸，外自巅顶，前至额颅，后至肩背，下及于足，内合膀胱，是太阳地面。此经统领营卫，主一身之表症，犹近边御敌之国也。内自心胸至胃及肠，外自头颅，由面至腹，下及于足，是阳明地面。由心至咽，出口颊，上耳目，斜至巅，外自胁内属胆，是少阳地面。此太阳差近①阳明，犹京畿②矣。腰以下为三阴地面，三阴主里，而不及外。腹者三阴夹界之地也。自腹由脾及二肠魄门，为太阴地面。自腹至两肾及膀胱溺道，为少阴地面。自腹由肝上隔至心，从胁肋下及于小腹宗筋，为厥阴地面。此经通行三焦，主一身之里症，犹近京夹辅之国也。太阴阳明，同居异治，犹周、召分政③之义。四经部位，有内外出入，上下牵引之不同，犹先王分土域民④，犬牙相制之理也。若经络之经，是六经道路，非六经地面矣。六经之有正邪客邪、合病并病、属脾属胃者，犹寇贼充斥，或在本境，或及邻国，或入京师也。太阳地面最大，内邻少阴，外邻阳明，故病有相关。如小便不利，本膀胱病，少阴病而亦小便不利者，是邪及太阳之界也。腰痛本肾病，太阳病而亦腰痛者，是邪及少阴之界也。六七日不大便，及头痛身热者，是阳明热邪，侵入太阳之界也。头项强痛兼鼻鸣干呕者，是太阳风邪，侵及阳明之界也。心胸是阳明地面，而为太阳之通衢。因太阳主营卫，心胸是营卫之本，营卫环周不休，犹边邑之吏民士卒，会于京畿，往来不绝也。如喘而胸满者，是太阳外邪入阳明地面而骚扰，故称为太阳阳明合病。若头不痛，项不强，胸中痞硬，气冲咽喉，不得息者，此邪不自太阳来，乃阳明实邪结于胸中，犹盗贼聚于本境而为患也。心为六经之主，故六经皆有心烦证。如不头项强痛，则烦不属太阳；不往来寒热，则烦不属少阳；不见三阴症，则烦不属三阴矣。故心愦愦，心怵惕，心中懊恼，一切虚烦，皆属阳明，以心居阳明之地面也。阳明犹京师，故心腹皆居其地。邪在心为虚烦，在腹为实热，以心为阳而属无形，腹为阴而属有形也。夫人身之病，动关心腹。阳邪聚于心，阴邪聚于腹。肝为阴中之阳，故能使阴邪之气撞于心。阳明主在里之阳，故能使阳邪入聚于腹耳。更请以兵法喻，兵法之要，在明地形。必先明六经之路，才知贼寇所从来，知某方是某府来路，某方是某郡去路。来路是边关，三阳是也；去路是内境，三阴是也。六经来路各不同，太阳是大路，少阳是僻路，阳明是直路，太阴近路也，少阴后路也，厥阴斜路也。客邪多从三阳来，正邪[①]多由三阴起，犹外寇自边关至，盗贼自内地生也。明六经地形，始得握百病之枢机；详六经来路，乃得操治病之规则。如以证论，伤寒大寇也，病从外来；中风流寇也，病因旁及；杂病盗贼也，病由中起。既认为何等之贼，又知为何地所起，发于其境，便御之本境，移祸邻郡，即两路来攻。如邪入太阳地面，即汗而散之，犹陈利兵于要害，乘其未定而击之也。邪之轻者在卫，重者在营，尤重者在胸膈，犹寇之浅者在关外，其深者在关上，尤深者在关内也。麻黄为关外之师，桂枝、葛根为关上之师，大小青龙为关内之师矣。凡外寇不靖[②]，内地盗贼必起而应之，因立两解法，故有大小青龙及桂枝、麻黄加减诸方。如前军无纪，致内乱蜂起，当重内轻外，因有五苓、十枣、陷胸、泻心、抵当等汤也。邪入少阳地位，宜杂用表里寒热攻补之品，为防御解利之法。如偏僻小路，利于短兵，不利于矛戟，利于守备，不利于战争也。邪之轻者入腠理，重者入募原，尤重者入脾胃。小柴胡，腠理之剂也；大柴胡，募原之剂也；小建中、半夏泻心、黄芩、黄连四汤，少阳之脾剂也；柴胡加芒硝加龙蛎二方，少阳之胃剂也。

① 【注文浅释】
正邪：此处指内生之邪。

② 【注文浅释】
靖：平定。

① 【注文浅释】
此指仲景原文："三阳合病，腹满身重，难于转侧，口不仁面垢，谵语遗尿。发汗则谵语，下之则额上生汗，手足逆冷。若自汗出者，白虎汤主之。"

② 【注文浅释】
戢：止息。

③ 【注文浅释】
藩蔽：屏障和遮挡。

④ 【注文浅释】
陈师鞠旅：誓师出征。

⑤ 【注文浅释】
枵腹：空腹，饥饿。

如太阳少阳有合并病，是一军犯太阳，一军犯少阳矣。用柴胡桂枝汤，是两路分击之师也。甚至三阳合并病，是三面受敌矣，法在独取阳明①。阳明之地肃清，则太少两路之阳邪，不攻自解。但得内寇宁而外患自息，此白虎之所由奏捷耳。若阳邪不戢②于内地，用大承气以急下之，是攻贼以护主。若阴邪直入于中宫，用四逆汤以急救其里，是强主以逐寇也。阳明为内地，阳明界上，即太阳少阳地面。邪入阳明之界，近太阳地面，虽不犯太阳，太阳之师，不得坐视而不救。故阳明之营卫病，即假麻黄、桂枝等方以汗之。邪近少阳地面，虽不入少阳，少阳之师，不得高垒而无战。故阳明之腠理病，即假柴胡以解之。是阳明之失守，非太阳之不固，即少阳之无备，所以每每两阳相合而为病也。若邪已在阳明地面，必出师奋击，以大逐其邪，不使少留，故用栀豉、瓜蒂之吐法以迅扫之。若深入内地，不可复驱，则当清野千里，使无所剽掠，是又白虎得力处也。若邪在内廷，又当清宫除盗，此三承气所由取胜。如茵陈、猪苓辈，又为失纪之师立法矣。太阴亦内地，少阴厥阴是太阴之夹界也。太阴居中州，虽外通三阳，而阴阳既已殊途，心腹更有膈膜之藩蔽③。故寒水之邪，从太阳外属者轻，由少阴内授者重；风木之邪，自少阳来侵者微，因厥阴上袭者甚。如本经正邪转属阳明而为实，犹师老势穷，可下之而愈。如阳明实邪转属本经而成虚，则邪盛正衰，温补挽回者甚难。盖太阴阳明，地面虽分，并无阻隔。阳明犹受敌之通衢。甲兵所聚，四战之地也。太阴犹仓廪重地，三军所依，亦盗贼之巢穴也。故元气有余，则邪入阳明；元气不支，则邪入太阴。在阳明地面，则陈师鞠旅④，可背城一战，取胜须臾。在太阴地面，则焚劫积蓄，仓廪空虚，枵腹⑤之士，无能御敌耳。厥阴之地,相火游行之区也,其本气则为少火。若风寒燥湿之邪,一入其境,悉化为热,即是壮火。其少火为一身之生机,而壮火为心腹之大患。且其地面通达三焦,邪犯上焦,则气上撞心,心中疼热,消渴口烂,咽痛喉痹;逼入中焦,即手足厥冷,脉微欲绝,饥不欲食,食即吐蛔;移祸下焦,则热利下重,或便脓血,为害非浅,犹跋扈之师矣。仲景制乌梅丸方,寒热并用,攻补兼施,通理气血,调和三焦,为平治厥阴之主方,犹总督内地之大师也,其与之水以治消渴。茯苓甘草汤以治水,炙甘草汤以复脉,当归四逆以治厥,是间出锐师,分头以救上焦之心主,而安神明也。用白虎、承气辈,清胃而平中焦之热实,白头翁、四逆散,清脾而止下焦之热利,是分头以救腹中之阴,而扶胃脘之元气耳。胃为一府,而分阴阳二经①,少阴一经,而兼阴阳两藏者,皆为根本之地故也。邪有阴阳两途,藏分阴阳二气。如阳邪犯少阴之阳,反发热心烦,咳渴咽痛;阳邪犯少阴之阴,则腹痛自利,或便脓血;阴邪犯少阴之阳,则身体骨节痛,手足逆冷,背恶寒,而身蜷卧;阴邪犯少阴之阴,则恶寒呕吐,下利清谷,烦躁欲死。仲景制麻黄附子细辛、黄连阿胶、甘草、桔梗、猪肤、半夏、苦酒等汤,御阳邪犯少阴之阳也;其制桃花、猪苓等汤,御阳邪入少阴之阴也;附子、吴茱萸、四逆等汤,御阴邪犯少阴之阳也;通脉四逆、茯苓四逆、干姜附子等汤,御阴邪入少阴之阴也。少阴为六经之根本,而外通太阳,内接阳明。故初得之而反发热,与八九日而一身手足尽热者,是少阴阳邪侵及太阳地面也;自利纯清水,心下痛,口燥舌干者,少阴阳邪侵阳明地面也。出太阳则用麻黄为锐师,而督以附子,入阳明则全仗大承气而不设监制,犹兵家用向导与用本部不同法也。其阴邪侵入太阴,则用理中、白通加人尿猪

① 【注文浅释】
　　阴阳二经:指分阳明、太阴二经。

胆等法,亦犹是矣。嗟呼! 不思仲景之所集,安能见病知源也哉?

合并启微第三

病有定体,故立六经而分司之;病有变迁,更求合病并病而互参之,此仲景二法之尽善也。夫阴阳互根,气虽分而神自合。三阳之里,便是三阴;三阴之表,即是三阳。如太阳病而脉反沉,便合少阴;少阳病而反发热,便合太阳。阳明脉迟,即合太阴;太阴脉缓,即合阳明;少阳细小,是合厥阴;厥阴微浮,是合少阳。虽无合并之名,而有合并之实。或阳得阴而解,阴得阳而解,或阳入阴而危,阴亡阳而逆,种种脉症,不可枚举。学者当于阴阳两症中,察病势之合不合,更于三阳三阴中,审其症之并不并,予以阴病治阳,阳病治阴,扶阳抑阴,泻阳补阴等法,用之恰当矣。三阳皆有发热症,三阴皆有下利症,如发热而下利者,阴阳合病也。阴阳合病,阳盛者属阳经,则下利为实热,如太阳阳明合病、阳明少阳合病、太阳少阳合病,必自下利,用葛根、黄芩等汤者是也。阴盛者属阴经,则下利属虚寒,如少阴病吐利及发热者不死,少阴病,下利清谷,里寒外热,不恶寒而面色赤,用通脉四逆者是也。若阳与阳合,不合于阴,即是三阳合病,则不下利而自汗出,为白虎症也。阴与阴合,不合于阳,即是三阴合病,不发热而吐利厥逆,为四逆症也。并病与合病稍异者,合则一时并见,并则以次相乘[①]。如太阳之头项强痛未罢,递见脉弦、眩冒、心下痞硬,是与少阳并病,更见谵语,即三阳并病矣。太阳与阳明并病,太阳症未罢者,从太阳而小发汗,太阳症已罢者,从阳明而下之,其机在恶寒发热而分

①【注文浅释】

合病,是两经或两经以上的病证同时出现;并病是两经的病证先后出现。就《伤寒论》原文而言,合病、并病皆局限于三阳病中,如“太阳与阳明合病”“太阳与少阳合病”“阳明少阳合病”“三阳合病”“太阳少阳并病”“二阳并病”。而柯氏所言合病、并病,从三阳经扩大到六经,也有三阴经的合病并病,而且还有阳经与阴经的合病并病,更有外感与内伤病的合病并病。

也。然阳明之病，在胃家实，太阳阳明合病，喘而胸满者，不可下，恐胃家未实耳。若阳明与太、少合病，必自下利，何以得称阳明？要知协热下利，即胃实之始，《内经》所云"暴注下迫，皆属于热"，其脉必浮大弦大，故得属之阳明，而不系太阴也。若下利清谷，里寒外热，脉浮而迟者，则浮不得属之于表，而迟则为在藏。若见脉微欲绝，即身不恶寒，而面色赤者，又当属之少阴。盖太阴阳明下利之辨，在清谷不清谷，而太阴少阴之清谷，又在脉之迟与微为辨也。夫阳阴主胃实，而有协热利。太阴主下利清谷，又因脉微细而属少阴。脉微下利，反见阳明之不恶寒而面色赤，若不于合并病参之，安知病情之变迁如此，而为之施治哉？然此为六经之合并与内伤外感之合并，神而明之，不可胜极。以阴阳互根之体，见阴阳离合之用，是知六经之准绳，更属定不定法矣。何漫云①三阴无合并病也哉？

①【注文浅释】
漫云：随便说说。

风寒辨惑第四

风寒二气，有阴阳之分，又相因为患。盖风中无寒，即是和风，一夹寒邪，中人而病，故得与伤寒相类，亦得以伤寒名之。所以四时皆有风寒，而冬月为重也。伤寒中风，各有重轻，不在命名，而在见症。太阳篇言中风脉症者二：一曰太阳中风，阳浮而阴弱，阳浮者热自发，阴弱者汗自出，啬啬恶寒、淅淅恶风、翕翕发热、鼻鸣干呕者，桂枝汤主之；一曰太阳中风，脉浮紧，发热恶寒，身疼痛，不汗出而烦躁者，大青龙汤主之。以二症相较：阳浮见寒之轻，浮紧见寒之重；汗出见寒之轻，不汗出见寒之重；啬啬淅淅见风寒之轻，翕翕见发热之轻，发热恶寒见寒热之俱重；鼻鸣见风之轻，身疼见风之重；自汗干呕见烦之轻，不汗烦躁见烦之重也。言伤寒脉症者二：一曰太阳病，或未发热，或已发热，必恶寒体痛呕恶，脉阴阳俱紧者，名曰伤寒；一曰伤寒脉浮，自汗出，小便数，心烦微恶寒，脚挛急。以二症相较：微恶寒，见必恶寒之重，体痛，觉脚挛急之轻；自汗出，小便数，心烦，见伤寒之轻，或未发热，见发热之轻，必先呕逆，见伤寒之重；脉浮见寒之轻，阴阳俱紧见寒之重。中风伤寒，各有轻重如此。今人必以伤寒为重，中风为轻，但知分风寒之中、伤而不辨风寒之轻重，于是有伤寒见风、中风见寒之遁辞①矣。夫风为阳邪，寒为阴邪，虽以皆于时气之感，而各不失其阴阳之性。故伤寒轻者，全似中风，独脚挛急不似，盖腰以上为阳，而风伤于上也；中风重者，全似伤寒，而烦躁不似，盖寒邪呕而不烦，逆而不躁也。然阴阳互根，烦为阳邪，烦极致躁；躁为阴邪，躁极致烦。故中风轻者烦轻，中风重者烦躁，伤寒重者躁烦，伤寒轻者微烦。微烦则恶寒亦微，是微阳足以胜微寒，故脉浮不紧矣。如本论所云：凡欲自解者，必当先烦，乃有汗而解。以脉浮不紧，故知汗出解也。若不待自解而妄攻其表，所以亡阳，因阳微故耳。凡伤寒见烦，则寒气欲解。躁烦则阳为寒郁，而邪转盛。故伤寒一日，若躁烦者，为欲传；六七日，躁烦者，为阳去入阴也。因病人所禀之阳气有不同，而受邪之部位、阴阳更不类，故阳有多少，热有微甚。如太阳为先天之巨阳，其热发于营卫，故一身手足壮热。阳明乃太少两阳相合之阳，其热发于肌肉，故蒸蒸发热。少阳为半表半里之阳，其热发于腠理，时开时阖，故往来寒热。此三阳发热之差别也。太阴为至阴，无热可发，因为胃行津液，以灌四旁，故得主四肢，而热发于手足。所以太阴伤寒，手足自温，太阴中风，

① 【注文浅释】
遁辞：理屈辞穷时用来支吾搪塞的话。

四肢烦疼耳。少阴为封蛰之本，若少阴不藏，则坎阳①无蔽。故有始受风寒而脉沉发热者，或始无表热，八九日来，热入膀胱，致一身手足尽热者。厥阴当两阴交尽，一阳之初生，其伤寒也，有从阴而先厥后热者，有从阳而先热后厥者，或阳进而热多厥少，或阳退而热少厥多，或阴阳和②而厥与热相应者，是三阴发热之差别也。太阳为父，多阳盛之病。如初服桂枝而反烦，解半日许而复烦，下之而脉仍浮，气上冲，与不汗出而躁烦，服药微除而烦瞑发衄者，皆阳气重故也。少阴为雌，多亡阳之病。如下利清谷，手足厥逆，脉微欲绝，恶寒踡卧，吐利汗出，里寒外热，不烦而躁，皆亡阳故也。又《内经·病形篇》③云："邪中于项，则下太阳，中于面，则下阳明，中于颊，则下少阳，其中膺背两胁，亦中其经。"故本论太阳受邪，有中项中背之别，中项则头项强痛，中背则背强几几也。阳明有中面中膺之别，中面则目疼鼻干，中膺则胸中痞硬也。少阳有中颊中胁之别，中颊则口苦咽干，中胁则胁下痞硬也。此岐伯中阳溜经④之义。又云："邪中于阴，从臂胻始，自经及藏，藏气实而不能容，则邪还于府⑤。"故本论三阴皆有自利症，是寒邪还府也；三阴皆有可下症，是热邪还府也。此岐伯中阴溜府之义。

六经之部位有高下，故受邪之日有远近。太阳为三阳，居表位最高，最易伤寒，故一日受；阳明为二阳而居前，故二日受；少阳为一阳而居侧，故三日受；太阴为三阴，居阴位最高，故四日受；少阴为二阴，居阴位之中，故五日受；厥阴为一阴，居三阴之尽，故六日受。此皆言见症之期，非六经以次相传之日也。《内经》曰："气有高下，病有远近，适其至所。"即此意也。按本论传字之义，各各不同，必牵强为传经则谬。伤寒一日，太阳受之，脉若静

① 【注文浅释】
坎阳：即肾阳。

② 【注文浅释】
阴阳和：阴指阴寒，阳指阳气，和指相等。阴阳和，即阴寒之邪与阳气相等，阴寒与阳气处于相持阶段。

③ 【注文浅释】
即《灵枢·邪气藏府病形》。

④ 【注文浅释】
中阳溜经：《灵枢·邪气藏府病形》原文载"中于阳则溜于经"，指邪气侵入阳经，在本经循行部位出现病证。

⑤ 【注文浅释】
《灵枢·邪气藏府病形》原文："邪之中人……中于阴者，常从臂胻始，夫臂与胻，其阴皮薄，其肉淖泽，故俱受于风，独伤其阴。黄帝曰：此故伤其乎？岐伯答曰：身之中于风也，不必动藏。故邪入于阴经，则其藏气实，邪气入而不能容，故还之于府。故中阳则溜于经，中阴则溜于府。"意思是邪中于阴经，可入于藏，但若藏气充实，则邪气不入藏或虽入藏却还之于府，引起府病而不引起藏病。所以岐伯之言，无"自经及藏"四字，但有自经及藏之意。

者为不传,是指热传本经,不是传阳明之经络。阳明无所复传,始虽恶寒,二日自止,是指寒传本经,不是传少阳之经络。伤寒二三日,阳明少阳症不见者,为不传,皆指热传本经,不是二日传阳明,三日传少阳之谓。太阳病至七日以上自愈者,以行其经尽故也。言七日当来复之辰,太阳一经之病当尽,非日传一经,七日复传太阳之谓。若复传,不当曰尽,若日一经,不当曰行其经矣。若欲再作经,是太阳不罢而并病阳明。传经不传,是使阳明之经不传太阳之热,非再传少阳之谓也。太阳与阳明少阳地位相近,故太阳阳盛而不罢,便转属阳明;阳已衰而不罢,便转系少阳。若阳陷便转系太阴,阳虚则转入少阴,阳逆则转属厥阴矣。阳明万物所归,故六经皆得转属。而阳明无所复传,是知太阳阳明无转属少阳之症。阳明太阴俱属于胃,胃实则太阴转属阳明,胃虚则阳明转属太阴矣。少阴与二阴地位相近,受太阴之寒,则吐利消谷,受厥阴之热,则咽痛便血也。厥阴为阴之尽,亦如阳明之无所复传。然阴出之阳,则热多厥少,阴极亡阳,则热少厥多,此即少阳往来寒热之变局也。按本论云:"太阳病,发热汗出,恶风脉缓者,为中风。"又云:"太阳中风,脉浮紧,不汗出而烦躁。"又云:"阳明中风,脉弦浮大,不得汗。"合观之,不得以无汗为非中风矣。本论云:"太阳病,或未发热,或已发热,必恶寒体痛呕逆,脉阴阳俱紧者,名伤寒。"而未尝言无汗。又云:"太阳病头痛发热,身疼腰痛,骨节疼痛,恶风无汗而喘者,麻黄汤主之。"此不冠以伤寒,又不言恶寒。又云:"伤寒脉浮,自汗出,微恶寒①。"合观之,又不得以有汗为非伤寒矣。人但据桂枝条之中风自汗,而不究伤寒亦有自汗出者。强以麻黄症之无汗为伤寒,而不究中风最多无汗者。谓伤寒脉浮紧,中风脉浮缓,而

①【注文浅释】
指仲景原文"伤寒,脉浮,自汗出,小便数,心烦,微恶寒,脚挛急。反与桂枝欲攻其表,此误也……"

不知伤寒亦有浮缓，中风亦有浮紧者。知三阳脉浮，三阴脉沉，而不知三阴皆有浮脉，三阳亦有沉脉者。总是据一条之说，不理会全书耳。当知麻黄汤、大青龙汤治中风之重剂，桂枝汤、葛根汤治中风之轻剂，伤寒可通用之，非主治伤寒之剂也。世皆推桂枝为中风主剂，而不敢以大青龙为中风之剂者，是惑于中风见寒脉，伤寒见风脉之谬也。不敢以麻黄为中风之剂者，是泥于有汗为中风，无汗为伤寒之谬也。风为阳邪，因四时之气而变迁，且一日亦具有四时之气，气运更有郁复淫胜之不同，故有麻黄、桂枝、葛根、青龙等法。当知四时俱有中风，俱有伤寒，不得拘春伤于风，冬伤于寒之一说矣。太阳经多中风方，如麻黄、桂枝、葛根、大青龙是也。少阴经多伤寒方，如麻黄附子细辛、真武、附子、茱萸、白通、四逆、通脉等汤是也。中风诸方，可移治伤寒，伤寒诸方，不可移治中风者，寒可温而风不可以热治也。风为阳邪，故中风者虽在少阴，每多阳症；寒为阴邪，故伤寒者虽在太阳，每多阴症。太阳经多中风症，阳从阳也；少阴经多伤寒症，阴从阴也。夫风者，善行而数变，故脉症皆不可拘。自变者观之，其症或自汗鼻鸣，或无汗而喘，或不汗出而烦躁，或下利呕逆，或渴欲饮水，或往来寒热，或口苦咽干，或短气腹满，鼻干嗜卧，或目赤耳聋、胸满而烦，或四肢烦疼，种种不同；其脉或浮缓，或浮紧，或弦而浮大，或阳微阴涩，或阳微阴浮，亦种种不同。自不变者观之，惟浮是中风之主脉，恶风是中风之定症。盖风脉变态不常，而浮为真体；风症变幻多端，而恶风其真情也。仲景广设诸方，以曲尽其变耳。夫寒之伤人也有三：早晚雾露，四时风雨，冬春霜雪，此天之寒气也；幽居旷室，砖地石阶，大江深泽，邃谷①高山，地之寒气也；好饮寒泉，喜食生冷，酷嗜瓜果，误服冷药，人之

① 【注文浅释】
邃谷：深谷。

寒气也。此义最浅，伤寒诸书莫之或及，而以冬寒春温时疫之三症掩之，何不求致病之因，而归时令之变耶？夫寒固为冬气，三时岂必无寒？第寒有轻重，伤亦有轻重，不拘定于冬。温固为春气，而三时亦病温，且温随时而发者多，因冬月伤寒而致者少，不可谓必然之道也。即冬时病温，亦因其人阴虚而发，岂冬时之暖气，即有毒以伤人乎？若时行疫气，正天地温热之毒，如凉风一起，疫邪自散，岂遇寒而反重耶？疫与寒，如风牛马之不相及，何得以寒冠时行之疫？若为暴寒所折而病，即是三时之伤寒，勿得妄以疫名之矣。谓三四月阳气尚弱，为寒折而病热轻；五六月阳气已盛，为寒折而病热重；七八月阳气已衰，为寒折而病热微，此叔和无稽之说也。夫病寒病热，当审其人阴阳之盛衰，不得拘天气之寒热。天气之寒热伤人，必因其人阴阳之多少，元气之虚实为轻重，不全凭时令之阴阳为转移也。所以仲景制方，全以平脉辨症为急务，不拘于受病之因，不拘于发病之时为施治。如夏月盛暑而伤寒吐利，多有用姜、附、吴萸而始效，隆冬严寒而病温，多有用石膏、硝、黄而热乃解者。今谓麻、桂二汤只宜于冬月之正伤寒，而三时不可轻用，其失岂不多乎？夫开口言伤寒，动手反用寒凉克伐之剂，曷不于伤寒二字顾名思义耶？寒伤于表，法当温散；寒伤于里，法当温补。仲景治伤寒，只有温散、温补二法。其清火、凉解、吐下等法，正为温暑时疫而设，所以治热，非以治寒，治热淫于内，非治寒伤于表也。[①]今伤寒家皆曰仲景治温治暑，必另有法治，今遗失而无。惟伤寒只有汗、吐、下三法，将温补正法，置之不用，反曰治伤寒无补法。于是人伤于天地之寒者轻，伤于医师之法者重；死于饮食之内伤者少，死于寒药之内伤者多耳。

①【医理探微】
伤于寒者治其寒，伤于热者治其热。若伤于寒而变为热者，又当治其热。

温暑指归第五

《内经》论伤寒而反发热者有三义：有当时急发者,曰人伤于寒,则为病热也;有过时发热者,曰冬伤于寒,春必病温也;有随时易名者,曰凡病伤寒而成温者,先夏至日为病温,后夏至日为病暑也。夫病温、病暑,当时即病者不必论,凡病伤寒而成者,其病虽由于冬时之伤寒,而根实种于其人之郁火。《内经》曰："藏于精者,春不病温。"此明冬伤于寒,春必病温之源。先夏至日为病温,后夏至日为病暑,申明冬不藏精,夏亦病温之故^①。夫人伤于寒,则为病热,其恒耳。此至春夏而病者,以其人肾阳有余,好行淫欲,不避寒冷,虽外伤于寒,而阳气足以御之。但知身着寒,而不为寒所病。然表寒虽不得内侵,而虚阳亦不得外散,乃下陷入阴中。故身不知热,而亦不发热,所云阳病者,上行极而下也。冬时行收藏之令,阳不遽发,寒愈久则阳愈匿,阳日盛则阴愈虚。若寒日少而蓄热浅,则阳火应春气而病温;寒日多而郁热深,则阴火应夏气而病暑。此阴消阳长,从内而达于外也。叔和不知此义,谓寒毒藏于肌肤,至春变为温病,至夏变为暑病。夫寒伤于表,得热则散,何以能藏? 设无热以御之,必深入脏腑,何以只藏于肌肤? 且能藏者不能变,何以时换而变其所藏乎? 不知原其人之自伤,而但咎其时之外伤;只知伤寒之因,不究热伤其本;妄拟寒毒之能变热,不知内陷之阳邪,发现其本来之面目也。又谓辛苦之人,春夏多温热病者,皆因冬时触寒所致,而非时行之气。不知辛苦之人动摇筋骨,凡动则为阳,往往触寒即散,或因饥寒而病者有之,或因劳倦而发热者有之。故春夏之时,辛苦之人,因虚而

①【注文浅释】
柯氏以正邪两方面分析较之单纯以邪气的解释更正确全面。

①【注文浅释】
《伤寒论注·伤寒总论》：(太阳病,发热而渴,不恶寒者,为温病)"太阳病而渴,是兼少阴矣。然太、少两感者,必恶寒而且烦满。今不烦满,则不涉少阴。反不恶寒,则非伤寒而为温病矣。温病内外皆热,所以别于中风、伤寒之恶寒发热也。此条不是发明《内经》'冬伤于寒,春必病温'之义,乃概言太阳温病之症如此,若以春温释之,失仲景之旨矣。"与此对比,很明显,柯注"太阳病,发热而渴,不恶寒者,为温病"前后观点相反。前者明言病"不涉少阴","非冬伤于寒,春必病温";而此处则强调"见少阴之渴",是"春夏之温热,由冬时触寒所致者"。

②【注文浅释】
薮：物类聚集的场所。

感时行之气者不少矣。若夫春夏之温热,由冬时触寒所致者,偏在饱暖淫欲之人,不知持满,醉以入房,以欲绝其精,以耗散其真,阳强不能密,精失守而阴虚,故遗祸至于春夏也。《内经》论温之脉症治法甚详,学者多不得其要领,仲景独挈"发热而渴,不恶寒"为提纲,洞悉温病之底蕴,合《内经》冬不藏精之旨矣。热病以口燥舌干而渴属少阴,少阴者,封蛰之本,精之处也。少阴之表,名曰太阳,太阳根起于至阴,名曰阴中之阳,故太阳病当恶寒。此发热而不恶寒,是阳中无阴矣。而即见少阴之渴,太阳之根本悉露矣。于此见逆冬气,则少阴不藏,肾气独沉,孤阳无附,而发为温病也①。温病症治,散见六经,请类推之。如伤寒发热不渴,服汤已渴者,是伤寒温病之关也。寒去而热罢,即伤寒欲解症,寒去而热不解,是温病发见矣。如服桂枝汤大汗出后,大烦渴不解,脉洪大者,即是温势猖獗。用白虎加人参,预保元气于清火之时,是凡病伤寒而成温者之正治法也。因所伤之寒邪,随大汗而解,所成之温邪,随大汗而发,焉得无虚？设不加参,则热邪因白虎而解,安保寒邪不因白虎而来乎？是伤者当补,治病必求其本耳。如服柴胡汤已渴者,属阳明也,以法治之。夫柴胡汤有参、甘、芩、枣,皆生津之品,服已反渴,是微寒之剂,不足以解温邪,少阳相火,宜起阳明也。是当用白虎加人参法。若柴胡加人参法,非其治矣。夫相火寄甲乙之间,故肝胆为发温之源,肠胃为市,故阳明为成温之薮②。阳明始虽恶寒,二日即止,即不恶寒而反恶热,此亦病伤寒而成温之一征也。若夫温热不因伤寒而致者,只须扶阴抑阳,不必补中益气矣。且温邪有浅深,治法有轻重。如阳明病,脉浮发热,渴欲饮水,小便不利者,猪苓汤主之。瘀热在里不得越,身体发黄,渴欲饮水,小便不利者,茵陈汤主之。少阴病,得之二三日,口燥咽干者,大承气汤急下之。厥阴病,下利欲饮水者,白头翁汤主之。此仲景治温之大略也。夫温与暑,偶感天气而病者轻,因不藏精者此为自伤,其病重。若再感风土之异气,此三气相合而成瘟疫也。温热利害,只在一人;瘟疫移害,祸延邻里。今人不分温热瘟疫,浑名温病,令人恶闻而讳言之,因于辞之害义矣。吴又可①《瘟疫论》,程郊倩②《热病注》,俱有至理可传,愚不复赘。

痉湿异同第六

六气为病,皆能发热。然寒与热相因,暑与湿相从,独燥与湿相反。风寒温暑皆因天气,而湿病多得之地气,燥病多得之内因,此病因之殊同也。《内经》病机十九条,其分属六气者,火居其八,风寒湿各居其一,燥症独无。若诸痉项强,皆属于湿,愚尝疑其属燥。今本论有痉、湿之分,又曰:"太阳病发汗太多,因致痉,"则痉之属燥无疑也。夫痉以状命名,因血虚而筋急耳。六气为患,皆足以致痉,然不热则不燥,不燥则不成痉矣。六经皆有痉病,须审部位以别之。身以后者属太阳,则凡头项强急,项背几几,脊强反张,腰似折,髀不可以曲,腘如结,皆其症也。身之前者属阳明,头面动摇,口噤齿龄③,缺盆纽痛,脚挛急,皆其症也。身之侧者属少阳,口眼㖞斜,手足牵引,两胁拘急,半身不遂,皆其症也。若腹内拘急,因吐利而四肢拘急,是太阴痉。恶寒蹉卧,尻以代踵,脊以代头,俯而不能仰者,是少阴痉。睾丸上升,宗筋下注,少腹里急,阴中拘挛,膝胫拘急者,厥阴痉也。若痉之挟风寒者,其症发热无汗而恶寒,气上冲胸而小便少,其脉必坚紧,其状必强直而口噤,此得之天气,《内经》所云"诸暴强直,皆属于风"者是也。其势勇猛,故曰刚痉。病因外来,当逐邪而解外。痉有挟本邪而为患者,其邪从内出,故发热汗出而不恶寒,其脉沉迟,其状则项背强几几,此得之地气,《内经》云"诸痉项强,皆属于湿"者是也。其势弱爽,故名柔痉。病因于内,当滋阴以和内。要知属风之痉,不因风而因热;属湿之痉,不因湿而因燥。治风君葛根,治湿君栝蒌根者,非以治风,实以生津,非以治湿,实以润燥耳。夫痉之始也,本非正病,必夹杂于他病之中。人之病此者,世医悉指为风,所以不明其理。善医者,必于他症中审察而预防之。如头项强痛,即痉之一端,是太阳之血虚,故筋急也。今人但知风寒,不惜津液,所以发汗太多,因致痉者多矣。夫痉之征,本有由来,一经妄治,即奇形毕现。项背强几几,是痉之征兆,故用葛根;身体强,是痉状已著,故用栝蒌根;卧不着席,脚挛急,口噤齿齘,是痉之极甚,故用大黄、芒硝。无非取多津多液之品,以滋养阴血,不得与当汗不汗者同例也。观伤寒脉浮,自汗心烦恶寒,而见脚挛急,是痉势已成,便当滋阴存液,不得仍作伤寒主治。故与桂枝汤则厥,与芍药甘草汤,其脚即伸,此明验矣。第以表症未除,不得用承气,若谵语者,少与调胃承气,是又与不着席者与大承气汤同一机彀[①]也。凡痉之为病,因外邪伤筋者少,因血虚筋急者多。如误作风治,用辛散以助阳,则真阴愈虚,用燥剂以驱风,则血液愈涸。故痉得之暴起者少,妄治而致者多。虚而不补,不死何待?非参、芪、归、地,调治营卫,未易平痉而奏捷也。

《内经》曰:"诸湿肿满,皆属于脾。"又曰:"湿胜则濡泄。"此指湿伤于内者言也。又曰:"地之湿气,感则害人皮肉筋骨。"又曰:"因于湿,首如裹。"此指湿伤于外者言

①【注文浅释】
机彀:比喻用药的精细巧妙。

也。若湿而兼热，则大筋软短而为拘，小筋弛长而为痿，即柔痓之变见矣。阳明篇有湿热发黄之症，叔和不为别论，独取太阳之风湿相搏者，尚遗数条，亦搜采之疏失也。《内经》曰："身半以上者，风中之也；身半以下者，湿中之也。中阳则溜于经，中阴则溜于府。"又曰："阳受风气，阴受湿气。故伤于风者，上先受之；伤于湿者，下先受之。"皆风湿对言，本论则风湿合言也。风湿相合，则阴阳相搏，上下内外交病矣。所以身体烦疼，不能转侧，骨节掣痛，不能屈伸，小便不利，大便反快也。《内经》曰："风湿之伤人也，血气与邪并客于分腠之间，其脉坚大，故曰实；寒湿之中人也，皮肤不收，肌肉坚固，营血涩，卫气去，故曰虚。"此又以湿家虚实，因风寒而分也。本论伤寒发汗，寒湿在里不解，身目为黄，与阳明之热不得越，瘀热在里，身体发黄者，当下不当下，亦以寒湿湿热分虚实矣。《内经》以风寒湿三气合而成痹，本论又合风寒湿热四气而名湿痹，当知痹与痓，皆由湿变。夫同一湿也，湿去燥极则为痓，久留而着则为痹。痹为实，痓为虚，痓痹异形，虚实亦殊。固不得妄以痓属风，亦不得因于湿，而竟视痓为湿矣。

平脉准绳第七

上古以三部九候①决死生，是遍求法；以人迎、寸口、跗阳辨吉凶，是扼要法。自难经独取寸口之说行，人迎、跗阳不参矣。气口成寸，为脉之大会，死生吉凶系之焉，今所传者只此耳。自有《脉经》以来，诸家继起，各以脉名取胜，泛而不切，漫无指归。夫在诊法取其约，于脉名取

① 【注文浅释】
《素问·三部九候论》："人有三部，部有本候……有下部，有中部，有上部……三候者，有天有地有人也。上部天，两额之动脉；上部地，两颊之动脉；上部人，耳前之动脉。中部天，手太阴也；中部地，手阳明也；中部人，手少阴也。下部天，足厥阴也；下部地，足少阴也，下部人，足太阴也……"具体部位对应：太阳穴动脉，候头部病变；耳门穴动脉，候耳目病变；地仓、大迎穴动脉，候口齿病变；寸口穴动脉，候肺；神门穴动脉，候心；合谷穴动脉，候胸中；五里穴（妇女太冲穴）动脉，候肝；箕门穴动脉，候脾；冲阳穴动脉，候胃气；太溪穴动脉，候肾。

①【注文浅释】
此语出自"伤寒卒病论集"。一般认为"伤寒卒病论集"是张仲景所作,现代一些教材直接将"伤寒卒病论集"改为"张仲景原序"。

其繁,此仲景所云"驰竞浮华,不固根本"①者是也。仲景立法,只在脉之体用上推求,不在脉之名目上分疏。故以阴阳为体,则以浮、大、动、滑、数为阳之用,沉、涩、弱、弦、迟为阴之用;以表里为体,则以浮为表用,沉为里用;以脏腑为体,则以数为腑用,迟为脏用。如以浮沉为体,则以浮、沉中各有迟、数为用。以浮为体,则以大、动、滑、数为用之常,涩、弱、弦、迟为用之变;以沉为体,则以涩、弱、弦、迟为用之常,大、动、滑、数为用之变。体用之间,见脉之变化,而致病之因,与病情之虚实、病机之转移,亦随之而见,全在诊者指法之巧,与看法之细耳。脉理浩繁,大纲不外名阳名阴之十种。阴阳两分,自成对峙,阴阳配偶,惟见五端。浮、沉是脉体,大、弱是脉势,滑、涩是脉气,动、弦是脉形,迟、数是脉息,不得概以脉象视之也。脉有对看法,有正看法,有反看法,有平看法,有侧看法,有彻底看法。如有浮即有沉,有大即有弱,有滑即有涩,有数即有迟。合之于病,则浮为在表,沉为在里,大为有余,弱为不足,滑为血多,涩为气少,动为搏阳,弦为搏阴,数为在腑,迟为在脏,此对看法也。如浮、大、动、数、滑脉气之有余者为阳,当知其中有阳胜阴病之机;沉、涩、弱、弦、迟脉气之不足者为阴,当知其中有阴胜阳病之机。此正看法也。夫阴阳之转旋也,有余而往,不足随之,不足而往,有余从之。故其始也,为浮、为大、为滑、为动、为数;其继也,反沉、反弱、反涩、反弦、反迟。此是阳消阴长之机,其病为进。其始也,为沉、为弱、为涩、为弦、为迟;其继也,微浮、微大、微滑、微动、微数,此是阳进阴退之机,皆病为欲愈。此反看法也。浮为阳,如更兼大、动、滑、数之阳脉,是为纯阳,必阳盛阴虚之病矣;沉为阴,而更兼弱、涩、弦、迟之阴脉,是为重阴,必阴盛阳虚之病矣。

此为平看法。如浮而弱、浮而涩、浮而弦、浮而迟者,此阳中有阴,其人阳虚而阴脉伏于阳脉中也,将有亡阳之变,当以扶阳为急务矣;如沉而大、沉而滑、沉而动、沉而数者,此阴中有阳,其人阴虚而阳邪下陷于阴脉中也,将有阴竭之患,当以存阴为深虑矣。此为侧看法。如浮、大、动、滑、数之脉体虽不变,始为有力之阳强,终为无力之阳微,知阳将绝矣;沉、涩、弱、弦、迟之脉,虽喜变而为阳,如急见浮、大、动、滑、数之状,是阴极似阳,知反照之不长,余烬之易灭也。是为彻底看法。更有真阴真阳看法,如凡阴病见阳脉者生,阳病见阴脉者死也。成注^①只据伤寒立言,观凡字则知脉法不专为伤寒设,亦不是承接上文扩充之,见仲景活法矣。脉以胃气为本,玩名阳名阴,见此等脉状,尚是阴阳之名,而非阴阳之实。因胃气稍虚,则阴阳偏重,较之平脉,有余名阳,不足名阴耳。此阳病兼外伤六气言,阴病兼内伤精气言,若专指伤寒之阴症阳症,则浅矣。阳脉指胃脘之真阳,《内经》所谓二十五阳者是也。阴病见阳脉,是胃气来复,五脏冲和之气发见,故主生,《内经》所云"别于阳者,知病起时"也。阴脉指五脏之真阴,因胃脘之阳,不至于手太阴,五脏之真阴来见也。阳病见阴脉,是脉无胃气,故主死,《内经》所谓"别于阴者,如死生之期"也。要见沉、涩、弱、弦、迟,是病脉不是死脉,其见于阳病最多。阳病见浮、大、动、数、滑不休,即是死脉;阴病见浮、大、动、数、滑之脉,多阴极似阳,未必即可生之机也。若真脏脉至,如肝脉之中外急,心脉坚而搏,肺脉浮而大,肾脉如弹石,脾脉如距喙,皆反见有余之象,岂可以阳脉名之?《经》曰:"邪气来也,紧而疾;谷气来也,徐而和。"则又不得以迟数论阴阳矣。仲景表里脏腑之法,则又以浮沉迟数为大纲。浮沉是审起伏,迟数是

① 【注文浅释】
成注:成无己给《伤寒论》所作的注解。

察至数，浮沉之间，迟数寓焉。凡脉之不浮不沉而在中，不迟不数而五至者，谓之平脉，是有胃气。可以神求，不可以象求。若一见浮沉迟数之象，斯为病脉。浮沉迟数，本不以表里脏腑分，今既有阴阳之可名，即以阳表阴里、腑阳脏阴，定其为病所在耳。试观脉之浮为在表，应病亦为在表。然脉浮亦有里症，或表邪初陷，或里邪欲出，究竟不离于表，故主表其大纲也。沉为在里，应病亦为在里。然脉沉亦有表症，或阳病见阴而危，或阴出之阳而愈，究竟病根于里，故主里，其大纲也。数阳主热①，而数有浮沉，浮数应表热，沉数应里热，虽数脉多有病在脏者，然其由必自腑。盖六腑为阳，阳脉萦其腑，故主腑，其大纲也。迟为阴，阴主寒，而迟亦有浮沉，浮迟应表寒，沉迟应里寒，虽迟脉多有病在腑者，然其根必自脏。盖五脏为阴，阴脉萦其脏，故主脏，其大纲也。脉状种种，总括于浮沉迟数。然四者之中，又以独见为准则，独见何部，即以其部定表里脏腑之所在，病无遁情矣。然阴阳之十脉，表里脏腑之四诊，皆指脉之体用而言。而诊法之体用，则又以病为体，而脉为用。请以浮脉言之，其他可类推。如脉浮者病在表，则必有发热恶寒之表症。然浮有不同，有但浮者，其三部皆同，无息数，无迟数，其气象亦滑、涩、动、弦、大、小，此太阳之脉体然也。因风寒在表，而脉阳之阳御之，内无太过不及之病，故见此象。此病脉中之平脉，故可用麻黄汤发汗而烦解，然此脉不可多得。所以发热即有发热之脉象，恶寒即有恶寒之脉象。如寸口脉浮而紧，是浮为风象，紧为寒象也。此为阳中有阴，乃阳之变见矣。然寒不协风，则玄府不开，寒在皮毛。卫气足以卫外而为固，虽受寒而不伤，寒去而身自和矣。若风不夹寒，但能鼓动卫气，使元府不闭，皮肤受邪，肺气不清而

①【注文浅释】
数阳主热：数是阳脉，是热病之脉。

已,不能深入于营,而发热恶寒,头项骨节俱痛。唯风挟寒邪,其势始猛,此风则伤卫,寒则伤营,初非有二义也。卫气不能卫外,反内扰营气而为烦;营气不得交通,内迫于骨节而作痛。营卫俱病,发热所由来耳。如脉浮而数,为阳中见阳,是阳脉之正局,然不得认为阳脉有余,实因阳气不足,反见有余之象也。夫脉为血府,实由气行,长则气治,短则气病。弦脉象长,数脉象短。脉数因于气之不足,则数为虚可知。风为阳邪,风则为热,虚为阴邪,虚则为寒。虚寒相搏于营卫,卫气不足以御之,此恶寒所由来也。上条阳中有阴,而反征其发热,此条阳中见阳,而反征其恶寒,是互文以见义。此二条皆当发汗,而与但浮者不同。故又云:"脉浮紧者,法当身疼痛,宜以汗解之。假令尺中迟,不可发汗,以营气不足,血少故也。"可知用麻黄汤不专治寒伤营者,皆仲景法矣。又云:"脉浮数者,法当汗出愈。若尺中脉微,此里虚不可发汗。"则又见脉浮数者,不得竟用麻黄汤。又云:"伤寒解,半日许,复烦,脉浮数者,可更发汗,宜桂枝汤。"则所云须表里实,津液自和,便自汗出愈者,为歠①稀热粥示法耳。夫人之尺脉,如树之有根,不拘浮数浮紧,皆据尺脉以审虚实,此又仲景为浮为在表之注疏矣。十脉中无紧脉,紧即弦之转旋。当知按之不移,是静为阴之体;转旋无常,是动为阳之用。故浮中见紧者,系在中风,与伤寒之阴阳俱紧者殊矣。紧又与数相似,紧见于法象,数见于至数。然紧以气来之长,反得为阴中有阳之实脉;数以气来之短,反得为阳中有阴之虚脉也。若脉浮而大,是阳中见阳,此两阳合明之脉。然脉不遽大,必至三四日乃大,是阳明内热外见之脉,此浮不得仍为在表。当知大为病进,故见心下反硬,即攻之不令发汗耳。若浮脉而迟,面热赤而战栗者,是阳

①【注文浅释】
歠:吃,喝。

①【注文浅释】

迟为在脏：脏病多见迟缓脉。

中见阴，故面见假热，而身见真寒。此因迟为在脏①，故无阳不能作汗，而浮为在表，则又当用渍形为汗之法矣。迟因浮而从表，浮因大而从里，浮无数而反虚，紧入浮而成实，则表里脏腑阴阳虚实之间，悉属定不定法也。

伤寒论翼

太阳病解第一

仲景六经各有提纲一条,犹大将立旗鼓使人知有所向,故必择本经至当之脉症而标之。读书者须谨记提纲以审病之所在。然提纲可见者只是正面,读者又要看出底板,再细玩其四旁,参透其隐曲,则良法美意始得了然。如太阳提纲提出,"脉浮,头项强痛,恶寒"八字,是太阳受病之正面。读者要知三阳之脉俱浮,三阳俱有头痛症,六经受寒俱各恶寒,惟头项强痛,是太阳所独也。故见头连项强痛,知是太阳受病。盖太阳为诸阳主气,头为诸阳之会,项为太阳之会故也。如脉浮,恶寒发热,而头不痛,项不强,便知非太阳病。如头但痛不及于项,亦非太阳定局。如头项强痛反不恶寒,脉反沉,不可谓非太阳病。或温邪内发,或吐后内烦,或湿流关节,或病关少阴,法当救里者也。因当浮不浮,当恶不恶,故谓之反,所谓看出底板法者以此。前辈以一日太阳,二日阳明,七日复传之说拘之,故至今不识仲景所称之太阳病。

太阳病有身痛、身重、腰痛、骨节疼痛、鼻鸣干呕、呕逆、烦躁、胸满、背强、咳喝[1]、汗出恶风、无汗而喘等症,仲景以其或然或否,不可拘定,故散见诸节,而不入提纲。

[1]【注文浅释】
喝:此为渴之误。口渴是小青龙汤证或然证。

又太阳为巨阳，阳病必发热，提纲亦不言及者，以初受病者，或未发热故也。其精细如此。故诊者于头项强痛，必须理会此等兼症，更细审其恶风恶寒之病情，有汗无汗之病机，已发热未发热之病势，以探其表里之虚实，是从旁细看法也。即于此处辨其有汗为桂枝症，无汗为麻黄症，无汗烦躁是大青龙症，干呕发热而咳是小青龙症，项背强几几是葛根症，用之恰当，效如桴鼓^①。前辈以桂枝主风伤卫，麻黄主寒伤营，大青龙主伤寒见风，中风见寒分三纲鼎立之说以拘之，所以埋没仲景心法，又败坏仲景正法。

脉浮，只讲得脉体之正面，诊者当于浮中审其强、弱、迟、数、紧、缓、滑、涩、弦、芤。故太阳一症，有但浮、浮弱、浮缓、浮迟、浮数等脉，散见于诸条。或阳浮而阴弱，或阴阳俱紧，或阴阳俱浮，或尺中迟，或尺中脉微，或寸缓、关浮、尺弱，必体认以消息^②其里之虚实，是从中索隐法。若谓脉紧是伤寒，脉缓是中风，脉紧有汗是中风见寒，脉缓无汗是伤寒见风，夫既有伤寒中风之别，更有伤寒中风之浑，使人无下手处矣，岂可为法乎？凡见脉浮迟、浮弱者用桂枝，浮紧、浮数者用麻黄，不必于风寒之分，但从脉之虚实而施治，是仲景治法，亦是仲景定法。今伤寒书皆以膀胱为太阳，故有传足不传手之谬。不知仲景书，只宗阴阳大法，不拘阴阳之经络也。夫阴阳散^③之可千，推之可万。心为阳中之太阳，故更称巨阳以尊之。又中身以上，名曰广明，太阳之前，名曰阳明，广明亦君主之尊称。广明居阳明之上，故六经分位，首太阳，次阳明。又腰以上为阳，膀胱位列下焦之极底，其经名为足太阳，以手足阴阳论，实阴中之少阳耳。以六府为阳论，与小肠之太阳，同为受盛之器耳，不得混膈膜之上为父之太阳也。仲景以心为太阳，故得外统一身之气血，内行五脏六腑之经隧^①。若膀胱为州都之官，所藏精液必待上焦之气化而后能出，何能外司营卫而为诸阳主气哉？岐伯曰："圣人面南而立，前曰广明，后曰太冲，太冲之地，名曰少阴。"是心肾为一身之大表里也。膀胱与肾为表里，第足经相络之一义也。且表里亦何常之有？如太阳与少阳并病，刺肺俞、肝俞，岂非以肝居胆外，焉为少阳之表，肺居心外，为太阳之表耶？少阴病，一身手足尽热，以热在膀胱必便血。夫在膀胱而仍称少阴病，是知膀胱属腰以下之阴，得为少阴之府，不得为六经之太阳，故不称太阳病。又太阳不解，热结膀胱，其人如狂，以太阳随经瘀热在里，热在下焦，下血乃愈。盖太阳位最高，故太阳病以头项强痛为提纲。此云热结下焦，是太阳阳邪下陷之变症也。其云随经，云在里，是知膀胱属在下焦，为太阳之根底，而非主表之太阳；为太阳之经隧，而非太阳之都会；为太阳主血之里，非诸阳主气之太阳也明矣。

　　伤寒最多心病，以心当太阳之位也。心为君主，寒为贼邪，君火不足，寒邪得以伤之，所以名为大病。今伤寒家反以太阳为寒水之经，是拘于膀胱为水府，因有以寒召寒之说，而不审寒邪犯心，水来克火之义矣。夫人伤于寒，热虽甚不死者，以寒所在，是邪之所留，热之所在，是心所主也。如初服桂枝而反烦，解半日许而复烦，大青龙之烦躁，小青龙之水气，十枣汤之心下痞硬，白虎五苓之燥渴心烦，皆心病也。若妄治后，叉手冒心，恍惚心乱，心下逆满，往往关心，是心病为太阳本病也。然心为一身之主，六经皆能病及。故阳明有愦愦、怵惕、懊憹等症，少阳有烦悸、支结等症，太阴之暴烦，少阴之心中温温欲吐，厥阴之气上冲心、心中疼热皆心病也。何前辈有伤足不伤

①【注文浅释】
经，通"径"。隧，隧道。

手之说？夫心主营，肺主卫，风寒来伤营卫，即是手经始。且大肠接胃，俱称阳明，小肠通膀胱，俱称太阳，伤则俱伤，何分手足？如大便硬是大肠病，岂专指胃言？小便不利，亦是小肠病，岂独指膀胱？且汗为心液，如汗多亡阳，岂独亡坎中之阳，而不涉离中之阳耶？因不明仲景六经，故有传经之妄耳。

人皆知太阳经络行于背，而不知背为太阳之所主；竟言太阳主营卫，而不究营卫之所自；只知太阳主表，而不知太阳实根于里；知膀胱为太阳之里，而不知心肺是为太阳之里。因不明《内经》之阴阳，所以不知太阳之地面耳①。《内经》以背为阳，腹为阴，五脏以心肺为阳，而属于背，故仲景以胸中心下属三阳；肝脾肾为阴，而属于腹，故仲景以腹中之症属三阴。此阴阳内外相输之义也。营卫行于表，而发源于心肺，故太阳病则营卫病，营卫病则心肺病矣。心病则恶寒，肺病则发热，心病则烦，肺病则喘。桂枝疗寒，芍药止烦，麻黄散热，杏仁除喘。所以和营者，正所以宁心也；所以调卫者，正所以保肺也。麻、桂二方，便是调和内外表里两解之剂矣。如大青龙用石膏以治烦躁，小青龙用五味、干姜以除咳嗽，皆于表剂中即兼治里。后人妄谓仲景方治表而不及里，曷不于药性一思之？

太阳主表，为心君之藩篱②，犹京师之有边关也。风寒初感，先入太阳之界，惟以得汗为急务，得汗而解，犹边关之有备也。必发汗而解，是君主之令行也。若发汗而汗不出，与发汗而仍不解，是君主之令不行也。夫汗为心之液，本水之气，在伤寒为天时寒水之气，在人身为皮肤寒湿之气，在发汗为君主阳和之气。君火之阳内发，寒水之邪外散矣，故治太阳伤寒以发汗为第一义。若君火不足，则肾液之输于心下者，不能入心为汗，又不能下输膀胱,所以心下有水气也,故利水是治伤寒之第二义。若君火太盛,有烦躁消渴等症,恐不戢而自焚,故清火是太阳伤寒之反治法。若君火衰微不足以自守,风寒内侵于脏腑,必扶阳以御之,故温补是太阳伤寒之从治法。其他救弊诸法,种种不同,大法不外乎此。

发汗、利水,是治太阳两大法门。发汗分形层之次第,利水定三焦之高下,皆所以化太阳之气也。发汗有五法:麻黄汤汗在皮肤,是发散外感之寒气;桂枝汤汗在经络,是疏通血脉之精气;葛根汤汗在肌肉,是升提津液之清气;大青龙汗在胸中,是解散内扰之阳气;小青龙汗在心下,是驱逐内蓄之水气。其治水有三法:干呕而咳,水入即吐,是水气在上焦,在上者汗而发之,小青龙、五苓散是也;心下痞硬,硬满而痛,是水气在中焦,中满者泻之于内,十枣汤、大陷胸是也;热入膀胱,小便不利,是水气在下焦,在下者引而竭之,桂枝去桂加苓术是也。

太阳之根,即是少阴。紧则为寒,本少阴脉。太阳病而脉紧者,必无汗。此虽太阳能卫外而为固,令汗不出,亦赖少阴能藏精而为守,故不得有汗也。人但知其为表实,而不知其里亦实,故可用麻黄汤而无患。若脉阴阳俱紧而反汗出者,是阳不固而阴不守,虽称亡阳而阴不独存。曰此属少阴者,是指太阳转属少阴,而非少阴本病。

太阳阳虚,不能主外,内伤真阴之气,便露出少阴底板。少阴阴虚,不能主内,外伤太阳之气,便假借太阳之面目。所以太阳病而脉反沉,用四逆以急救其里,少阴病而表反热,用麻、辛以微解其表。此表里雌雄相应之机也。[1]

伤寒一日,太阳受之,即见烦躁是阳气外发之机。六七日乃阴阳自和之际,反见躁烦,是阳邪内陷之兆。所云

①【注文浅释】

此处之意,可见仲景原文有:"病发热头痛,脉反沉,若不差,身体疼痛,当救其里。四逆汤方"和"少阴病,始得之,反发热,脉沉者,麻黄细辛附子汤主之"。

阳去入阴者,指阳邪下陷言,非专指阴经也。或入太阳之府而热结膀胱,或入阳明之府而胃中干燥,或入少阳之府而胁下硬满,或入太阴而暴烦下利,或入少阴而口舌干燥,或入厥阴而心中疼热,皆入阴之谓。后人惑于传经之谬,因不知有入阴、转属等义矣。

阳明病解第二

　　按阳明提纲,以里症为主。虽有表症,仲景意不在表,为有诸中而形诸外也。或兼经病,仲景意不在经,为标在经而根于胃也[①]。太阴阳明同处中州,而太阴为开,阳明为阖也。故阳明必以阖病为主,不大便固阖也,不小便亦阖也,不能食,食难用饱,初欲食反不能食,皆阖也。自汗盗汗,表开而里阖也。反无汗,内外皆阖也。种种阖病,或然或否,故提纲独以胃实为主。胃实不竟指燥粪坚硬,只对下利言,下利是胃家不实矣。故汗出解后,胃中不和而下利者,不称阳明病。如胃中虚而不下利者,便属阳明,即初硬后溏,水谷不别,虽死而不下利者,总为阳明病也。盖阳明太阴,同为仓廪之官,而所司各别。胃司纳,故以阳明主实;脾司输,故太阴主利。同一胃病,而分治如此,是二经所由分也。按阳明为传化之府,当更实更虚,食入胃实而肠虚,食下肠实而胃虚,若但实不虚,斯阳明病根矣。胃实不是阳明病,而阳明之为病,悉从胃实上得来,故以胃家实为阳明一经总纲也。然致实之由,最宜详审,有实于未病之先者,有实于得病之后者,有风寒外束,热不得越而实者,有妄吐、汗、下,重亡津液而实者,有从本经热盛而实者,有从他经热盛转属而实者。此只举其病根在实,勿得即以胃实为可下之症。

身热汗自出，不恶寒反恶热，是阳明表症之提纲。故胃中虚冷，亦得称阳明病，因其表症如此也①。然此为内热发外之表，非中风伤寒之表。此时表寒已散，故不恶寒；里热闭结，故反恶热。只因有胃家实之病根，即见此身热自汗之外症，不恶寒反恶热之病情。然此但言病机发见，非即可下之症也，必谵语、潮热、烦躁、胀痛，诸症兼见，才可下耳。

太阳总纲示人以正面，阳明总纲反示人以底板。其正面与太阳之表同，又当看出阳明之表与太阳不同矣。如阳明病，脉迟汗出多，微恶寒者，是阳明之桂枝症；阳明病，脉浮无汗而喘者，是阳明之麻黄症。本论云"病得之一日，不发热而恶寒"者，即此是也。后人见太阳已得此脉症，便道阳明不应有此脉症，故有尚在太阳将入阳明之说。不知仲景书，多有本条不见，而他条中发见者，若始虽恶寒与反无汗等句是也。以阳明表症本自汗出不恶寒，故加"虽、反"字耳。有本经未宣而他经发见者，若太阳之头项强痛、少阳之脉弦细者是也。若头痛而项不强，脉大而不弦细，便是阳明之表矣。太阳行身之后，阳明行身之前，所受风寒，俱在营卫之表。太阳营卫有虚实，阳明营卫亦有虚实。虚则桂枝，实则麻黄，是仲景治表邪之定局也。仲景之方，因症而设，非因经而设，见此症便与此方，是仲景活法。后人妄以方分经络，非惟阳明不敢用二方，即太阳亦弃之久矣。阳明之表有二：有外邪初伤之表，有内热达外之表。外邪之表，只在一二日间，其症微恶寒汗出多，或无汗而喘者是也。内热之表，在一二日后，其症身热汗自出，不恶寒反恶热是也。表因风寒外束，故仲景亦用麻、桂二汤汗之；表因内热外发，故仲景更制栀豉汤，因其势而吐之。后人认不出阳明表症，一二日

① 【医理探微】

"阳明病外证云何？答曰：身热，汗自出，不恶寒，反恶热也。"一般作阳明里热在体表的症状，若作阳明表症解亦可，但其病性为热而非寒。"胃中虚冷"不可能表现为"身热汗自出，不恶寒反恶热"，所以"胃中虚冷"可以称为阳明病，但与"身热汗自出，不恶寒反恶热，是阳明表症之提纲"不是因果关系。

既不敢用麻、桂，二三日后，又不知用栀豉。不识仲景治阳明之初法，所以废弃仲景之吐法，必待热深实极，始以白虎、承气投之，是养虎贻患也。六经伤寒，惟阳明最轻，以阳明为水谷之海，谷气足以胜邪气；阳明为十二经脉之长，血气足以御寒气；阳明寓两阳合明之地，阳气足以御阴气也。阳明阴邪一日恶寒与太阳同，二日便不恶寒反恶热。故《内经》曰："二日阳明受之。"以阳明之症在二日见，非谓阳明之病在太阳受交也。仲景曰："伤寒三日，阳明脉大。"要知阳明伤寒，在一日二日，即寒去热生，三日见阳明之大脉，则全无寒气，便是阳明病热，而非复前日之伤寒。始虽由于伤寒，今不得再称伤寒，以伤寒之剂治之矣。阳明之恶寒，二日自止，固与他经不同，其恶寒微，又不若太阳之甚。阳明在肌肉中蒸蒸发热，但热无寒，与太阳翕翕发热，寒束于皮毛之上者不同。阳明自汗，亦异于太阳中风之自汗。太阳虽自汗，而出之不利，有执持之意，故其状曰埶埶^①；阳明自汗，多有波澜摇动之状，故名曰濈濈^②。太阳之脉浮而紧者，热必不解；阳明病脉浮而紧者，必潮热。太阳脉但浮者，必无汗；阳明脉但浮者，必盗汗出。二经表症表脉不同如此。

今伤寒书，以头痛分三阳，阳明之头痛在额，理固然也。然阳明主里，头痛非其本症。《内经》曰："伤寒一日，巨阳受之，以其脉连风府，故头项痛。七日太阳病衰，头痛少愈也。二日阳明受之，其脉夹鼻络于目，故身热，目痛，鼻干不得眠。"是《内经》以头痛属太阳，不属阳明矣。仲景有阳明头痛二条：一曰阳明病，反无汗而小便利，二三日呕而咳，手足厥者，必苦头痛；若不咳不呕，手足不厥者，头不痛。此头痛在二三日，而不在得病之一日，且因于呕咳，而不因于外邪也。一曰伤寒不大便六七日，头痛身热者,与承气汤。此头痛反在太阳病衰时,而因于不大便,即《内经》所谓䐜胀而头痛,非因于风寒也。其中风伤寒诸条,俱不及头痛症,在阳明头痛,又与太阳迥别矣。

本论云:"阳明病,脉浮而紧,咽燥口苦,腹满而喘,发热汗出,不恶寒,反恶热,身重",此处当直接"栀子豉汤主之"句①。若发汗三段,因不用此方而妄治所致,仍当栀子豉汤主之。仲景但于结句一见,是省文法也。后人竟认栀子豉汤为汗下后救逆之剂。请问未汗下前,仲景何法以治之乎?要知咽燥口苦,腹满而喘,是阳明里热;发热汗出,不恶寒,反恶热,是阳明表热。因阳明之热自内达表,则里症为重,故此条序症,以里症列表症之前。任栀子以清里热,而表热亦解;用香豉以泻腹满,而身重亦除。后人不能于仲景书中寻出阳明之表,而遽引《内经·热病论》之"目痛鼻干不得卧"以当之;不得仲景阳明治表之法,妄用痘科中葛根升麻汤以主之。不知《内经》因论热病,而只发明阳明经病之一端,仲景立阳明一经,是该内外症治之主治又不知目痛鼻干是阳盛阴虚,法当滋阴清火,而反发阳明之汗,上而鼻衄,下而便难,是引邪入内矣。要知是风寒之表,则用麻桂而治。如是内热之表,即荆芥、薄荷,皆足亡津液而成胃实。是在用者何如耳。

治阳明之表热有三法:热在上焦用栀豉汤吐之,上焦得通,津液得下,胃家不实矣;热在中焦,用白虎汤清之,胃火得清,胃家不实矣;热陷下焦,用猪苓汤利之,火从下泄;胃家不实矣。要知阳明之治表热,即是预治其里,三方皆润剂,所以存津液而不令胃家实也。后人因循升麻葛根之谬,不察仲景治阳明表症之法。

太阳以心胸为里,故用辛甘发散之剂,助心胸之阳而开玄府之表,不得用苦寒之剂,以伤上焦之阳也,所以宜

① **【注文浅释】**

仲景原文载:"阳明病,脉浮而紧,咽燥口苦,腹满而喘,发热汗出,不恶寒,反恶热,身重。若发汗则躁,心愦愦反谵语,若加温针,必怵惕,烦躁不得眠,若下之,则胃中空虚,客气动膈,心中懊侬。舌上胎者。栀子豉汤主之。"柯注与仲景之意相通。

汗而不宜吐。阳明以心胸为表，当用酸苦涌泄之剂，引胃脘之阳而开胸中之表，不当用温散之剂，以伤中宫之津液也，故法当吐而不当汗。阳明当吐而反行汗、下、温针等法，以致心中愦愦、怵惕、懊憹、烦躁、谵语、舌苔等症，然不离阳明之表。太阳当汗而反吐，便见自汗出，不恶寒，饥不能食，朝食暮吐，不欲近衣，欲饮冷食等症，此为太阳转属阳明之表，皆是栀子豉汤症。盖阳明以胃实为里，不特发热、恶寒、汗出、身重、目痛、鼻干为之表，一切虚热，如口苦、咽干、舌苔、喘满、不得卧、消渴而小便不利，凡在胃之外者，悉属阳明之表。但除胃口之热，便解胃家之实，此栀子豉汤为阳明解表之圣剂矣。

按伤寒脉浮，自汗出，微恶寒，是阳明表症；心烦，小便数，脚挛急，是阳明里之表症。斯时用栀子豉汤吐之，则胃阳得升，恶寒自罢，心烦得止，汗自不出矣；上焦得通，津液得下，小便自利，其脚自伸。反用桂枝发表，所以亡阳，其咽中干、烦躁、吐逆，是栀子生姜豉汤症。只以亡阳而厥，急当回阳。其改用甘草干姜汤，阳复后，仍作芍药甘草以和阴，少与调胃承气以和里，皆因先时失用栀豉，如此挽回费力耳。[1]

按仲景云"病如桂枝症"，则便不得凿定为太阳中风。凡恶风、恶寒、发热而汗自出者，无论太阳、阳明、中风、伤寒，皆是桂枝症矣。太阳病，头项强痛，而此云头不痛、项不强，便非太阳症。《内经》曰："邪中于膺，则入阳明。"此云胸中痞硬，气上冲咽喉不得息，是阳明受病无疑也。虽外症像桂枝，而病在胸中，不在营卫，便不是桂枝症。故立瓜蒂散，所谓在上者因而越之也。此与前条本阳明病，仲景不冠于阳明者，以不关胃实，而未见不恶寒之病情耳。

上越、中清、下夺，是治阳明三大法；发汗、利小便，是

①【注文浅释】
仲景原文载："伤寒脉浮，自汗出，小便数，心烦，微恶寒，脚挛急，反与桂枝欲攻其表，此误也。得之便厥，咽中干，烦躁，吐逆者，作甘草干姜汤与之，以复其阳；若厥愈足温者，更作芍药甘草汤与之，其脚即伸；若胃气不和，谵语者，少与调胃承气汤；若重发汗，复加烧针者，四逆汤主之。"

阳明经两大禁。然于风寒初入阳明之表，即用麻黄、桂枝发汗者，以急于除热而存津液，与急下之法同。若脉浮烦渴，小便不利，用猪苓汤利小便者，亦以清火而存津液。而又曰汗多者，不可与猪苓汤。要知发汗利小便，是治阳明权巧法门，非正治法。

阳明之病在热实，宜无温补法矣，而食谷欲呕者，是胃口虚寒，故不主内热也。然胃口虽虚，胃中犹实，仍不失为阳明病。与吴茱萸汤散胃口之寒，上焦得通，津液得下，胃气因和，则温补又是阳明之从治法。若胃口虚热者，用白虎加参，是阳明又有凉补法也。此二义又是治阳明权巧法门。

本论云："伤寒三日，三阳为尽，三阴当受邪。其人反能食不呕，此为三阴不受邪矣。"盖阳明为三阴之表，故三阴皆看阳明之转旋。三阴之不受邪者，借胃为之蔽其外也。胃气和则能食不呕，故邪自解而三阴不病。胃阳虚，邪始得入三阴。故太阴受邪，腹满而吐，食不下；少阴受邪，欲吐不吐；厥阴受邪，饥不欲食，食即吐蛔。若胃阳亡，则水浆不入而死。要知三阴受邪，关系不在太阳少阳，而全在阳明。阳明以太阴为里，是指牝藏^①言；太阴亦以阳明为里，是指转属言也。肾者胃之关，水者土之贼，故三阴亦得以阳明为里。三阴为三阳之里，而三阴反得转属阳明为里，故三阴皆得从阳明而下，则阳明又是三阴经实邪之出路也。既为三阴之表以御邪，又为三阴之里以逐邪，阳明之关系三阴重矣。

①【注文浅释】
牝藏：即阴藏。

少阳病解第三

少阳处半表半里，司三焦相火之游行。仲景特揭口苦、咽干、目眩为提纲，是取病机立法矣。夫口、咽、目三者脏腑精气之总窍，与天地之气相通者也。不可谓之表，又不可谓之里，是表之入里，里之出表处，正所谓半表半里也。三者能开能阖，开之可见，阖之不见，恰合为枢之象。苦、干、眩者，皆相火上走空窍而为病，风寒杂病咸有之，所以为少阳一经总纲也。如曰两耳无闻，胸满而烦，只举得中风一症之半表半里。《内经》之胸胁痛而耳聋，只举得热症中之半表半里，故提纲不与焉。

少阳之表有二：脉弦细、头痛、发热，或呕而发热者，少阳伤寒也；耳聋、目赤、胁满而烦，少阳中风也。此少阳风寒之表，而非少阳之半表。阳明风寒之表，亦有麻、桂症。少阳风寒之表，既不得用麻、桂之汗，亦不得用瓜蒂、栀豉之吐。若发汗则谵语，吐、下则悸而惊，是少阳之和解，不特在半表而始宜也。少阳初感风寒，恶寒发热与太阳同，不得为半表。惟寒热不齐，各相回避，一往一来，势若两分，始得谓之半表耳。往来寒热有三义：少阳自受寒邪，阳气尚少，不能发热，至五六日郁热内发，始得与寒气相争，而往来寒热，一也；或太阳伤寒过五六日，阳气已衰，余邪未尽，转属少阳而往来寒热，二也；夫风为阳邪，少阳为风府，一中于风，便往来寒热，不必五六日而始见，三也。[①]

太阳之身寒在未发热时，如已发热，虽恶寒而身不再寒。阳明之身寒恶寒，只在初得之二日，至三日则恶寒自罢，便发热而反恶热。惟少阳之寒热有往而复来之异，寒来时便身寒恶寒而不恶热，热来时便身热恶热而不恶寒，与太阳之如疟，发热恶寒而不恶热，阳明之如疟，潮热恶热而不恶寒者，不侔也。盖以少阳为嫩阳，如日初出，寒留于半表者不遽散，热出于半里者未即舒，故见此象耳。

①【注文浅释】

仲景有言："血弱气尽，腠理开，邪气因入，与正气相搏，结于胁下。正邪分争，往来寒热，休作有时。"柯注"往来寒热有三义"，丰富了"往来寒热"的病理机制。

然寒为欲去之寒，热为新炽之热，寒固为虚寒，而热亦非实热，故小柴胡汤只治热而不治寒^①，预补其虚而不攻其实也。小柴胡为半表设，而其症皆属于里，盖表症既去其半，则病机偏于向里矣。惟寒热往来一症，尚为表邪未去，故独以柴胡一味主之，其他悉属里症药。凡里症属阳者多实热，属阴者多虚寒。而少阳为半里，偏于阳，偏于热，虽有虚有实，不尽属于虚也。仲景深以里虚为虑，故于半表未解时，便用人参以固里。寒热往来，病情见于外；苦、喜、不欲，病情得于内。看苦、喜、欲三字，非真呕、真满、不能饮食也；看往来二字，即见有不寒热时。寒热往来，胸胁苦满，是无形之表；心烦喜呕，默默不欲饮食，是无形之里。其或胸中烦而不呕，或渴、或腹中痛，或胁下痞硬，或心悸、小便不利，或咳者，此七症皆偏于里，惟微热为在表，皆属无形；惟痞硬为有形，皆风寒通症，惟胁下痞硬为少阳。总是气分为病，非有实热可据，故皆从半表半里之治法。

少阳为游部，其气游行三焦，循两胁，输腠理，是先天真元之气，所以谓之正气。正气虚，不足以固腠理，邪因腠理之开，得入少阳之部。少阳主胆，为中正之官，正气虽虚，不容邪气内犯，必与之相搏，搏而不胜，所以邪结胁下也。往来寒热，即邪正相争之象。更实更虚，所以休作有时。邪实正虚，所以默默不欲饮食。仲景于表症不用人参，此因正邪分争，正不胜邪，故用之扶元气，助正以却邪也。若外有微热而不往来寒热，是风寒之表未解，不可谓之半表，当小发汗，故去参加桂。心烦与咳，虽逆气有余而正气未虚，不可益气，故去人参。如太阳汗后身痛，而脉浮沉迟，与下后协热利而心下硬，是太阳之半表里症也。表虽不解，里气已虚，故参、桂兼用。是知仲景用参，

①【临证薪传】

小柴胡汤不仅扶正祛邪，也是寒温同用之剂，方中半夏、生姜皆是辛温药，人参、生姜、甘草近似理中汤，具有温中散寒的作用，所以小柴胡汤既治热，又治寒。

皆是预保元气耳。

更有脉症不合柴胡者，仍是柴胡症。本论云："伤寒五六日，头汗出，微恶寒，手足冷，心下满，口不欲食，大便硬，脉细者，此为阳微结，半在里半在表也。脉虽沉紧，不得为少阴病者，阴不得有汗，今头汗出，故可与小柴胡汤。"① 此条是少阴阳明并病，而脉症俱是少阴。五六日又少阴发病之期，若谓阴不得有汗，则少阴亡阳，亦有反汗出者。然阳亡与阴结，其别在大便，亡阳则咽痛吐利，阴结则不能食而大便反硬也。亡阳与阳结，其别在汗。亡阳者，卫气不固，汗出必遍身；阳结者，热邪郁闭，汗只在头也。阳结、阳微之别在食。阳明阳盛，故能食而大便硬，此为纯阳结；少阳阳微，故不能食而大便硬，此为阳微结。故欲与柴胡汤，必究其病在半表。然微恶寒，亦可属少阴，但头汗出，始可属少阳。故反复讲明头汗之义，可与小柴胡而勿疑也。所以然者，少阳为枢，少阴亦为枢，故见症多相似，必于阴阳表里辨之真而审之确，始可一剂而疗。此少阴少阳之疑似症，又柴胡症之变局也。

少阳主人身之半，胁主一身之半，故胁为少阳之枢，而小柴胡为枢机之剂也。岐伯曰："中于胁，则入少阳。"此指少阳自病。然太阳之邪欲转属少阳，少阳之邪欲转并阳明，皆从胁转。如伤寒四五日，身热恶寒，头项强胁下满者，是太阳少阳并病，将转属少阳之机也。以小柴胡汤与之，所以断太阳之来路。如阳明病，发潮热，大便溏，小便自可，胸胁满不去者，是少阳阳明并病，此转属阳明之始也。以小柴胡与之，所以开阳明之出路②。若据次第传经之说，必阳明始传少阳，则当大便硬而不当溏，当曰胸胁始满，不当曰满不去矣。又阳明病，胁下硬满，不大便而呕，舌上白苔者，此虽已属阳明，而少阳之症未罢也。

盖少阳之气，游行三焦，因胁下之阻隔，令上焦之治节不行，水精不能四布，故舌上有白苔而呕。与之小柴胡，转少阳之枢也，则上焦气化始通，津液得下，胃家不实，而大便自输矣。身濈然而自汗解者，是上焦津液所化，故能开发腠理，薰肤、充身、泽毛，若雾露之溉，与胃中邪热薰蒸而自汗不解者不同。

东垣云："少阳有不可汗、吐、下、利小便四禁。"然柴胡症中口不渴，身有微热者，仍加桂枝以取汗。下后胸胁满，微结，小便不利，渴而不呕，头汗出，寒热往来者，用柴胡桂枝干姜汤汗之。下后胸满烦惊，小便不利，谵语身重者，柴胡龙骨牡蛎汤中用大黄、茯苓以利二便。柴胡症具而反下之，心下满而硬痛者，大陷胸汤下之。医以丸药下之而不得利，已而微利，胸胁满而呕，日晡潮热者，小柴胡加芒硝下之。是仲景于少阳经中已备汗、下、利小便法也。若吐法，本为阳明初病，胸中实不得息，不得食，不得吐而设。少阴病，饮食入口即吐，心下温温欲吐，复不能吐，亦是胸中实，当吐之。若水饮蓄于胸中，虽是有形而不可为实，故不可吐。何则？少阳之喜呕而发热，便是中气之虚，但热而不实，故用人参以调中气，上焦得通，津液得下，胃气因和。故少阳之呕与谵语不并见，所以呕者是少阳本症，谵语是少阳坏症。然本渴而饮水，呕与但欲呕，胸中痛微溏者，又非柴胡症，是呕中又当深辨也。[①]

按呕、渴虽六经俱有之症，而少阳阳明之病机，在呕、渴中分。渴则属阳明，呕则仍在少阳。如伤寒呕多，虽有阳明症不可攻之，因三焦之气不通，病未离少阳也。服柴胡汤已，渴者，属阳明也。此两阳之并合，病已过少阳也。夫少阳始病，便见口苦、咽干、目眩，先以津液告竭矣。故少阳之病，最易转属阳明，所以发汗即胃实而谵语。故小

①【医理探微】

少阳病位在表里、阴阳之间，病性寒热虚实夹杂，当以小柴胡汤和解表里阴阳、寒热虚实。但若兼见表寒或里实之证，又当在应用小柴胡汤的基础上加上解表散寒或攻下里实之药；若胸中实邪阻滞者又须配合涌吐痰实；小便不利者，则加利小便之品。总之，汗、吐、下、利小便非少阳病主治法，但可作一种兼治法用于少阳病兼证的治疗。

柴胡中已具或渴之症，方中用参、芩、甘、枣，皆生津液之品，以预防其渴。服之反渴，是相火炽盛，津液不足以和胃，即转属阳明之机也。

少阳妄下后有二变：实则心下满而硬痛为结胸，用大陷胸汤下之；虚则但满而不痛为痞，用半夏泻心汤和之。此二症皆从呕变，因不用柴胡，令上焦不通，津液不下耳。本论云："伤寒中风，有柴胡症，但见一症即是，不必悉具"者，言往来寒热，是柴胡主症。此外兼见胸胁满硬，心烦喜呕，及或为诸症中凡有一者，即是半表半里。故曰呕而发热者，小柴胡汤主之，因柴胡为枢机之剂也。风寒不全在表，未全入里者，皆可用。故症不必悉具，而方有加减法也。然柴胡有疑似症，不可不审。如胁下满痛，本渴而饮水呕者，柴胡不中①与也。又但欲呕，腹中痛微溏者，此非柴胡症。如此详明。所云"但见一症便是"者，又当为细辨矣。

太阴病解第四

按《热病论》②云："太阴脉布胃中，络于嗌，故腹满而嗌干。"此热伤太阴之标，自阳部注经之症，非太阴本病也。仲景立本病为提纲，因太阴主内，故不及中风四肢烦疼之表，又为阴中至阴，故不及热病嗌干之症。太阴为开，又阴道虚，太阴主脾所生病，脾主湿，又主输。故提纲主腹满时痛而吐利，皆是里虚不固，湿胜外溢之症也，脾虚则胃亦虚，食不下者，胃不主内也。要知胃家不实，便是太阴病。

脾胃同处腹中，故腹满为太阴阳明俱有之症。在阳明是热实为患，在太阴是寒湿为眚。阳明腹满不敢轻下者，恐胃家不实，即转属太阴耳。世拘阳明传少阳之谬，反昧①传太阴之义。

热病腹满，是热郁太阴之经，有嗌干可证，病在标也；寒湿腹满，是寒生至阴之脏，有自利可证，病在本也。脾经有热，则阴精不上输于肺，故嗌干；脾脏有寒，则脾不为胃行其津液，故下利。夫阳明之当下，因本病；而太阴之下症，反是标病。可以见阴阳异位之故，又以见阴从阳转之义也。

参中阴溜府之义，知热邪不遽入至阴，虽热在太阴之经，而实仍在阳明之胃。可知下症只在阳明，太阴本无下法。

腹满亦两经之症：不大便而满痛，或绕脐痛者，为实热，属阳明；下利而腹满时痛，为虚寒，属太阴。寒湿是太阴本症，湿热又伤寒所致之变症也。其机关②在小便：小便不利，则湿热外见而身黄；小便自利，非暴烦下利而自愈，即大便硬而不便。所以然者，脾胃相连，此脾家实则腐秽自去，而成太阴之开。若胃家实则地道不通，而转阳明之阖矣。故叔和知有三阳明③，不知有太阴阳明症。

序例谓太阴受病，脉当沉细④。不知沉细是太阴本病之脉，不是热病嗌干之脉。盖脉从病见，如太阴中风则脉浮，不从脏之阴而从风之阳也。然浮为麻黄汤脉而用桂枝者，以太阴是里之表症，桂枝汤是里之表药。因脾主肌肉，是宜解肌耳。太阴伤寒，脉浮而缓者，亦非太阴本病。盖浮为阳脉，缓为胃脉。太阴伤寒，脉下沉细，而反浮缓，是阴中有阳，脉有胃气。所以手足自温，而显脾家之实，或发黄便硬，而转属阳明。此脉症在太阴阳明之间，故曰"系在"。故若太阴自受寒邪，不应如是矣。

①【注文浅释】
昧：隐蔽不明。

②【注文浅释】
机关：关键。

③【注文浅释】
三阳明：指太阳阳明、正阳阳明、少阳阳明。

④【注文浅释】
《伤寒论·伤寒例》："尺寸俱沉细者，太阴受病也，当四五日发，以其脉布胃中，络于嗌，故腹满而嗌干。"

太阴脉浮为在表,常见四肢烦疼等症;沉为在里,当见腹满吐利等症。表有风热可发汗,宜桂枝汤;里有寒邪当温之,宜四逆辈。太阳而脉沉者,因于寒,寒为阴邪,沉为阴脉也;太阴而脉浮者,因于风,风为阳邪,浮为阳脉也。当知脉从病变,不拘于经,故阳经有阴脉,阴经有阳脉。世谓脉至三阴则俱沉,阴经不当发汗者,未审此耳。

太阴中风,阳微阴涩而长者,为欲愈。要知涩与长不是并见,涩本病脉,涩而转长,病始愈耳。风脉本浮,今浮已微,知风邪当去。涩则少气少血故中风,今长则气治,故愈。太阴中风,四肢烦疼,太阴伤寒,手足自温,此指表热言也。热在四肢,则身体不热可知。盖太阴主内,表当无热。惟四肢为诸阳之本,脾为胃行津液,以灌四旁故得主四肢,则四肢之温热,仍是阳明之阳也。且曰自温,便见有时不温,有时四逆矣。《内经》云:"人有四肢热,逢风而如炙如火者,是阴气虚而阳气盛。风者阳也,四肢亦阳也。两阳相搏,是火当肉烁。"此即太阴中风症。要知太阴中风,与三阳不同。太阴之阴,名曰关蛰[①],故阳邪不得深入。惟病在四关,久而不愈,脾液不足以充肌肉,故肉烁。世人最多此症,其有手足心热者,亦中风之轻者耳。然太阴中风,因阴虚而阳凑之,外风为内热所致,但当滋阴以和阳,不得驱风而增热也。

"手足自温"句,暗对身不发热言,非言太阴伤寒必当手足温也。夫病在三阳尚有手足冷者,何况太阴?陶氏分太阴手足温、少阴手足寒、厥阴手足冷,是大背"太阴手足烦疼,少阴一身尽热"之义矣。凡伤于寒知为病热,寒为阴,太阴为至阴,两阴相合,无热可发,惟四末为阴阳之会,故当温耳。惟手足自温,中宫不遽受邪,故或发身黄,或暴烦下利自止。即手足自温处,因以见脾家之实也。

①【注文浅释】

关蛰:出自《内经》。《素问·皮部论》:"太阴之阴,名曰关蛰,上下同法,视其部中有浮络者,皆太阴之络也。"张景岳注:"关者,固于外;蛰者,伏于中。阴主藏而太阴卫之,故曰关蛰。"

发黄是阳明病，太阴身当发黄，非言太阴本有发黄症也。以手足温处，是阳明之阳盛，寒邪不得伤太阴之脏，藏无寒而身有湿，故当发黄。若湿从溺泄，暴烦下利，仍是主输，故不失为太阴病。若烦而不利，即胃家之热实，非太阴之湿热矣。此太阴伤寒，全藉阳明为之根，故有转属之症。此知伤寒以阳为主，不知太阴伤寒以阳明为主。

东垣以有声无声分呕吐，非也。呕吐皆有声有物，惟干呕是有声无物。呕以水胜，属上焦也；吐以物胜，属中焦也。六经皆有呕吐，而呕属少阳，以喜呕故吐，属太阴而不属阳明，亦主输主内之分。

太阳以阴为根，而太阴以阳为本。太阳不敢妄汗，恐亡少阴之津也；太阴不敢轻下，恐伤阳明之气也。太阴本无下症，因太阳妄下而阳邪下陷于太阴，因而有桂枝汤加芍药等法。太阴脉弱，知胃气易动，便当少加矣。此因里急后重者，不可不用，又不可多用，故如是叮咛耳。

少阴病解第五

少阴一经，兼水火二气，寒热杂居，为病不可捉摸。其寒也，症类①太阴；其热也，症似太阳。故仲景以微细之病脉，欲寐之病情为提纲，立法于象外，使人求法于病中。凡症之寒热与寒热之真假，仿此义以推之，真阴之虚实见矣。

五经提纲，皆是邪气盛则实。惟少阴提纲，是指正气夺则虚者，以少阴为人身之本也。然邪气之盛，亦因正气之虚，故五经皆有可温可补症。正气之夺，亦由邪气之盛，故少阴亦有汗、吐、下者。要知邪气盛而正气已虚者，固本即所以逐邪，正不甚虚而邪气实者，逐邪即所以护

①【注文浅释】
类：像，类似。

正，此大法也。少阳为阳枢，少阴为阴枢。弦为木象，弦而细者，是阳之少也；微为水象，微而细者，阴之少也。此脉气之相似。卫气行阳则寤，行阴则寐。其行阴二十五度，常从足少阴之分间行脏腑。少阴病则枢机不利，故欲寐也。与少阳喜呕者同。呕者主出，阳主外也；寐者主入，阴主内也。喜呕是不得呕，欲寐是不得寐，皆在病人意中，得枢机之象如此。

少阴脉微，不可发汗，亡阳故也。脉细沉数，病为在里，不可发汗，然可汗之机亦见于此。夫微为无阳，数则有伏阳矣。须审其病为在里而禁汗，不得拘沉为在里而禁汗也。发热脉沉者，是病为在表，以无里症，故可发汗。若脉浮而迟，表热里寒，下利清谷，是迟为无阳，病为在里，又不得拘浮为在表而发汗矣。要知阴中有阳，沉亦可汗；阳中有阴，浮亦当温。若八九日一身手足尽热，是自里达表，阳盛阴虚，法当滋阴，又与二三日无里症者不侔[1]。

① 【注文浅释】

不侔：不相等，不相同。

太阴是阳明之里，阳明不恶寒，故太阴虽吐利腹满而无恶寒症。少阴是太阳之里，太阳恶寒，故少阴吐利必恶寒，阴从阳也。太阴手足温者，必暴烦下利而自愈，是太阴藉胃脘之阳。少阴吐利，亦必手足温者可治，手足厥者不治，是下焦之虚寒，既侵迫于中宫，而胃脘之阳仍得敷于四末。斯知先天之元阳，仍赖后天之胃气培植也。

② 【注文浅释】

仲景原文："少阴病六七日，腹胀不大便者，急下之，宜大承气汤"；"少阴病八九日，一身手足尽热者，以热在膀胱，必便血也"。

太阳是少阴之标，太阴是少阴之本。少阴阴虚，则移热于膀胱，故一身手足尽热而便血，从标也；少阴阳虚，则移寒于脾土而吐利，从本也。

少阴传阳症有二：六七日腹胀不大便者，是传阳明，脏气实则还之腑也；八九日一身手足尽热者[2]，是传太阳，阴出之阳，下行极而上也。

热在膀胱而便血，亦脏病传腑，此阴乘阳也。然气病而伤血，又阳乘阴也，亦见少阴中枢机之象。此是自阴转阳，与太阳热结膀胱自下血者，见症同而病因异。

少阴病，脉紧，至七八日自下利，脉暴微，手足反温，脉紧反去者，虽烦，利必自愈。此亦是脾家实，露出太阴底板，与太阴七八日暴烦下利自止同①。盖少阴来复之阳，微则转属太阴，而秽腐自去；盛则转属阳明，而糟粕不传。郁则内实，而入阳明大府广肠之区；横则外达，而遍太阳内外气血之部。要知紧脉转微，是复少阴本脉，故转太阴而自解；脉沉细数，是兼阳脉，故人阳经而为患。然热虽盛不死，亦阴得阳则解之变局也。

六经皆有烦躁，而少阴更甚者，以真阴之虚也。盖阳盛则烦，阴盛则躁，烦属气，躁属形。烦发于内，躁见于外，是形从气动也；先躁后烦，是气为形役也。不躁而时自烦，是阳和渐回，故可治；不烦而躁，是五藏之阳已竭，惟魄独居，故死。故少阴以烦为生机，躁为死兆。

伤寒以阳为主，不特阴症见阳脉者生，亦阴病见阳症者可治也。凡踡卧四逆，吐利交作，纯阴无阳之症，全赖一阳来复，故反烦者可治，手足反温反发热者不死耳。太阳少阴皆有身痛骨节痛之表，水气为患之里。太阳则脉浮紧而身发热，用麻黄汤发汗，是振营卫之阳以和阴也；少阴则脉沉而手足寒，用附子汤温补，是扶坎宫之阳以配阴也。太阳之水属上焦，小青龙汗而发之，阳水当从外散也；少阴之水属下焦，真武温而利之，阴水当从下泄也。

阴阳俱紧，与太阳伤寒脉相似。夫紧脉为寒，当属少阴。然病发于阴，不当有汗，反汗出者，阴极似阳，阴虚不能藏精所致也。亡阳之前，已先亡阴矣。阳无所依，故咽痛呕吐，见虚阳之不归；阴不能藏，故下利不止，见真阴之欲脱也。则附子汤用三白^①以滋阴，参、附以回阳，为少阴返本还原之剂。

肾主五液，入心为汗，少阴受病，液不上升，所以阴不得有汗。仲景治少阴之表，于麻黄细辛汤中加附子，是升肾液而为汗也。若真阴为邪热所逼，则水随火越，故反汗出。仲景治少阴之里，附子汤中任人参，是补肾液而止汗也。脉阴阳俱紧，口中气出条^②，是少阴经文，王氏集之脉法中，故诸家议论不一。夫少阴脉络肺，肺主鼻，故鼻中涕出；少阴脉络舌本，故舌上苔滑；少阴大络注诸络以温足胫，故足冷。此症不名亡阳者，外不汗出，内不吐利也。口中气出，唇口干燥，鼻中涕出，此为内热；阴阳脉紧，舌上苔滑，踡卧足冷，又是内寒。此少阴为枢，故见寒热相持之症，而口舌唇鼻之半表半里，恰与少阳口苦、咽干、目眩相应也。勿妄治者，恐阴阳相持时，清火、温补等法用之不当，宁静以待之至七日来复。微发热，手足温，是阴得阳则解也。若八日以上反大发热，再加吐利，即是亡阳。若其人反加恶寒，是寒甚于表，上焦应之，必欲呕矣。若加腹痛是寒甚于里，中焦受之，必欲利矣。当此阴盛，急当扶阳，庶不为假热所惑而妄治。

但欲寐，即是不得眠。然但欲寐是病情，乃问而知之；不得眠是病形，可望而知之。欲寐是阴虚，不眠是烦躁，故治法不同。^③三阳惟少阳无承气症，三阴惟少阴有承气症。少阳为阳枢，阳稍虚，便入于阴，故不得妄下，以虚其元阳。少阴为阴枢，阳有余，便伤其阴，故当急下以存其真阴。少阳属木，惟畏其克土，故无下症；少阴主水，更畏有土制，故当急下。盖真阴不可虚，强阳不可纵也。

少阴病用大承气急下者有三症：得病二三日，热淫于内，肾水不支，因转属阳明，胃火上炎，故口燥、咽干也，急

①【注文浅释】
　　三白：茯苓、白术、芍药为三白。

②【注文浅释】
　　《伤寒论·辨脉法第一》："脉阴阳俱紧者，口中气出，唇口干燥，踡卧足冷，鼻中涕出，舌上胎滑，勿妄治也。到七日以来，其人微发热，手足温者，此为欲解。或到八日以上，反大发热者，此为难治。设使恶寒者，必致呕也；腹内痛者，必欲利也。"

③【医理探微】
　　柯注"但欲寐，即是不得眠"，但又言"欲寐是阴虚，不眠是烦躁，治法不同"，前后自相矛盾。如果欲寐是阴虚，那不眠是阴虚还是阳虚？如果都是阴虚，那为何治法不同？如果不眠是阳虚，那"但欲寐"就与"不得眠"不同。所以，"但欲寐"与"不得眠"症状表现相反，病变机制也相反。"但欲寐"是想睡，其中又有沉睡和浅睡两种。病变机制"但欲寐"是阳虚，而"不得眠"是阴虚。

下之,谷气下流,津液得升矣;得病六七日,当解不解,津
液枯涸,因转属阳明,故腹胀不大便,所谓已入于府,下之
则胀已,宜于急下者;六七日来,阴虚已极,恐土燥于中,
心肾不交耳。若自利纯清水,心下痛,口燥舌干者,是土
燥火炎,脾气不濡,胃气反厚,水去而谷不去,故宜于
急下。

少阴为性命之根,少阴病是生死关,故六经中独于少
阴历言死症。然少阴中风,始得时,尚有发热脉沉可汗
症。若初受伤寒,其机甚微,脉微细但欲寐,口中和,背恶
寒,人已皆不觉其为病也。若身体痛,手足寒,骨节痛,脉
沉者,此表中阳虚症;若欲吐不吐,心烦欲寐,自利而渴,
小便色白者,此里之阳虚症;心烦不得卧,此里之阴虚症
也。若下利、咽痛、胸满、心烦,与口中气出,唇口燥干,鼻
中涕出,踡卧足冷,舌上苔滑者,此少阴半表半里,阴阳杀
驳^①之症也。脉阴阳俱紧,反汗出而咽痛、吐、利者,此阴
极似阳,肾阳不归,为亡阳症也。若至八九日,一身手足
尽热者,是寒极生热,肾阳郁极而胜复太过也。其腹痛下
利,小便不利者,有水火之分;若四肢沉重疼痛,为有水
气,是阳虚而不胜阴也;若便脓血与泄利下重者,此为火
郁,是阳邪陷入于阴中也。下利清谷,里寒外热,手足厥
逆,脉微欲绝,身反不恶寒,其人面赤者,是下虚而格阳
也。吐利兼作,手足逆冷,烦躁欲死者,是阴极而发躁也。
岐伯曰:"阴病治阳,阳病治阴,定其中外,各守其乡。"此
即仲景治少阴之大法也。同是恶寒踡卧,利止手足温者
可治,利不止手足逆冷者不治。时自烦欲去衣被者可治,
不烦而躁,四逆而脉不至者死。同是吐利,手足不逆冷,
反发热者不死,烦躁四逆者死。同是呕吐汗出,小便数、
少者可治,自利烦躁,不得卧者死。盖阴阳互为其根,阴

中无阳则死，独阴不生故也。

厥阴病解第六

太阴厥阴，皆以里症为提纲。太阴为阴中之阴而主寒，故不渴；厥阴为阴中之阳而主热，故消渴也。太阴主湿土，土病则气陷下，湿邪入胃，故腹痛自利；厥阴主相火，火病则气上逆，火邪入心，故心中疼热也。太阴腹满而吐，食不下；厥阴饥不欲食，食即吐蛔。同是食不下，太阴则满，厥阴则饥。同是一吐，太阴则吐食，厥阴则吐蛔。此又属土属木之别也。太阴为开，本自利而下之，则开折，胸下痞硬者，开折反阖也；厥阴为阖，气上逆而下之，则阖折，利不止者，阖折反开也。

两阴交尽，名曰厥阴，又名阴之绝阳，是厥阴宜无热矣。然厥阴主肝，而胆藏肝内，则厥阴热症，皆少阳相火内发也。要知少阳厥阴，同一相火。相火入于内，是厥阴病；相火出于表，为少阳病。少阳咽干，即厥阴消渴之机；胸胁痞满，即气上撞心之兆；心烦，即邪热之初；不欲食，是饥不欲食之根；喜呕，即吐蛔之渐①。故少阳不解，转属厥阴而病危；厥阴病衰，转属少阳而欲愈。如伤寒热少厥微，指头寒不欲食，至数日热除，欲得食，其病愈者是已。

太阴提纲是内伤寒，不是外感。厥阴提纲是温病，而非伤寒。要知六经各有主症，是仲景伤寒杂病合论之旨也。诸经伤寒无渴症，太阳不恶寒而渴，即是温病也。惟厥阴伤寒，肝木郁而不得出，热甚于内，盗窃母气以克火，故渴欲饮水。若不恶寒，当做温病治之。要知温乃风木之邪，是厥阴本病。消渴是温病之本，厥利是温病之变。《内经》所谓热病皆伤寒之类，此正其类也。②

厥阴消渴，即以水饮之，所谓顺其欲，然少与之可以平。凡水多与之，反以益阴邪，当量其消与不消，恐水渍入胃也。渴欲饮水与饥不欲食对看，始尽厥阴病情。

手足厥冷，脉微欲绝，是厥阴伤寒之外症；当归四逆，是厥阴伤寒之表药。夫阴寒如此而不用姜、附者，以相火寄于肝经，外虽寒而脏不寒。故先厥者，后必发热，手足愈冷，肝胆愈热，故厥深热亦深。所以伤寒初起，脉症如此者，不得遽认为虚寒，妄投姜、附以遗患也。

厥者必发热，热与厥相应，厥深热亦深，厥微热亦微，此四证是厥阴伤寒之定局。先热后厥，厥热往来，厥多热少，热多厥少，此四证是厥阴伤寒之变局。皆因其人阳气多寡而然，如太阳伤寒亦有已发热未发热之互词也。

《内经》之寒热二厥，因于内伤，与本论因外邪者不同。《内经》热厥，只在足心，是肾火起涌泉之下也。本论热厥，因热在肝脏，而手足反寒，故曰厥深热亦深。《内经》之寒厥，有寒无热；本论之寒厥，先厥者后必发热。热胜则生，寒胜则死，此内伤外感之别[①]。厥阴有晦朔[②]具合之理，阴极阳生，故厥阴伤寒，反以阳为主。热多厥少，是为生阳，故病当愈；厥多热少，是为死阴，故病为进。其热气有余者，或便脓血，或发痈脓，亦与《内经》热厥不同。

阴气起于五指之里，阳气起于五指之表，气血调和，营卫以行，则阴阳相贯，如环之无端也。厥阴无阳，厥阴病则阴阳不相顺接，故手足厥冷。若热少厥微而指头寒，知病可愈，手足反温者，虽下利必自愈，此阴阳自和而顺接也。若脉微烦躁灸厥阴，厥不还者死，是阴阳之气绝矣。

本篇云："诸四逆厥者，不可下。"又曰："厥应下之，而反发汗者，必口伤烂赤。"二义不同，当理会上下矣。盖诸

① 【注文浅释】
《素问·厥论》："黄帝问曰：厥之寒热者何也？岐伯对曰：阳气衰于下，则为寒厥；阴气衰于下，则为热厥。帝曰：热厥之为热也，必起于足下者何也？岐伯曰：阳气起于足五指之表，阴脉者集于足下，而聚于足心，故阳气盛则足下热也。帝曰：寒厥之为寒也，必从五指而上于膝者何也？岐伯曰：阴气起于五指之里，集于膝下而聚于膝上，故阴气盛，则从五指至膝上寒，其寒也，不从外，皆从内也。"

② 【注文浅释】
晦朔：每月月底叫晦，初一叫朔。

四逆不可下，是指伤寒脉微欲绝，此时外寒切迫，内热未起。此当发汗，是指虚寒症言，故曰虚家亦然。应下之者，是脉滑而厥，内热闭郁，故曰厥深热亦深。若发汗只能引火上升，不能逐热外散，故令口伤。所谓下之是下其热，非下其实。泄利下重者，四逆散；欲饮水数升者，白虎汤。此厥阴之下药，所以下无形之邪也。若以承气下之，利不止矣。

诊厥阴脉，以阳为主，而治厥阴病，以阴为主。故当归四逆不去芍药，白头翁重用芩、连[①]，乌梅丸用黄连至一斤，又佐黄柏六两，复脉汤用地黄至一斤，又佐麦冬八两。要知脉微欲绝，手足厥冷，虽是阴盛，亦未阳虚，故可表散外邪，不可固里。脉结代心动悸者，似乎阳虚，实为阴弱，只可大剂滋阴，不可温补。所以然者，肝之相火，本少阳之生气，而少阳实出于坎宫之真阴。《经》曰："阳予之正，阴为之主。"又曰："阴虚则无气。"又曰："少火生气，壮火食气。"审此，则知治厥阴之理矣。

中州四肢，皆脾所主。厥阴伤寒，手足逆冷，而又下利，木克土也。复发热者，下利必自止，火生土也。若肝火上行逼心，故反汗出气上冲心，心不受邪，因而越之，故咽中痛而喉为痹。若发热而利，汗出不止者死，是虚阳外亡，为有阴无阳，与少阴亡阳同义。若肝火内行而入脾，火土合德，必无汗而利自止。若发热而利不止，此肝火内行，血室不宁，故便脓血。若发热下利，甚至厥不止者死，是土败木贼，诸阳之本绝也。厥阴伤寒，有乘脾、乘肺二症，疑似难明，最当详辨。一曰伤寒腹满谵语，寸口脉浮而紧，此肝乘脾也，名曰纵，刺期门。夫腹满谵语，似胃家实，然脉浮紧而不潮热，非阳明脉也。《脉法》曰："浮而紧者，名曰弦。"此弦为肝脉矣。《内经》曰："诸腹胀大，皆属

① 【注文浅释】
白头翁汤方为白头翁二两，黄连、黄柏、秦皮各三两。方中没有黄芩，柯氏误以黄柏为黄芩。

于热。"又曰:"肝气盛则多言。"是腹满由于肝火,而谵语乃肝气所发也。木旺则侮其所胜,宜犯脾土,故名纵。一曰伤寒发热,啬啬恶寒,大渴欲饮水,其腹必满,此肝乘肺也,名曰横,刺期门。夫发热恶寒,似太阳之表;未经大汗而大渴,非转属阳明;未经妄下而腹满,非转属太阴;且头不痛,胃不实,不下利,断非三经症矣。然知发热恶寒是肺病,肺虚而肝火乘之。脾畏木邪,水精不上归于肺,故大渴;肺不能通调水道,故腹满。是侮所不胜寡于畏也,故名横。一纵而乘脾,一横而乘肺,总是肝有亢火,当泻无补,必刺期门,随其实而泻之。募原清则气皆顺,表里尽解矣。此非汗吐下清火诸法所可治,故宜针。

伤寒,阳脉涩,阴脉弦,腹中急痛者,此亦肝乘脾也。故先与小建中安脾,继与小柴胡疏木。[①]要知小建中是桂枝汤倍加芍药以平木,加饴糖以缓急,为厥阴驱邪发表、和中止痛之神剂也。不差者,中气虚而不振,邪尚留连,继以小柴胡补中发表,令木邪直走少阳,使有出路,所谓阴出之阳则愈也。仲景有一症而用两方者:在太阳,先麻黄继桂枝,是先外后内法[②];在厥阴,先建中后柴胡,是先内后外法,亦是令厥阴转属少阳之机。

伤寒厥而心下悸者,此亦肝乘肺也。虽不发热恶寒,亦木实金虚,水气不利所致。彼腹满者,是水在中焦,故刺期门以泻其实。此水在上焦,故用茯苓甘草汤以发其汗。[③]此方是化水为汗,发散内邪之剂,即厥阴治厥之剂也。

厥阴中风之脉,与他经不同[④]。凡脉浮为风,此云不浮为未愈,是厥阴中风,脉反沉矣。此本由阴虚,风入地中,木郁不舒,故未愈;微浮是风行地上,草木发陈,复厥阴风木之常,故愈也。

① 【注文浅释】
仲景原文:"伤寒,阳脉涩,阴脉弦,法当腹中急痛,先与小建中汤,不差者,小柴胡汤主之。"

② 【注文浅释】
柯注"先麻黄继桂枝"治疗的例子,应该是指"伤寒发汗已解。半日许复烦,脉浮数者,可更发汗,宜桂枝汤"。

③ 【注文浅释】
见原文:"伤寒厥而心下悸,宜先治水,当服茯苓甘草汤,却治其厥。不尔,水渍入胃,必作利也。"

④ 【注文浅释】
见原文:"厥阴中风,脉微浮为欲愈,不浮为未愈。"

凡脉浮为在表,沉为在里。厥阴中风,其脉既沉,其症亦为在里。此热利下重,是厥阴中风也。太阳中风,下利呕逆,是有水气;厥阴中风,热利下重,是有火气。故以白头翁汤为主以治风,芩、连为辅以清火,佐秦皮以升九地之风,则肝木欣欣向荣矣。下利而渴欲饮水,是厥阴之消渴,亦中风之烦所致也。下利脉沉弦,是沉为在里,弦为风脉。弦而大,是风因火动,故利未止。微弱数者,是风火势微,故为自止。虽发热不死者,阴出之阳也。下利有微热,汗出,见中风本症,里症出表,则风从外散,故令自愈。欲愈之脉,当微浮,若寸脉反浮数,风去而热不去;尺中自涩者,热伤阴络,肝血不藏,必便脓血也。

厥阴中风热利,是里有热;伤寒亦有协热利,是里有寒。又与厥利不同,厥利见发热则利止。此六七日不利,便发热而利,汗山不止,是外热内寒,故为有阴无阳。要知《内经》之舌卷囊踡[①],是有阳无阴,故热虽甚而可治。

厥阴下利,有因厥而利者,有协热而利者,有内热而利者,总属于热,乃相火挟风木而为患也。

阴阳易之为病,本于厥阴之欲火。始也因肝火之动,致伤少阴之精;继也少阴之精不藏,厥阴之火不羁。所以少腹里急,阴中拘挛,热上冲胸,眼中生花,身重少气,头重不欲举,皆厥阴相火为眚。顿令无病之人,筋脉形气为之一变。此即瘟疫传染,遗祸他人之一症也。

制方大法第七

凡病有名有症,有机有情,如中风、伤寒、温暑、湿痉等类,此为名也。外有头痛、身痛、腰痛,内有喘咳、烦渴、吐利、腹满,此为症也。其间在表在里,有汗无汗,脉浮脉沉,有力无力,是其机也。此时恶寒恶热,苦满喜呕,能食不欲食,欲卧不得卧,或饮水数升,或漱水不欲咽,皆病情也。因名立方者,粗工也;据症定方者,中工也;于症中审病机、察病情者,良工也。仲景制方,不拘病之命名,惟求症之切当,知其机,得其情,凡中风、伤寒、杂病,宜主某方,随手拈来,无不活法,此谓医不执方也。今谈仲景方者,皆曰桂枝汤治中风,不治伤寒,麻黄汤治伤寒,不治中风。不审仲景此方主何等症,又不审仲景何症用何等药,只在中风、伤寒二症中较量,青龙、白虎命名上敷衍,将仲景活方活法,为死方死法矣。

　　仲景立方精而不杂,其中以六方为主,诸方从而加减焉。凡汗剂皆本桂枝,吐剂皆本栀豉,攻剂皆本承气,和剂皆本柴胡,寒剂皆本泻心,温剂皆本四逆。混而数之,为一百十三方者,未之审也。

　　六经各有主治之方,而他经有互相通用之妙。如麻、桂二汤,为太阳营卫设,而阳明之病在营卫者亦用之。真武汤为少阴水气设,而太阳之汗后亡阳者亦用之。四逆汤为太阴下利清谷设,太阳之脉反沉者宜之。五苓散为太阳消渴水逆设,阳明之饮水多者亦宜之。猪苓汤为少阴下利设,阳明病小便不利者亦宜之。抵当汤为太阳瘀血在里设,阳明之蓄血亦用之。瓜蒂散为阳明胸中痞硬设,少阴之温温欲吐者亦用之。合是症便用是方,方各有经,而用可不拘,是仲景法也。仲景立方,只有表里寒热虚实之不同,并无伤寒中风杂症之分别,且风寒有两汤迭用之妙[①],表里有二方更换之奇。或以全方取胜,或以加减奏功。后人论方不论症,故反以仲景方为难用耳。桂枝,汗剂中第一品也,麻黄之性直透皮毛,生姜之性横散肌肉。故桂枝佐麻黄,则开玄府而逐卫分之邪,令无汗者

①【注文浅释】
　　此指桂枝汤麻黄汤合用方,即桂麻各半汤、桂二麻一汤和桂二越一汤。

有汗而解，故曰发汗；桂枝率生姜，则开腠理而驱营分之邪，令有汗者复汗而解，故曰解肌。解肌者，解肌肉之邪也，正在营分，何立三纲者反立麻黄主营、桂枝主卫耶？麻黄不言解肌，而肌未尝不解；桂枝之解肌，正所以发汗。要知麻黄、桂枝二汤，是发汗分深浅之法，不得以发汗独归麻黄，不得以解肌与发汗对讲。前人论方不论药，只以二方为谈柄，而置之不用也①。

凡风寒中人，不在营卫，即入腠理。仲景制桂枝汤调和营卫，制柴胡汤调和腠理。观六经症，仲景独出桂枝症、柴胡症之称，见二方任重，不可拘于经也。惟太阳统诸阳之气，六经表症，咸属于太阳，故柴胡汤得与桂枝汤对待于太阳之部。桂枝本为太阳风寒设，凡六经初感之邪，未离营卫者悉宜之；柴胡本为少阳半表设，凡三阳半表之邪，逗留腠理者悉宜之。仲景最重二方，所以自为桂枝症注释，又为小柴胡注释。桂枝有疑似症，柴胡亦有疑似症。桂枝有坏病，柴胡亦有坏病。桂枝症罢，桂枝不中与矣，而随症治法，仍不离桂枝方加减；柴胡症罢，柴胡不中与矣，而设法救逆，仍不出柴胡方加减。

麻黄症，热全在表。桂枝之自汗，大青龙之烦躁，皆兼里热。仲景于表剂中，便用寒药以清里。自汗是烦之兆，躁是烦之征。汗出则烦得外泄，故不躁，宜用微寒酸苦之味以和之；汗不出则烦不得泄，故躁，宜用大寒坚重之品以清之②。夫芍药、石膏是里药入表剂，今人不审表中有里，因生疑畏，当用不用，至热并阳明，而斑黄狂乱发矣。是不任大青龙之过也。仲景于太阳经中用石膏以清胃火，是预保阳明之先着；加姜、枣以培中，又虑夫转属太阴矣。

小青龙、柴胡，俱是两解表里之剂，小青龙重在里症，小柴胡重在表症。故小青龙加减,麻黄可去;小柴胡加减,柴胡独存。盖小青龙重在半里之水,小柴胡重在半表之热也。小青龙治伤寒未解之水气,故用温剂,汗而发之;十枣汤治中风已解之水气,故用寒剂,引而竭之。此寒水、风水之异治也。小青龙之水,动而不居;五苓散之水,留而不行;十枣汤之水,纵横不羁;大陷胸之水,痞硬坚满;真武汤之水,四肢沉重。水气为患不同,所以治法各异。

　　林亿云:"泻心本名理中黄连人参汤[①]。"盖泻心疗痞,正是理中处。当知仲景用理中,有寒热两法,一以扶阳,一以益阴也。邪在营卫之间,惟汗是其出路,故立麻黄、桂枝二方。邪在胸腹之间,惟吐是其出路,故立瓜蒂、栀豉二方。瓜蒂散主胸中痞硬,治在上焦;栀豉汤主腹满而喘,治兼中焦。犹麻黄之主皮肤,桂枝之主肌肉。瓜蒂散峻剂也,犹麻黄之不可轻用;栀豉汤轻剂也,犹桂枝汤之可更用而无妨。故太阳表剂,多从桂枝加减;阳明表剂,多从栀豉加减。阳明用栀豉,犹太阳用桂枝,既可用之以去邪,即可用之以救逆。今人但知汗为解表,不知吐亦为解表,知吐中使能发散之说,不知所以当吐之义。故于仲景大法中,取其汗下,遗其吐法耳。

　　少阳为枢,不全在里,不全在表。仲景本意重里,而柴胡所主又在半里,故必见半表病情,乃得从柴胡加减。如悉入在里,则柴胡非其任矣,故柴胡称解表之方。小柴胡虽治在半表,实以理三焦之气,所以称枢机之剂。如胸满胸中烦,心烦心下悸,咳渴喜呕,是上焦无开发之机也;腹满胁下痞硬,是中焦废转运之机也;小便不利,是下焦失决渎之任也。皆因邪气与正气相搏而然,用人参扶三焦之正气,壮其枢耳。

① 【注文浅释】
　　宋本《伤寒论》在生姜泻心汤下,有:"半夏泻心汤、甘草泻心汤,同体别名耳。生姜泻心汤,本云理中人参黄芩汤,去桂枝、术,加黄连并泻肝法"。其中"理中汤"又名"人参汤",此处当指"桂枝人参汤",否则是没有"桂枝"可去之理。"太阳病,外证未除,而数下之,遂协热而利,利下不止,心下痞硬,表里不解者,桂枝人参汤主之。"桂枝人参汤是理中汤加桂枝,桂枝后下正是对"外证未除之(发)热"所设,故理中汤证是"利下不止、心下痞硬"。理中汤与半夏、甘草、生姜三泻心汤皆治痞证。而三泻心汤皆有黄芩、黄连而皆无白术。

少阴病二三日，心中烦不得卧者，病本在心，法当滋离中之真火，随其势之润下，故君黄连之苦寒以泄之。四五日小便不利，下脓血者，病本在肾，法当升坎中之少火，顺其性之炎上，故佐干姜之苦温以发之。此伏明之火，与升明之火不同。

少阴心烦欲寐，五六日，欲吐不吐，自利而渴，小便色白者，是下焦虚寒，不能制水，宜真武汤，以温下焦之肾水^①。

下利六七日，咳而呕渴，心烦不眠，是上焦虚热，水津不布，宜猪苓汤以通上焦之津液。

四逆为太阴主方，而诸经可以互用。在太阴本经，固本以逐邪也；用于少阴，温土以制水也；用于厥阴，和土以生木也；用于太阳，益火以扶元阳也。惟阳明胃实、少阳相火，非所宜耳。

少阴病四五日，腹痛小便不利，下利不止。若四肢沉重疼痛者，为下焦水郁，用真武汤，是引火归元法；若便脓血者，为下焦火郁，用桃花汤，是升阳散火法。此因坎中阳虚，不得以小便不利作热治。

小柴胡为少阳主方，乌梅为厥阴主方。二方虽不同，而寒温互用、攻补兼施之法相合者，以脏腑相连、经络相贯、风木合气、同司相火故也。其中皆用人参，补中益气以固本逐邪，而他味俱不相袭者，因阴阳异位。阳宜升发，故主以柴胡；阴宜收降，故主以乌梅。阳主热，故重用寒凉；阴主寒，故重用辛热。阳以动为用，故汤以荡之，其症变幻不常，故柴胡有加减法；阴以静为体，故丸以缓之，其症有定局，故乌梅无加减法也。

厥阴下利，用白头翁汤，升阳散火，是火郁发之也。制乌梅丸以收火，是曲直作酸^②之义。佐苦寒以和阴，主温补以存阳,是肝家调气之法也。其治厥利与久利,故半兼温补。白头翁汤主中风热利与下重,故专于凉散。

按:发表攻里,乃御邪之长技。盖表症皆因风寒,如表药用寒凉,则表热未退而中寒又起。所以表药必用桂枝,发表不远热也,然此为太阳表热言耳。如阳明少阳之发热,则当用柴、芩、栀、豉之类主之。里症皆因郁热,下药不用苦寒,则瘀热不除,而邪无出路。所以攻剂必用大黄,攻里不远寒也,然此谓阳明胃热言耳。如恶寒痞硬,阳虚阴结者,又当以姜、附、巴豆之类兼之矣。

麻黄、桂枝,太阳阳明表之表药;瓜蒂、栀豉,阳明里之表药;小柴胡,少阳半表之表药。太阴表药桂枝汤,少阴表药麻黄附子细辛汤,厥阴表药当归四逆汤。六经之用表药,为六经风寒之出路也。

手足厥逆之症,有寒热表里之各异。四逆散解少阴之里热,当归四逆汤解厥阴之表寒,通脉四逆汤挽少阴真阳之将亡,茯苓四逆汤留太阴真阴之欲脱。四方更有各经轻重浅深之别也。

膀胱主水,为太阳之里,十枣、五苓,为太阳水道之下药;胃府主谷,为阳明之里,三承气为阳明谷道之下药;胆府主气,为少阳之里,大柴胡为少阳气分之下药。此三阳之下药,三阳实邪之出路也。大肠小肠,皆属于胃,胃家实则二肠俱实矣。若三分之,则调胃承气胃家之下药,小承气小肠之下药,大承气大肠之下药[①]。戊为燥土,庚为燥金,故加芒硝以润其燥也。桂枝加大黄,太阳转属阳明之下药;桂枝加芍药,太阳转属太阴之下药。凡下剂兼表药,以未离于表故也。柴胡加芒硝,少阳转属阳明之下药。大柴胡下少阳无形之邪,柴胡加芒硝下少阳有形之邪也。桂枝加芍药下太阴无形之邪,三物白散下太阴有

① 【注文浅释】
柯注"调胃承气胃家之下药,小承气小肠之下药,大承气大肠之下药",从作用部位区分三承气汤证治,深得要领。

形之邪也。四逆散下少阴厥阴无形之邪，承气汤下诸经有形之邪也。其间有轻重之分：下剂之轻者，只用气分药；下剂之重者，兼用血分药。酸苦涌泄，下剂之轻，故芍药、枳实为轻[①]；咸苦涌泄，下剂之重，故大黄、芒硝为重。

仲景用攻下二字，不专指大便。凡与桂枝汤欲攻其表，此指发汗言；表解者乃可攻之，指利水言；有热属藏者攻之，指清火言也。寒湿在里不可下，指利水言；以有热故也，当以汤下之，指清火言也。

仲景下剂，只重在汤，故曰医以丸药下之，非其治也。观陷胸、抵当二丸，仍用水制，是丸复其汤，重两许，连滓服，则势力更猛于汤、散剂矣。当知仲景方以铢、两、分计者，非外感方；丸如桐子大，每服十丸者，不是治外感法。

仲景制方，随机立禁，使人受其功不蹈其弊也。如用发表药，一服汗者停后服。若脉浮紧发热汗不出者，不可与桂枝；若脉微弱汗出恶风者，不可服大青龙汤；脉浮发热无汗，表不解者，不可与白虎；诸亡血虚家，不可用瓜蒂；病人旧微溏者，不可与栀子；阳明病汗出多者，不可与猪苓；外未解，其热不潮者，未可与承气；呕家不可与建中。皆仲景慎重出之者也。仲景加减有深意。如腹中痛者，少阳加芍药；少阴加附子；太阴加人参。若心下悸者，少阴加桂枝；少阳加茯苓。若渴者，少阳加栝蒌根、人参；太阴加白术。加减中分阴阳表里如此。故细审仲景方，知随症立方之妙；理会仲景加减法，知其用药取舍之精。

小青龙设或然五症，加减法内即备五方。小柴胡设或然七症，即具加减七方。要知仲景有主治之方，如麻、桂等方是也；有方外之方，如桂枝汤加附子、加大黄辈是也；有方内之方，如青龙、真武之有加减法是也。仲景书法中有法，方外有方，何得以三百九十七法、一百一十三方拘之耶?

　　昔岐伯创七方以制病,仲景更穷其病之变幻,而尽其精微。如发表攻里,乃逐邪大法,而发表攻里之方,各有大小,如青龙、柴胡、陷胸、承气是也。夫发表既有麻黄、桂枝方矣,然有里邪夹表而见者,治表不及里,非法也。而里邪又有夹寒夹热之不同,故制小青龙以治表热里寒,制大青龙以治表寒里热,是表中便兼解里也,不必如坏病之先里后表,先表后里之再计也。然大、小青龙,即麻、桂二方之变,只足以解营卫之表,不足以驱腠理之邪。且邪留腠理之间,半表之往来寒热虽同,而半里又有夹虚夹实之悬殊。因制小柴胡而防半里之虚,大柴胡以除半里之实,是表中便兼和里也,不必如后人之先攻后补、先补后攻之斟酌也。攻里既有调胃承气矣,然里邪在上焦者,有夹水夹痰之异,在中焦者,有初硬后溏、燥屎定硬之分,非调胃所能平也。因制小陷胸以清胸膈之痰,大陷胸以下胸膈之水,小承气以试胃家之矢气①,大承气以攻肠胃之燥屎,方有分寸,邪气去而元气无伤,不致有顾此遗彼、太过不及之患也。按发表攻里之方,各有缓急之法。如麻黄、大承气汗下之急剂也,而桂枝则发表之缓剂。其用桂枝诸法,是缓汗中更有轻重矣。小承气下之缓剂也,曰少与之令小安,曰微和胃气,曰不转矢气者,勿更与之。其调胃承气下之尤缓者也,曰少少温服之,且不用气分药,更加甘草。是缓下中亦有差别矣。若夫奇偶之法,诸方既已备见,而更有麻桂各半之偶,有桂枝二麻黄一之奇,是奇偶中之各有浅深也。服桂枝汤已,须更啜热粥,为复方矣。而更有取小柴胡一升加芒硝之复,是复中又分汗、下二法矣。若白散之用复方更异,不利,进热粥一杯,利不止,进冷粥一杯,是一粥中又寓热泻冷补之二法也。

①【注文浅释】
　　此指原文:"阳明病,潮热,大便微硬者,可与大承气汤,不硬者,不可与之。若不大便六七日,恐有燥屎,欲知之法,少与小承气汤,汤入腹中,转矢气者,此有燥屎也,乃可攻之;若不转矢气者,此但初头硬,后必溏,不可攻之,攻之必胀满不能食也。欲饮水者,与水则哕。其后发热者,必大便复硬而少也,以小承气汤和之。不转矢气者,慎不可攻也。"

病有虚热相关，寒热夹杂，有时药力所不能到者，仲景或针或灸以治之。自后世针、药分为两途，刺者勿药，药者勿刺，岂知古人刺、药相须之理。按岐伯治风厥，表里刺之，饮之以汤。故仲景治太阳中风，服桂枝汤反烦不解者，刺风池、风府，复与桂枝汤而愈。阳明中风，刺之小差，如外不解，脉弦浮者，与小柴胡，脉但浮无余症者与麻黄汤。吾故曰：仲景治法，悉本《内经》，先圣后圣，其揆一也。

仲景方备十剂之法：轻可去实，麻黄、葛根诸汤是已；宣可决壅，栀豉、瓜蒂二方是已；通可行滞，五苓、十枣之属是已；泄可去闭，陷胸、承气、抵当是已；滑可去着①，胆导、蜜煎是已；涩可固脱，赤石脂桃花汤是已；补可扶弱，附子、理中丸是已；重可镇怯，禹余粮、代赭石是已；湿可润燥，黄连阿胶汤是已；燥可去湿，麻黄连翘赤小豆汤②是已；寒能胜热，白虎、黄连汤是已；热能制寒，白通、四逆诸汤是已。

①【注文浅释】
着：附着之物。

②【注文浅释】
麻黄连翘赤小豆汤：宋本《伤寒论》等皆作"麻黄连轺赤小豆汤"。连轺是连翘的根。

伤寒附翼

清 慈谿 柯 琴韵伯 编
清 昆山 马中骅骧北 校

太阳方总论

太阳主表,故立方以发表为主,而发表中更兼治里,故种种不同。麻黄汤于发表中降气,桂枝汤于发表中滋阴,葛根汤于发表中生津,大青龙汤与麻杏甘膏汤、麻翘赤豆汤,于发表中清火,小青龙汤与五苓散,于发表中利水。清火中复有轻重,利水中各有浅深也。若白虎之清火,十枣之利水,又解表后之证治。其陷胸、泻心、抵当、调胃、四逆、真武等剂,又随症救逆之法矣。大抵太阳之表,不离桂枝、麻黄二汤加减,以心为太阳之里也。今将诸方详论,表章①仲景治法,令后人放胆用之,则麻黄汤治伤寒而不治中风,桂枝汤治中风而不治伤寒等说,其可少②息乎。

桂枝 芍药 甘草 生姜 大枣

此为仲景群方之魁③,乃滋阴和阳,调和营卫,解肌发汗之总方也。凡头痛、发热、恶风、恶寒,其脉浮而弱,汗自出者,不拘何经,不论中风、伤寒、杂病,咸得用此发汗。

①【注文浅释】
表章:显扬,表彰。

②【注文浅释】
少:稍微。

③【注文浅释】
魁:第一。

若妄汗妄下，而表不解者，仍当用此解肌。如所云头痛、发热、恶寒、恶风、鼻鸣、干呕等病，但见一症即是，不必悉具，惟以脉弱、自汗为主耳。桂枝赤色，通心温经，能扶阳散寒，甘能益气生血，辛能解散外邪，内辅君主，发心液而为汗①。故麻黄、葛根、青龙辈，凡发汗御寒者咸用之，惟桂枝汤不可用麻黄，麻黄汤不可无桂枝也。本方皆辛甘发散，惟芍药微苦微寒，能益阴敛血，内和营气。先辈之无汗不得用桂枝汤者，以芍药能止汗也。芍药之功，本在止烦，烦止汗亦止，故反烦、更烦，与心悸而烦者咸赖之。若倍加芍药，即建中之剂，非复发汗之剂矣。是方也，用桂枝发汗，即用芍药止汗。生姜之辛，佐桂以解肌。大枣之甘，佐芍以和里。桂、芍之相须，姜、枣之相得，阴阳表里，并行而不悖，是刚柔相济以为和也。甘草甘平，有安内攘外之功，用以调和气血者，即以调和表里，且以调和诸药矣。而精义尤在啜稀热粥以助药力。盖谷气内充，外邪勿复入，热粥以继药之后，则余邪勿复留，复方之妙用又如此。故用之发汗，自不至于亡阳；用之止汗，自不至于贻患。今人凡遇发热，不论虚实，悉忌谷味，刊桂枝方者，俱削此法，是岂知仲景之心法乎。要知此方专治表虚，但能解肌，以发营中之汗，不能开皮毛之窍，以出卫分之邪。故汗不出者，是麻黄症，脉浮紧者，是麻黄脉，即不得与桂枝汤矣。然初起无汗，当用麻黄发汗。如汗后复烦，即脉浮数者，不得再与麻黄而更用桂枝。如汗后不解，与下后脉仍浮，气上冲，或下利止而身痛不休者，皆当用此解外。盖此时表虽不解，腠理已疏，邪不在皮毛而在肌肉，故脉证虽同麻黄，而主治当属桂枝也。粗工妄谓桂枝汤专治中风一证，印定②后人耳目，而所称中风者，又与此方不合，故置之不用。愚常以此汤治自汗、盗汗、虚疟、

①【医理探微】
桂枝辛甘温，"辛甘化阳"，温补阳气是桂枝的基础作用，温补卫阳而散寒解表，温补心阳以治心悸，温补肾阳则化气利水，温阳又能通经活血，平冲降逆也是温阳作用的延伸。

②【注文浅释】
印定：印得很深，已无法磨灭。

虚痢，随手而愈。因知仲景方可通治百病，与后人分门证类，使无下手处者，可同年而语耶。[①]

麻黄汤

麻黄　桂枝　杏仁　甘草

治风寒在表，头痛项强，发热身痛，腰痛，骨节烦疼，恶风恶寒，无汗，胸满而喘，其脉浮紧、浮数者。此为开表逐邪发汗之峻剂也。古人用药用法象之义。麻黄中空外直，宛如毛窍骨节，故能去骨节之风寒，从毛窍而出，为卫分发散风寒之品。桂枝之条纵横，宛如经脉系络，能入心化液，通经络而出汗，为营分散解风寒之品。杏仁为心果，温能助心散寒，苦能清肺下气，为上焦逐邪定喘之品。甘草甘平，外拒风寒，内和气血，为中宫安内攘外之品。此汤入胃行气于玄府，输精于皮毛。斯毛脉合精而溱溱汗出，在表之邪，其尽去而不留，痛止喘平，寒热顿解，不烦啜粥而藉汗于谷也。其不用姜、枣者，以生姜之性，横散解肌，碍麻黄之上升。大枣之性，滞泥于膈，碍杏仁之速降。此欲急于直达，稍缓则不迅，横散则不峻矣。若脉浮弱汗自出者，或尺脉微迟者，是桂枝所主，非此方所宜。盖此乃纯阳之剂，过于发散，如单刀直入之将，投之恰当，一战成功，不当则不戢而招祸。故用之发表，可一而不可再，如汗后不解，便当以桂枝汤代之。若汗出不透，邪气留连于皮毛骨肉之间，又有麻桂合半与桂枝二麻黄一之妙用。若阳盛于内而无汗者，又有麻黄杏仁石膏连翘赤小豆等剂[②]。此皆仲景心法也。予治冷风哮与风寒湿三气成痹等证，用此辄效，非伤寒一证可拘也[③]。

按：麻、桂二方，治伤寒中风者，遇当用而不敢用。注疏伤寒家于不当用者，妄言其当用。如太阳衄血证，宜桂枝汤句，语意在当须发汗下。麻黄主之句，在当发其汗下。二句皆于结句补出，是倒序法也。仲景于论证时，细明其所以然，未及于方故耳。夫桂枝乃行血之品，仲景用桂枝发汗，不是用桂枝止衄，是用在未衄时，非用在已衄后。且夺血者无汗，此理甚明。麻黄乃上升之品，夫既云衄乃解，又云自衄者愈，若复用升提之药，衄流不止可必矣。且衄家不可发汗，此禁甚明矣。又如小青龙主之句，语意在服汤以上，岂有寒去欲解，反用燥热之剂，重亡津液，令渴不解乎？且云服药已，服药已者，是何药何汤耶？观仲景于所服药不合法者，必明斥之。如所云"服泻心汤，复以他药下之，利不止。"又云"知医以他药下之，非其治也。"粗工不知倒序等法，又溺于风寒二字，而曰是虽热甚，邪由在经，以麻黄治衄，是发散经中邪气耳。请问邪气寒乎？热乎？若寒邪则血凝不流，焉得有衄？若热邪则清降不遑①，而敢升发耶？且云点滴不成流者，必用服药。若成流不止，将何法以善其后乎？此误天下苍生之最盛者，余因表而出之。②

葛根汤

葛根　麻黄　桂枝　白芍　甘草　姜　枣

治头项强痛，背亦强，牵引几几然，脉浮无汗恶寒，兼治风寒在表而自利者。此开表逐邪之轻剂也。其证身不疼，腰不痛，骨节不痛，是骨不受寒矣。头项强痛，下连于背，牵引不宁，是筋伤于风矣。不喘不烦躁，不干呕，是无内症；无汗而恶风，病只在表；若表病而兼下利，是表实里虚矣。比麻黄、青龙之剂较轻，然几几更甚于项强，而无汗不失为表实，脉浮不紧数，是中于鼓动之阳风，故以桂枝汤为主，而加麻、葛以攻其表实也。葛根味甘气凉，能起阴气而生津液，滋筋脉而舒其牵引，故以为君。麻黄、生姜，能开玄府腠理之闭塞，祛风而出汗，故以为臣。寒热俱轻，故少佐桂、芍，同甘、枣以和里。此于麻、桂二方之间，衡其轻重，而为调和表里之剂也。故用之以治表实，而外邪自解；不必治里虚，而下利自瘳。与大青龙治表里俱实者异矣。要知葛根秉性轻清，赋体厚重，轻可去实，重可镇动，厚可固里，一物而三美备。然惟表实里虚者宜之，胃家实者，非所宜也，故仲景于阳明经中不用葛根。东垣用药分经，不列于太阳，而列于阳明。易老^①云："未入阳明者不可服。"皆未知此义。喻氏^②谓"仲景不用于阳明，恐亡津液。"与本草生津之说左。又谓"能开肌肉"，又与仲景治汗出恶风桂枝汤中加葛根者左矣。盖桂枝、葛根俱是解肌和里之剂，故有汗无汗，下利不下利，皆可用，与麻黄专于治表者不同。麻黄、葛根俱有沫，沫者，浊气也，故仲景皆以水煮去其沫，而后入诸药，此取其清扬发腠理之义。桂枝汤啜稀粥者，因无麻黄之开，而有芍药之敛，恐邪有不尽，故假谷气以逐之，此汗生于谷也。

大青龙汤

麻黄　桂枝　石膏　杏仁　甘草　姜　枣

太阳中风，脉浮紧，头痛发热，恶寒、身疼，不汗出而烦躁，此麻黄证之剧者，故加味以治之也。诸证全是麻黄，有喘与烦躁之别。喘者是寒郁其气，升降不得自如，故多用杏仁之苦以降气；烦躁是热伤其气，无津不能作汗，故特加石膏之甘以生津。然其性沉而大寒，恐内热顿除而表寒不解，变为寒中而挟热下利，是引贼破家矣。故必倍麻黄以发表，又倍甘草以和中，更用姜、枣以调营卫。一汗而表里双解，风热两除，此大青龙清内攘外之功，所以佐麻、桂二方之不及也。夫青龙以发汗命名，其方分大小，在麻黄之多少，而不关石膏，观小青龙之不用可知。石膏不能驱在表之风寒，但能清中宫之燔灼，观白虎之多用可知。世不知石膏为烦躁用，妄为发汗用，十剂之轻可去实，岂至坚至重之质而能发汗哉？汗多亡阳者，过在麻黄耳。少阴亦有发热恶寒烦躁之症，与大青龙同，但脉不浮、头不痛为异。若脉浮弱、汗自出者，是桂枝证。二证妄与石膏，则胃气不至于四肢而手足厥冷；妄用麻黄，则卫阳不周于身而筋惕肉瞤，此仲景所深戒也。要知少阴见阳证而用麻黄，必固以附子。太、少异位，阴阳殊途，故寒温别。桂枝证之烦，因于木旺，故用微苦微寒之剂以升降之[①]；大青龙之兼躁，因于风动，故用至阴至重之品以镇坠之。有汗无汗，虚实不同，轻重有差也。必细审其所不用，然后不失其所当用耳。

　　按：许叔微云："桂枝治中风，麻黄治伤寒，大青龙治中风见寒脉、伤寒见风脉，三者如鼎立。"此方氏[②]三大纲所由来。而大青龙之证治，自此不明于世矣。不知仲景治表，只在麻、桂二法。麻黄治表实，桂枝治表虚，方治在虚实上分，不在风寒上分也。盖风寒二证，俱有虚实，俱有浅深，俱有营卫。大法又在虚实上分浅深，并不在风寒上分营卫也。夫有汗为表虚，立桂枝汤治有汗之风寒，而更有加桂、去桂，加芍、去芍，及加附子、人参、厚朴、杏仁、茯苓、白术、大黄、龙骨、牡蛎等剂，皆是桂枝汤之变局。因表虚中更有内虚内实浅深之不同，故加减法亦种种不一耳。以无汗为表实，而立麻黄汤治无汗之风寒。然表实中亦有夹寒、夹暑、内寒、内热之不同，故以麻黄为主而加减者，若葛根汤、大小青龙、麻黄附子细辛甘草、麻黄杏仁甘草石膏、麻黄连翘赤豆等剂，皆麻黄汤之变局，因表实中亦各有内外寒热浅深之殊也。葛根汤因肌肉津液不足，而加芍药、葛根。大青龙因内热烦躁而加石膏。小青龙以干呕而咳，而加半夏、细辛、干姜。麻黄附子细辛、甘草二方①，以脉沉而加附子。若连翘赤豆梓皮②，湿热发黄而加。诸剂皆因表实，从麻黄汤加减，何得独推大青龙为鼎立耶？何但知有风寒，而不知有风热，但知有中风见寒、伤寒见风之症，而不知小青龙之治风寒、大青龙之治风热、麻杏甘膏之治温热、麻翘豆汤之治湿热，表实中更有如是之别耶？且前辈之凿分风寒者，拘于脉耳。不知仲景之论脉甚活而不拘，如大青龙之条，有中风而脉浮紧、伤寒而脉浮缓，是互文见意处。言中风脉缓，然亦有脉浮紧者；伤寒脉紧，然亦有脉浮缓者。盖中风伤寒，各有浅深，或因人之强弱而异，地之高下而异，时之乖和而异。证既不可拘，脉即不可执。如阳明中风而脉浮紧，太阴伤寒而脉浮缓，不可谓脉紧必伤寒，脉缓必中风矣。按《内经》脉滑曰风，则风脉原无定象；又盛而紧曰胀，则紧脉不专属伤寒；又缓而滑为热中，则缓脉亦不专指中风矣。且阳明中风，有脉浮而紧者，又有脉弦浮大者。必欲以太阳之脉缓自汗、脉紧无汗，定分风寒，割裂营卫，他经皆有中风，皆不言及何耶？要知脉紧固为有力，脉浮缓亦不是浮弱，即《内经》缓而滑为热中之脉也。盖仲景凭脉辨证，只审虚实。故不论中风伤寒脉之缓紧，但于指下有力者为实，脉弱无力者为虚；不汗出而烦躁者为实，汗出多而烦躁者为虚，证在太阳而烦躁者为实，证在少阴而烦躁者为虚。实者可服大青龙，虚者便不可服，此最易知

① 【注文浅释】
指麻黄附子细辛汤和麻黄附子甘草汤。

② 【注文浅释】
指麻黄连翘赤小豆汤的三味药。

也。凡先烦不躁而脉浮者，必有汗而自解；烦躁而脉浮紧者，必无汗而不解。大青龙汤为风寒在表而兼热中者设，不是为有表无里而设。故中风无汗烦躁者可用，伤寒而无汗烦躁者亦可用。① 盖风寒本是一气，故汤剂可以互投。论中有中风伤寒互称者，如大青龙是也；有中风伤寒兼提者，如小柴胡是也。仲景但细辨脉症而施治，何尝拘拘于中风伤寒之别其名乎？如既立麻黄汤治寒，桂枝汤治风，而中风见寒、伤寒见风者，曷不用桂枝麻黄合半汤，而更用大青龙为主治耶？且既有中风恶风不恶寒，伤寒恶寒不恶风之说，曷不用大青龙之恶寒主伤寒，麻黄证之恶风主中风，桂枝证之恶风复恶寒，主中风见寒、伤寒见风耶？方氏因三纲之分。而有风寒多少之陋见。喻氏又因大青龙之名，而为龙背、龙腹、龙尾之奇说。又谓纵横者，龙之所以飞期门及大青龙之位。青龙之说愈工，而青龙之法愈湮，此所谓好龙而不识真龙者也。大青龙之点睛，在无汗烦躁、无少阴证二句。合观之，知本方本为太阳烦躁而设。仲景恐人误用青龙，不特为脉弱汗出者禁，而吃紧尤在少阴。盖少阴亦有发热、恶寒、身疼、无汗而烦躁之症，此阴极似阳，寒极反见热化也。误用则厥逆筋惕肉瞤所必至，全在此处着眼。故必审其非少阴证，而为太阳烦躁无疑。太阳烦躁为阳盛，非大青龙不解，故不特脉浮紧之中风可用，即浮缓而不微弱之伤寒，亦可用也。不特身疼身重者可用，即身不疼与身重而乍有轻时者，亦可用也。盖胃脘之阳，内郁胸中而烦，外扰四肢而躁，第用麻黄发汗于外，不加石膏泄热于内，烦躁不解，阳盛而死矣。诸家不审烦躁之理，以致少阴句无所着落，妄谓大青龙为风寒两伤营卫而设，不知其为两解表里而设。请问石膏之设，为治风欤？治寒欤？营分药欤？卫分药欤？只为热伤中气，用之治内热耳。

小青龙汤

麻黄　桂枝　白芍　甘草　干姜　细辛　半夏
五味

伤寒表不解，心下有水气，干呕，发热而渴，或利、或
噎、或小便不利少腹满、或喘者，用此发汗利水。夫阳之
汗，以天地之雨名之。水气入心则为汗，一汗而外邪顿解
矣。此因心气不足，汗出不彻，故寒热不解而心下有水
气。其咳是水气射肺之征，干呕知水气未入于胃也。心
下乃胞络相火所居之地，水火相射，其病不可拟摹。如水
气下而不上，则或渴或利；上而不下，则或噎、或喘；留于
肠胃，则小便不利而少腹满耳。惟发热干呕而渴，是本方
之当证①。此于桂枝汤去大枣之泥，加麻黄以开玄府，细
辛逐水气，半夏除呕，五味、干姜以除咳也。以干姜易生
姜者，生姜之味气不如干姜之猛烈，其大温足以逐心下之
水，苦辛可以解五味之酸，且发表既有麻黄、细辛之直锐，
更不藉生姜之横散矣。若渴者，是心液不足，故去半夏之
燥热，加栝蒌根之生津。若微利与噎，小便不利与喘者，
病机偏于向里，故去麻黄之发表，加附子以除噎，芫花、茯
苓以利水，杏仁以定喘耳。两青龙俱两解表里法，大青龙
治里热，小青龙治里寒，故发表之药同，而治里之药殊也。
此与五苓，同为治表不解而心下有水气。在五苓治水畜
而不行，故大利其水而微发其汗，是为水郁折之也。本方
治水之动而不居，故备举辛温以散水，并用酸苦以安肺，
培其化源也②。兼治肤胀③最捷。葛根与大、小青龙皆合
麻、桂二方加减。葛根减麻黄、杏仁者④，以不喘故。加葛

① 【注文浅释】
　　当证：当，至当、恰当。当
证，最合适的病证。

② 【案例犀烛】
　　戴某，女，28 岁，2011 年 8 月
22 日初诊。每年八九月份目鼻发
痒，喷嚏流涕，早晚较重。二便正
常，舌质稍红，苔薄，脉沉细。以
小青龙汤加味治疗：生麻黄 10 g，
川桂枝 10 g，姜半夏 10 g，干姜
6 g，细辛 5 g，五味子 10 g，炒白芍
10 g，炙甘草 6 g，苍耳子 10 g，辛夷
10 g，生姜 15 g，红枣 15 g。7 剂。
　　2011 年 8 月 29 日复诊，喷嚏
流涕发减少，目鼻发痒程度减
轻，原方 7 剂。
　　2011 年 9 月 6 日三诊：诸症
基本控制。
　　按：小青龙汤温肺化饮，仲
景治疗外寒内饮咳喘。饮伏于肺
的咳喘，其痰清稀或呈泡沫状。
清涕同样是水饮所作，"肺开窍于
鼻"，用小青龙汤治疗喷嚏清涕者
也可取得很好的效果。

③ 【注文浅释】
　　肤胀：指水肿。《金匮要略》
中大青龙汤、小青龙汤俱治水饮。

④ 【注文浅释】
　　葛根汤中有麻黄，推测柯氏
原意为葛根汤是麻黄汤桂枝汤合
方加减，未用杏仁，故该句应改为
"葛根减麻黄汤之杏仁者"。

根者,和太阳之津,升阳明之液也。大青龙减桂枝、芍药者,以汗不出故。加石膏者,烦躁故也。若小青龙减麻黄之杏仁,桂枝之生姜、大枣,既加细辛、干姜、半夏、五味,而又立加减法。神而明之,不可胜用矣。

此方又主水寒在胃,久咳肺虚。

五苓散

泽泻　白术　茯苓　猪苓　桂枝

太阳本病脉浮,发汗表证虽解,而膀胱之热邪犹存,用之利水止渴,下取上效之法。桂性热,少加为引导。五苓能通调水道,培助土气,其中有桂枝以宣通卫阳。停水散,表里和,则火热自化,而津液得全,烦渴不治而治矣。

治太阳发汗后,表热不解,脉浮数,烦渴饮水,或水入即吐,或饮水多而小便不利者。凡中风伤寒,结热在里,热伤气分,必烦渴饮水。治之有二法:表症已罢而脉洪大,是热邪在阳明之半表里,用白虎加人参,清火以益气;表症未罢,而脉仍浮数,是寒邪在太阳之半表里,用五苓散,饮暖水利水而发汗。^①此因表邪不解,心下之水气亦不散,既不能为溺,更不能生津,故渴。及与之水,非上焦不受,即下焦不通,所以名为水逆。水者肾所司也。泽泻味咸入肾,而培水之本;猪苓黑色入肾,以利水之用;白术味甘归脾,制水之逆流;茯苓色白入肺,清水之源委^②,而水气顺矣。然表里之邪,谅不因水利而顿解。故必少加桂枝,多服暖水,使水精四布,上滋心肺,外达皮毛,濈濈汗出,表里之烦热两除也。白饮和服,亦啜稀粥之微义,又复方之轻剂矣。本方非能治消渴也。注者不审消渴之理,及水逆之性,称为化气回津之剂。夫四苓之燥,桂枝

① 【医理探微】
五苓散证发热,病位在表在里,病性属寒属热,历代医家观点不统一,而柯注亦前后矛盾。"太阳本病脉浮,发汗表证虽解",说明表证已解,发热自然是里证,即柯注"膀胱之热邪犹存"。"桂枝宣通卫阳",治疗的是表寒病证,故而用五苓散后才能"表"里和。此病位究竟是在表还是在里?
"表热不解,脉浮数"与"表症未罢,而脉仍浮数,是寒邪在太阳之半表里"在病性上又是前后相左。

② 【注文浅释】
源委:水的发源和水流所聚。此处指人体内的水道。

之热,何所恃而津回? 岂知消渴与水逆不同,消字中便见饮水多能消则不逆矣。本论云:饮水多者,小便利必心下悸,是水畜上焦为逆;小便少者,必苦里急,是水畜下焦为逆也。又云:渴欲饮水者,以五苓散救之。可知用五苓原是治水,不是治渴,用以散所饮之水,而非治烦渴消渴之水也。且本方重在内烦外热,用桂枝是逐水以除烦,不是热因热用;是少发汗以解表,不是助四苓以利水。其用四苓是行积水留垢,不是疏通水道。后人不明此理,概以治水道不通。夫热淫于内者,心下已无水气,则无水可利,无汗可发,更进燥烈之品,津液重亡,其^①能堪耶? 本论云:下后复发汗,小便不利者,亡津液故也,勿治之。又云:若亡津液,阴阳自和者,必自愈。又云:汗出多,胃中燥,不可用猪苓汤复利其小便。夫利水诸方,惟猪苓汤为润剂,尚不可用,其不欲饮水而小便不利者,五苓散之当禁,不待言矣。

①【注文浅释】
其:岂。

十枣汤

大枣　芫花　甘遂　大戟

治太阳中风,表解后里气不和,下利呕逆,心下至胁痞满硬痛,头痛短气,汗出不恶寒者。仲景利水之剂种种不同,此其最峻者也。凡水气为患,或喘或咳,或利或吐,吐利而无汗,病一处而已。此则外走皮毛而汗出,内走咽喉而呕逆,下走肠胃而下利,水邪之泛溢者,既浩浩莫御矣。且头痛短气,心腹胁下皆痞硬满痛,是水邪尚留结于中,三焦升降之气,拒隔而难通也。表邪已罢,非汗散所宜,里邪充斥,又非渗泄之品所能治。非选利水之至锐者以直折之,中气不支,亡可立待矣。甘遂、芫花、大戟,皆辛苦气寒，而秉性最毒，并举而任之，气同味合，相须相济，决渎而大下，一举而水患可平矣。然邪之所凑，其气已虚，而毒药攻邪，脾胃必弱。使^①无健脾调胃之品主宰其间，邪气尽而元气亦随之尽。故选枣之大肥者为君，预培脾土之虚，且制水势之横，又和诸药之毒，既不使邪气之盛而不制，又不使元气之虚而不支。此仲景立法之尽善也。用者拘于甘能缓中之说，岂知五行承制之理乎。张子和制濬川、禹功、神佑等方，治水肿痰饮，而不知君补剂以护本，但知用毒药以攻邪，所以善全者鲜。

麻黄杏仁甘草石膏汤

此温病发汗逐邪之主剂也。凡冬不藏精之人，热邪内伏于脏腑，至春风解冻，伏邪自内而出，法当乘其势而汗之，势随汗散矣。然发汗之剂，多用桂枝。此虽头项强痛，反不恶寒而渴，是有热而无寒^②。桂枝下咽，阳盛则毙，故于麻黄汤去桂枝之辛热，易石膏之甘寒，以解表里俱热之症。岐伯所云"未满三日可汗而已"者，此法是也。此病得于寒时而发于风令，故又名风温。其脉阴阳俱浮，其症自汗身重。盖阳浮则强于卫外而闭气，故身重，当用麻黄开表以逐邪；阴浮不能藏精而汗出，当用石膏镇阴而清火；表里俱热，则中气不运，升降不得自如，故多眠息鼾，语言难出，当用杏仁、甘草以调气。此方备升降轻重之性，足以当之。若攻下火熏等法，此粗工促病之术也。凡风寒在表，头痛、发热、恶寒、无汗者，必用麻黄发汗。汗后复烦，更用桂枝发汗。若温病发汗已而身灼热，是内热猖獗，虽汗出而喘，不可更用桂枝汤。盖温暑之邪，当与汗俱出，而勿得止其汗。即灼然之大热，仍当用此方开表以清里,降火而平喘。盖治内蕴之火邪,与外感之余热不同法也。若被下而小便不利,直视失溲者,真阴虚极而不治。若汗出而喘,是热势仍从外越。虽未下前之大热,因下而稍轻,仍当凉散。亦不得仿风寒未解之例,下后气上冲者,更行桂枝汤也。是方也,温病初起可用,以解表而清里。汗后可复用,下后可复用,与风寒不解而用桂枝汤同法。仲景因治风寒汗下不解之证,必须桂枝,故特出此凉解之义,以比类桂枝加厚朴、杏仁汤证,正与风寒温病分泾渭处。合观温病提纲,而大旨显然矣。此大青龙之变局,白虎汤之先着也。石膏为清火重剂,青龙、白虎皆赖以建功,然用之谨甚。故青龙以恶寒脉紧,兼用姜、桂以扶卫外之阳;白虎以汗后烦渴,兼用参、米以保胃脘之阳也。此但热无寒,佐姜、桂则脉流薄疾,斑黄狂乱作矣;此但热不虚,加参、米则食入于阴,气长于阳,谵语腹胀矣。凡外感之汗下后,汗出而喘为实,重在存阴者,不必虑其亡阳也。然此为解表之剂,若无喘、鼾、语言难出等证,则又白虎汤之证治矣。此方治温病表里之实,白虎加参、米治温病表里之虚,相须相济者也。若葛根黄连黄芩汤,则治利而不治喘,要知温病下后,无利不止证。葛根、黄连之燥,非治温药。且麻黄专于外达,与葛根之和中发表不同;石膏甘润,与黄连之苦燥悬殊。同是凉解表里,同是汗出而喘,而用药有毫厘千里之辨矣。①

① 【注文浅释】

柯注“麻杏石甘汤”治“发热而渴、不恶寒”之“温病”;“麻杏石甘汤”是“大青龙之变局,白虎汤之先着”;白虎汤“治温病表里之实,白虎加参、米治温病表里之虚,相须相济者”;更有“葛根黄连之燥”,黄芩“黄连之苦燥”,自是针对湿邪而设。说明《伤寒论》不仅有麻黄汤治“伤寒”、桂枝汤治“中风”,更有麻杏石甘汤、白虎汤、白虎加人参汤治“温病”,葛根芩连汤治“湿热”。所以,《伤寒论》不仅辨治狭义伤寒和中风,也辨治“温病”和“湿温”。

麻黄连翘赤小豆汤

麻黄　连翘　赤小豆　梓白皮　杏仁　甘草　生姜　大枣

治太阳伤寒妄下热入,但头汗出,小便不利,身体发黄。此以赤小豆、梓皮为君，而冠以麻黄者，见此为麻黄汤之坏症，此汤为麻黄汤之变剂也。伤寒不用麻黄发汗，而反下之，热不得越，因瘀于里，热邪上炎，故头有汗；无汗之处，湿热熏蒸，身必发黄，水气上溢皮肤，故小便不利。此心肺为瘀热所伤，营卫不和故耳。夫皮肤之湿热不散，仍当发汗，而在里之瘀热不清，非桂枝所宜。必择味之酸苦，气之寒凉，而能调和营卫者，以凉中发表，此方所由制也。小豆赤色，心家谷也，酸以收心气，甘以泻心火，专走血分，通经络，行津液，而利膀胱。梓白皮色白，肺家药也，寒能清肺热，苦以泻肺气，专走气分，清皮肤，理胸中，而散烦热，故以为君。佐连翘、杏仁以泻心，麻黄、生姜以开表，甘草、大枣以和胃。潦水①味薄，流而不止，故能降火而除湿，取而煮之。半日服尽者，急方通剂，不必缓也。夫麻黄一方，与桂枝合半，则小发汗；加石膏、姜、枣，即于发表中清火而除烦躁；去桂枝之辛热，加石膏之辛寒，则于发表中清火而定喘；君以文蛤②，即于发表中祛内外之湿热；加连翘等之苦寒，即于发表中清火而治黄。仲景于太阳中随证加减，曲尽麻黄之长技，不拘于冬月之严寒而用矣。若加附子、细辛之大辛热，加附子、甘草之辛甘，亦因少阴表里之微甚，并非为严寒之时拘也。

① 【注文浅释】
潦水：雨后横流于地面的积水。

② 【注文浅释】
文蛤：此指文蛤汤。

文蛤汤

文蛤　麻黄　石膏　杏仁　甘草　姜　枣

病发于阳，应以汗解。庸工用水攻之法，热被水劫而不得散，外则肉上粟起，因湿气凝结于玄府也；内则烦热，意欲饮水，是阳邪内郁也；当渴而反不渴者，皮毛之水气入肺也。夫皮肉之水气，非五苓散之可任，而小青龙之温散，又非内烦者之所宜，故制文蛤汤。文蛤生于海中而不畏水，其能制水可知。咸能补心，寒能胜热，其壳能利皮肤之水，其肉能止胸中之烦，故以为君。然阳为阴郁，非汗不解，而湿在皮肤，又不当动其经络，热淫于内，亦不可发以大温，故于麻黄汤去桂枝而加石膏、姜、枣，此亦大青龙之变局也。其不差者，更与五苓散以除未尽之邪。若汗出已而腹中痛者，更与芍药汤以和肝脾之气。按：本论以文蛤一味为散，以沸汤和方寸匕，服满五合。此等轻剂，恐难散湿热之重邪。《金匮要略》云："渴欲饮水不止者，文蛤汤主之"，审症用方，则此汤而彼散，故移彼方而补入于此。①

桂枝二麻黄一汤

桂枝汤二分　　**麻黄汤**一分

服桂枝汤后，而恶寒发热如疟者，是本当用麻黄发汗，而用桂枝则汗出不彻故也。凡太阳发汗太过，则转属阳明，不及则转属少阳。此虽寒热往来，而头项强痛未罢，是太阳之表尚在，故仍在太阳。夫疟因暑邪久留，而内着于募原，故发作有时，日不再作。此因风邪泊于营卫，动静无常，故一日再发，或三度发耳邪。邪气稽留于皮毛肌肉之间，固非桂枝汤之可解，已经汗过，又不宜麻黄汤之峻攻。故取桂枝汤三分之二，麻黄汤三分之一，合而服之，再解其肌，微开其表，审发汗于不发之中，此又用桂枝后更用麻黄法也。后人合为一方者，是大背仲景比较二方之轻重，偶中出奇之妙理矣。

桂枝麻黄合半汤

桂枝汤三合　　**麻黄汤**三合

①【注文浅释】

柯氏所论证治，见仲景原文"病在阳，应以汗解之，反以冷水潠之，若灌之，其热被劫，不得去，弥更益烦，肉上粟起，意欲饮水，反不渴者，服文蛤散；若不差者，与五苓散。寒实结胸，无热证者，与三物小陷胸汤，白散亦可服。"柯氏加按语："本论以文蛤一味为散，以沸汤和方寸匕，服满五合。此等轻剂，恐难散湿热之重邪。《金匮要略》云：'渴欲饮水不止者，文蛤汤主之'，审症用方，则此汤而彼散，故移彼方而补入于此。"

《金匮要略》："吐后渴欲得水而贪饮者，文蛤汤主之，兼主微风，脉紧头痛。文蛤汤方：文蛤五两，麻黄三两，甘草三两，生姜三两，石膏五两，杏仁五十枚，大枣十二枚。上七味，以水六升，煮取二升。温服一升，汗出即愈。"

太阳病，得之八九日，如疟状，发热恶寒，热多寒少，面有赤色者，是阳气拂郁在表不得越。因前此当汗不汗，其身必痒，法当小发汗，故以麻桂二汤各取三分之一，合为半服而急汗之。盖八九日来，正气已虚，表邪未解，不可不汗，又不可多汗。多汗则转属阳明，不汗则转属少阳。此欲只从太阳而愈，不再作经，故立此法耳。此与前症大不同，前方因汗不如法，虽不彻，而已得汗，故取桂枝二分，入麻黄一分，合为二升，分再服而缓汗之。此因未经发汗，而病日已久，故于二汤各取三合，并为六合，顿服而急汗之。两汤相合，泾渭分明，见仲景用偶方轻剂，其中更有缓急、大小、反佐之不同矣。原法两汤各煎而合服，犹水陆之师，各有节制，两军相为表里，异道夹攻之义也。后人算其分两合为一方，与葛根、青龙辈何异？

桂枝二越婢一汤

《金匮》越婢汤：麻黄　石膏　甘草　姜　枣

太阳病，发热恶寒，热多寒少，脉微弱者，此无阳也，不可发汗，故立此方。按本论无越婢症，亦无越婢汤，后人取《金匮》方补之。窃谓仲景言不可发汗，则必不用麻黄；言无阳，是无胃脘之阳，亦不用石膏。古方多有名同而药不同者，安可循名而不审其实也？此等脉症最多，宜用柴胡桂枝为恰当。①

按：喻嘉言云："越婢者，石膏之辛凉也，以此兼解其寒。"夫辛凉之品，岂治寒之剂乎？考越婢方，比大青龙无桂枝、杏仁，与麻黄杏子石膏汤同为凉解表里之剂，此不用杏仁之苦，而用姜、枣之辛甘，可以治太阳阳明合病，热多寒少而无汗者。犹白虎汤证背微恶寒之类，而不可以

① 【医理探微】

仲景原文："太阳病，发热恶寒，热多寒少。脉微弱者，此无阳也，不可发汗。宜桂枝二越婢一汤。"该条存在"倒装文法"，"宜桂枝二越婢一汤"应接"热多寒少"句后。

桂枝二越婢一汤是发汗剂，治疗"太阳病、发热恶寒、热多寒少"。柯注有误。

治脉弱无阳之证也。按：《外台秘要》云："越婢汤易此一字，便合《内经》脾不濡，脾不能为胃行其津液之义"。是脾经不足而无汗者，可用此起太阴之津，以滋阳明之液而发汗。如成氏所云。"发越脾气"者是也。然必兼见烦渴之症，脉虽不长大，浮缓而不微弱者宜之。

桂枝加附子汤

太阳病发汗，遂漏不止，其人恶风，小便难，四肢微急，难以屈伸者，此发汗不如法也。病在太阳，固当发汗，然得微似有汗者佳。发汗太过，阳气无所止息，而汗出不止矣。汗多亡阳，玄府不蔽，风乘虚入，故复恶风；津液外泄，不能润下，故小便难；四肢者，诸阳之本，阳气者，柔则养筋，开阖不得，寒气从之，故筋急而屈伸不利。此离中阳虚，不能敛液，当用桂枝汤补心之阳，阳密则漏汗自止，恶风自罢矣。坎中阳虚，不能制水，必加附子以固肾之阳，阳回则小便自利，四肢自柔矣。漏不止与大汗出不同。服桂枝汤后，大汗出而大烦渴，是阳陷于里，急当滋阴，故用白虎加参以和之；用麻黄汤遂漏不止，是阳亡于外，急当扶阳，故用桂枝加附以固之。要知发汗之剂，用桂枝太过，则阳陷于里；用麻黄太过，则阳亡于外。因桂枝汤有芍药而无麻黄，故虽大汗出，而玄府仍能自闭，但能使阳盛，断不致亡阳。又与汗出不解者异。此发汗汗遂不止，是阳中之阳虚，不能摄汗，所以本证之恶风不除，而变症有四肢拘急之患，小便难之理，故仍用桂枝加附，以固太阳卫外之气也。彼发汗汗出不解，是阴中之阳虚，汗虽出而不彻，所以本证之发热不除，而变症见头眩身振之表，心下悸之里，故假①真武汤以固坎中真阴之本也。

①【注文浅释】
假：通"借"。

与"伤寒,自汗"条似同而实异。彼脚挛急在未汗前,是阴虚。此四肢急在发汗后,是阳虚。自汗因心烦,其出微。遂漏因亡阳,故不止。小便数,尚不难。恶寒微,不若恶风之甚。脚挛急,尚轻于四肢不利也。彼用芍药甘草汤,此用桂枝加附子,其命剂悬殊矣。

芍药甘草附子汤

发汗而病不解,反恶寒,其里虚可知也。夫发汗所以逐寒邪,故只有寒去而热不解者。今恶寒比未汗时反甚,表虽不解,急当救里矣。盖太阳有病,本由少阴之虚,不能藏精而为阳之守。若发汗以扶阳,寒邪不从汗解,是又太阳阳虚,不能卫外,令阴邪得以久留。亡阳之兆,已见于此,仍用姜、桂以攻里,非以扶阳,而反以亡阳矣。故于桂枝汤去桂枝、姜、枣,取芍药收少阴之精,甘草缓阴邪之逆,加附子固坎中之火,但使肾中元阳得位,表邪不治而自解矣。按:少阴亡阳之症,未曾立方,本方恰与此症相合。芍药止汗,收肌表之余津;甘草和中,除咽痛而止吐利;附子固少阴而招失散之阳,温经络而缓脉中之紧。此又仲景隐而未发之旨欤!作芍药甘草汤治脚挛急,因其阴虚。此阴阳俱虚,故加附子,皆治里不治表之义。

桂枝甘草汤

此补心之峻剂也。发汗过多,则心液虚,心气馁[①],故心下悸。叉手冒心则外有所卫,得按则内有所依。如此不堪之状,望之而知其虚矣。桂枝本营分药,得麻黄、生姜,则令营气外发而为汗,从辛也;得芍药,则收敛营气而止汗，从酸也；得甘草，则内补营气而养血，从甘也。此方用桂枝为君，独任甘草为佐，以补心之阳，则汗出多者，不至于亡阳矣。姜之辛散，枣之泥滞，固非所宜，并不用芍药者，不欲其苦泄也。甘温相得，气和而悸自平，与心中悸而烦、心下有水气而悸者迥别。

茯苓桂枝甘草大枣汤

发汗后，心下悸欲得按者，心气虚而不自安，故用桂枝甘草汤以补心。若脐下悸欲作奔豚者，是肾水乘心而上克，故制此方以泻肾。豚为水畜，奔则昂首疾驰，酷肖[①]水势上攻之象，此症因以为名。脐下悸时，水气尚在下焦，欲作奔豚之兆而未发也，当先其时而急治之。君茯苓之淡渗，以伐肾邪；佐桂枝之甘温，以保心气；甘草、大枣培土以制水。亢则害者，承乃制矣。澜水状似奔豚，而性则柔弱，故又名劳水，用以先煮茯苓，水郁折之之法。继以诸甘药投之，是制以所畏，令一惟下趋耳。

桂枝去芍药生姜新加人参汤[②]

发汗后，又见身疼痛，是表虚，不得更兼辛散，故去生姜；脉沉为在里，迟为藏寒，自当远斥阴寒，故去芍药。惟在甘草、大枣以佐桂枝，则桂枝当入心养血之任，不复为解肌发汗之品矣。然不得大补元气之味以固中，则中气不能遽复，故加人参以通血脉，则营气调和，而身痛自瘳。名曰新加者，见表未解者，前此无补中法，今因脉沉迟，故尔始加也。此与用四逆汤治身疼脉沉之法同。彼在未汗前而脉反沉，是内外皆寒，故用干姜、生附大辛大热者，协

①【注文浅释】
酷肖：极象。

②【临证薪传】
宋版《伤寒论》载"桂枝加芍药生姜各一两人参三两新加汤"，《金匮玉函经》《脉经》《千金翼》本皆作"桂枝加芍药生姜人参汤"。将桂枝加芍药生姜人参汤改为"桂枝去芍药生姜新加人参汤"是柯氏一家之言。生姜辛散，桂枝亦辛散，若生姜辛散不可用，那桂枝亦不可用，所谓"发汗后，又见身疼痛，是表虚，不得更兼辛散，故去生姜"之论不成立。《神农本草经》载"芍药……止痛"，明确提出其有止痛作用。"吐利止而身痛不休者，当消息和解其外，宜桂枝汤小和之"，此乃仲景用芍药及桂枝汤治疗身疼痛的案例。所以，桂枝新加汤断无去芍药、生姜的道理。

甘草以逐里寒,而表寒自解。此在发汗后而脉沉迟,是内外皆虚,故用人参之补中益气者,以助桂枝、甘草而通血脉,是调中以发表之义也。此与桂枝人参汤不同者,彼因妄下而胃中虚寒,故用姜、术;表尚协热,故倍桂、甘。此因发汗不如法,亡津液而经络空虚,故加人参;胃气未伤,不须白术;胃中不寒,故不用干姜耳。是敦厚和平之剂也。(坊本作加芍药、生姜者误)

桂枝去桂加茯苓白术汤

服桂枝汤已,桂枝症仍在者,当仍用桂枝如前法。而或妄下之,下后,其本症仍头痛项强,翕翕发热,而反无汗,其变症心下满微痛,而小便不利,法当利小便则愈矣。凡汗下之后,有表里症兼见者,见其病机向里,即当救其里症。心下满而不硬,痛而尚微,此因汗出不彻,有水气在心下也。当问其小便,若小便利者,病仍在表仍须发汗;如小便不利者,病根虽在心下,而病机实在膀胱。由膀胱之水不行,致中焦之气不运,营卫之汗反无,乃太阳之府病,非桂枝症未罢也。病不在经,不当发汗;病已入府,法当利水。故于桂枝汤去桂而加苓、术,则姜、芍[①]即为利水散邪之佐,甘、枣得效培土制水之功,非复辛甘发散之剂矣。盖水结中焦,可利而不可散。但得膀胱水去,而太阳表里之邪悉除,所以与小青龙、五苓散不同法。《经》曰:"血之与汗,异名而同类。"又曰:"膀胱津液气化而后能出[②]。"此汗由血化,小便由气化也。桂枝为血分药,但能发汗,不能利水。观五苓方末云:多服暖水出汗愈。此云:小便利则愈。比类二方,可明桂枝去桂之理矣。今人不审,概用五苓以利水,岂不悖哉。

① 【临证薪传】
《神农本草经》:"芍药……治邪气腹痛,除血痹……止痛,利小便。"芍药甘草汤、桂枝加葛根汤和葛根汤皆用芍药、甘草缓解肌肉拘紧。所以,在桂枝去桂加茯苓白术汤中,芍药是针对"头项强痛、心下满微痛、小便不利"而设,体现芍药的缓急止痛及利小便作用。

② 【注文浅释】
《内经》无此文。

桂枝人参汤

桂枝　甘草　干姜　白术　人参

葛根黄连黄芩汤

葛根　黄连　黄芩　甘草

太阳病，外症未解而反下之，遂协热而利，心下痞硬，脉微弱者，用桂枝人膀胱津液气化而后能出参汤[①]。本桂枝症，医反下之，利遂不止，其脉促，喘而汗出者，用葛根黄连黄芩汤。二症皆因下后外热不解，下利不止。一以脉微弱而心下痞硬，是脉不足而症有余；一以脉促而喘反汗出，是脉有余而症不足。表里虚实，当从脉而辨症矣。弱脉见于数下后，则痞硬为虚。非辛热何能化痞而软硬，非甘温无以止利而解表，故用桂枝、甘草为君，佐以干姜、参术，先煎四味，后内桂枝，使和中之力饶，而解肌之气锐，是又于两解中行权宜法也。桂枝症，脉本缓，误下后而反促，阳气重可知。邪束于表，阳扰于内，故喘而汗出。利遂不止者，此暴注下迫，属于热，与脉微弱而协热利者不同。表热虽未解，而大热已入里，故非桂枝、芍药所能和，亦非厚朴、杏仁所能解矣。故君气轻质重之葛根，以解肌而止利；佐苦寒清肃之芩、连，以止汗而除喘；用甘草以和中。先煮葛根，后纳诸药，解肌之力优，而清中之气锐，又与补中逐邪之法迥殊矣。上条脉症是阳虚，表虽有热，而里则虚寒。下条脉症是阳盛，虽下利不止，而表里俱热。同一协热利，同是表里不解，而寒热虚实攻补不同。前方用理中加桂枝，而冠桂枝于人参之上；后方用泻心加葛根,而冠葛根于芩、连之首。不名理中、泻心者,总为表未解,故仍不离解肌之名耳。仲景制两解方,补中亦能解表,凉中亦能散表,补中亦能散痞,凉中亦能止利。若失之毫厘,差之千里矣。

桂枝去芍药汤

桂枝去芍药加附子汤

太阳病,下之后,脉促胸满者,桂枝去芍药汤主之。若更见微恶寒①者,去芍药方中加附子主之。夫促为阳脉,胸满为阳症。然阳盛则促,阳虚亦促;阳盛则胸满,阳虚亦胸满。此下后脉促而不汗出,胸满而不喘,非阳盛也。是寒邪内结,将作结胸之脉。桂枝汤阳中有阴,去芍药之寒酸,则阴气流行而邪自不结,即扶阳之剂矣。若微见恶寒,则阴气凝聚,恐姜、桂之力薄不能散邪,加附子之辛热,为纯阳之剂矣。仲景于桂枝汤一减一加,皆成温剂,而更有浅深之殊也。

桂枝加厚朴杏仁汤

治太阳下后微喘,而表未解者。夫喘为麻黄症,方中治喘者,功在杏仁。桂枝本不治喘,此因妄下后,表虽不解,腠理已疏,则不当用麻黄而宜桂枝矣。所以宜桂枝者,以其中有芍药也。既有芍药之敛,若但加杏仁,则喘虽微,恐不能胜任,必加厚朴之辛温,佐桂以解肌,佐杏仁以降气。故凡喘家不当用麻黄汤,而作桂枝汤者,加厚朴、杏仁为佳法矣。②

桂枝加芍药汤

桂枝加大黄汤

妄下后,外不解,而腹满时痛,是太阳太阴并病。若大实痛,是太阳阳明并病。此皆因妄下而转属,非太阴阳明之本证也。脾胃同处中宫,位同而职异。太阴主出,太阴病则秽腐之出不利,故腹时痛;阳明主纳,阳明病则秽腐燥结而不行,故大实而痛。仍主桂枝汤者,是桂枝证未罢,不是治病求本,亦不是升举阳邪。仲景治法,只举目前,不拘前症,如二阳并病,太阳证罢,但潮热汗出,大便难而谵语者,即用大承气矣。此因表症未罢,而阳邪已陷入太阴,故倍芍药以滋脾阴而除满痛。此用阴和阳法也。若表邪未解,而阳邪陷入于阳明,则加大黄以润胃燥,而除其大实痛。此双解表里法也。凡妄下必伤胃气,胃阳虚即阳邪袭阴,故转属太阴;胃液涸则两阳相搏,故转属阳明。属太阴则腹满时痛而不实,阴道虚也;属阳明则腹大实而痛,阳道实也。满而时痛,下利之兆;大实而痛,是燥屎之征。桂枝加芍药,小试建中之剂;桂枝加大黄,微示调胃之方。[①]

① 【医理探微】

桂枝加芍药汤证是太阴虚寒腹痛又兼便秘之象。所用桂枝汤是温中补虚,主治中焦虚寒,无关太阳表证。倍用芍药,一是止痛,二是通便。

茯苓桂枝白术甘草汤

治伤寒吐下后,心下逆满,气上冲胸,起则头眩,脉沉紧,复发汗而动经,身为振摇者。此太阳转属厥阴之症也。吐下后,既无下利胃实症,是不转属太阴阳明,心下又不痞硬而逆满,是病已过太阳矣。此非寒邪自外而内结,乃肝邪自下而上达,其气上冲心可知也。下实而上虚,故起则头眩。脉因吐下而沉,是沉为在里矣。复发汗以攻其表,经络空虚,故一身振摇也。夫诸紧为寒,则指下须当深辨。浮沉俱紧者,伤寒初起之脉也;浮紧而沉不紧者,中风脉也。若下后结胸热实而脉沉紧,便不得谓之里寒,此吐下后热气上冲,更非里寒之脉矣。紧者弦之转旋。浮而紧者名弦,是风邪外伤;此沉而紧之弦,是木邪内发。凡厥阴为病,气上冲心。此因吐下后胃中空虚,木邪因而为患,是太阳之转属,而非厥阴之自病也。君以茯苓,以清胸中之肺气,则治节出而逆气自降;用桂枝以补心血,则营气复而经络自和;白术培既伤之元气,而胃气可复;甘草调和气血,而营卫以和,则头自不眩而身不振摇矣。若粗工遇之,鲜不认为真武症。^①

桂枝加桂汤

烧针令其汗,针处被寒,核起而赤者,必发奔豚。气从少腹上冲心者,先灸其核上各一壮,乃与此汤。寒气外束,火邪不散,发为赤核,是将作奔豚之兆也。从少腹上冲心,是奔豚已发之象也。此因当汗不发汗,阳气不舒,阴气上逆,必灸其核以散寒,仍用桂枝以解外。更加桂者,补心气以益火之阳,而阴自平也。前条发汗后,脐下悸,是水邪乘阳虚而犯心,故君茯苓以清水之源。此表寒未解,而少腹上冲,是水邪挟阴气以凌心,故加肉桂以温水之主。前症已在里而奔豚未发,此症尚在表而奔豚已发,故治有不同。桂枝不足以胜风,先刺风池、风府,复与桂枝以祛风;烧针不足以散寒,先灸其核,与桂枝加桂以散寒。皆内外夹攻法,又先治其外后治其内之理也。桂枝加芍药,治阳邪下陷;桂枝更加桂,治阴邪上攻。只在一味中加分两,不于本方外求他味,不即不离①之妙如此。

桂枝去芍药加蜀漆龙骨牡蛎救逆汤

伤寒者,寒伤君主之阳也。以火迫劫汗,并亡君主之阴,此为火逆矣。盖太阳伤寒,以发汗为主。用麻黄发汗,是为扶阳。用火劫汗,犹挟天子以令诸侯,权不由主,此汗不由心也。故惊狂而起卧不安,犹芒刺在背之状矣。心为阳中之阳,太阳之汗,心之液也。凡发热自汗出者,是心液不收,桂枝方用芍药以收之。此因迫汗,津液既亡,无液可敛,故去芍药加龙骨、牡蛎者,是取其咸以补心,重以镇怯,涩以固脱,故曰救逆②也。且去芍药之酸,则肝家得辛甘之补;加龙骨、牡蛎之咸,肾家既有既济之力。此虚则补母之法,又五行承制之理矣。蜀漆未详,昔云常山之苗则谬③。

桂枝甘草龙骨牡蛎汤

火逆又下之,因烧针而烦躁,即惊狂之渐也。急用桂枝、甘草以安神,加龙骨、牡蛎以救逆,比前方简而切当。近世治伤寒者,无火熨之法,而病伤寒者,多烦躁、惊狂之变,大抵用白虎、承气辈,作有余治之。然此症属实热者固多,而属虚寒者间有,则温补安神之法不可发也。更有阳盛阴虚而见此症者,当用炙甘草加减,用枣仁、远志、茯苓、当归等味,又不可不知。

桂枝附子汤

桂枝　附子　甘草　生姜　大枣

①【注文浅释】
不即不离:不亲近也不疏远。

②【注文浅释】
仲景有"救表""救逆"之言,此"救"当作"治疗"解。又有"一逆尚引日,再逆促命期"以及"本发汗,而复下之,此为逆也",此逆则指误治及误治方法。因误治而产生的病证称为逆证。"救逆"即治疗逆证之意。

③【注文浅释】
《神农本草经》先后载两条:"恒山……味苦寒,有毒。治伤寒寒热,发温疟,鬼毒,胸中痰结,吐逆";"蜀漆,味辛平,有毒,治疟及咳逆寒热,腹中癥坚痞结,积聚邪气蛊毒鬼疰"。恒山即常山,两相对照,蜀漆与常山作用相近,且《名医别录》指出"蜀漆……恒山苗也"。所以,柯氏否定蜀漆是常山之苗,没有任何依据。

桂枝附子去桂加白术汤

治伤寒八九日,风湿相搏,身体烦疼,不能转侧,不呕不渴,脉浮虚而涩者。若其人大便硬,小便自利,去桂加白术。

按:桂枝附子汤,即桂枝去芍药加附子汤也。彼治下后脉促胸满而微恶寒,是病在半表,仍当是桂枝为君,加附子为佐。此风寒湿相合而相搏于表,当从君君臣臣之制,则桂、附并重可知。旧本两方,分两相同,误亦甚矣[①]。夫脉浮为风,涩为虚,浮而涩,则知寒之不去,而湿之相承也。风寒湿三气合至,合而成痹,故身体烦疼而不能转侧,病只在表而不在内。桂枝能驱风散寒而胜湿,故重其分两,配附子之辛热,率甘草、姜、枣以主之,三气自平,营卫以和矣。若其人又兼里气不和,大便反硬,小便反利者,此非胃家实,乃脾家虚也。盖脾家实,腐秽当自去。此湿流肌肉,因脾土失职,不能制水,故大便反见燥化。不呕、不渴,是上焦之化源清,故小便自利。濡湿之地,风气常存,故风寒相搏而不解耳。病本在脾,法当培土以胜湿,而风寒自解,故君白术以代桂枝。白术专主健脾。脾虚则湿胜而不运,湿流于内,故使大便不实;湿流于表,更能使大便不濡。脾健则能制水,水在内,能使下输膀胱而大便实,水在外,能使还入胃中而大便濡。故方末云:"初服其人身如痹,三服尽,其人如冒状。此以术附并走皮肉,逐水气未得除,故使然耳,法当加桂四两。此本一方二法,以大便硬,小便自利,去桂也。以大便不鞕,小便不利,当加桂。"因桂枝治上焦,大便鞕小便利,是中焦不治,故去桂。服汤已,湿反入胃,故大便不硬,小便不利,是上

①【注文浅释】
桂枝去芍药加附子汤,宋本、成注本《伤寒论》及《金匮玉函经》作"桂枝三两,甘草二两炙,生姜三两,大枣十二枚,附子一枚炮",唐本《伤寒论》作"桂枝、生姜、甘草炙各二两,附子一枚"。

桂枝附子汤方,宋本、唐本、成注本《伤寒论》及《金匮玉函经》作"桂枝四两,附子三枚炮,生姜三两,大枣十二枚(《玉函经》十五枚),甘草二两炙"。

上述两方桂枝、附子用量皆不同。而《伤寒论注》中两方用量相同,都是桂枝四两、附子三枚。可见柯氏所称"旧本"必非上述宋本、唐本、成注本《伤寒论》及《金匮玉函经》。

焦不治,故仍须加桂。盖小便由于上焦之气化,而后膀胱之藏者能出也。《内经》曰:"风气胜者为行痹,寒气胜者为痛痹,湿气胜者为着痹。"此身痛而不能转侧,是风少而寒湿胜,必赖附子雄壮之力,以行痹气之着。然附子治在下焦,故必同桂枝,始能令在表之痹气散;同白术,又能令在表之痹气内行。故桂枝附子汤是上下二焦之表剂,去桂加白术汤是中下二焦之表剂,附子白术汤仍加桂枝是通行三焦之表剂也。是又一方三法也。世以仲景方法分两动称一百一十三方,三百九十七法,不知从何处而起。

甘草附子汤

甘草　附子　白术　桂枝

治风湿相搏,骨节疼痛,不得屈伸,近之则痛剧,汗出短气,小便不利,恶风不欲去衣,或身微肿者。此即桂枝附子汤加白术去姜、枣者也。前症得之伤寒,有表无里。此症因于中风,故兼见汗出、身肿之表,短气、小便不利之里。此《内经》所谓"风气胜者为行痹"之症也。然上焦之化源不清,总因在表之风湿相搏,故于前方仍重用桂枝,而少减术、附。去姜、枣者,以其短气,而辛散湿泥之品,非所宜耳。①

①【医理探微】
　对甘草附子汤方义的解释,一般医家局限于所用药物,而柯氏又说明了"去姜枣"的道理。

大陷胸丸

大黄　芒硝　杏仁　葶苈　甘遂

大陷胸汤

大黄　芒硝　甘遂

病发于阳，而反下之，邪入于胃中与不得为汗之水气，结而不散，心中硬痛，因名结胸。然结胸一症，有只在太阳部分者，有并病阳明者。此或丸或汤，有轻重缓急之不同也。结在太阳部分者，身无大热，但头汗出，项亦强如柔痉状，寸脉浮，关脉沉，是病在上焦。因气之不行，致水之留结耳。夫胸中者，太阳之都会，宗气之所主，故名气海。太阳为诸阳主气，气为水母，气清则水精四布，气热则水浊而壅瘀矣。此水结因于气结，用杏仁之苦温，以开胸中之气，气降则水下矣。气结因于热邪，用葶苈之大寒，以清气分之热，源清而流洁矣。水结之所，必成窠臼①，甘遂之苦辛，所以宜达其窠臼也。然太阳之气化，不行于胸中，则阳明之胃府，亦因热而成实。必假大黄、芒硝，小其制而为丸，和白蜜以缓之，使留恋于胸中，过一宿乃下，即解心胸之结滞，又保肠胃之无伤。此太阳里病之下法，是以攻剂为和剂者也。其并病阳明者，因水结于胸，上焦不通，则津液不下，无以润肠胃，故五六日不大便，因而舌干口渴，日晡潮热，是阳明亦受病矣。心下至小腹硬满而痛不可近，脉沉紧者，此水邪结于心胸，而热邪实于肠胃。用甘遂以濬②太阳之水，硝、黄以攻阳明之实，汤以荡③之，是为两阳表里之下法也。二方比大承气更峻，治水肿、痢疾之初起者甚捷。然必视其人之壮实者施之，如平素虚弱，或病后不任攻伐者，当念虚虚之祸④。

① 【注文浅释】
窠臼：巢穴，此处比喻水气结而不散所形成的结胸。

② 【注文浅释】
濬：疏浚。

③ 【注文浅释】
荡：荡涤。

④ 【注文浅释】
虚虚之祸：虚证用攻下药，因而使虚证更虚。

小陷胸汤

黄连　半夏　栝蒌实

热入有浅深，结胸分大小。心腹硬痛，或连小腹不可按者，为大结胸。此土燥水坚，故脉亦应其象而沉紧。止在心下，不及胸腹，按之知痛不甚硬者，为小结胸。是水与热结，凝滞成痰，留于膈上，故脉亦应其象而浮滑也。秽物据清阳之位，法当泻心而涤痰，用黄连除心下之痞实，半夏消心下之痰结，寒温并用，温热之结自平。栝蒌实色赤形圆，中含津液，法象于心，用以为君，助黄连之苦，且以滋半夏之燥，洵①为除烦涤痰、开结宽胸之剂。虽同名陷胸，而与攻利水谷之方悬殊矣。大小青龙攻太阳之表，有水火之分。大小陷胸攻太阳之里，有痰饮之别，不独以轻重论也。②

生姜泻心汤

人参　甘草　黄连　黄芩　干姜　半夏　生姜　大枣

此小柴胡汤去柴胡加干姜、黄连，又即黄连汤去桂易芩③。

伤寒汗出，外已解，胃中不和，心下痞硬，干呕食臭，胁下有水气，腹中雷鸣下利者，是阳不足而阴乘之也。凡外感风寒而阳盛者，汗出不解，多转属阳明而成胃实。此心下痞硬而下利者，病虽在胃，不是转属阳明；下利不因误下，肠鸣而不满痛，又非转属太阴矣。夫心为阳中太阳，则心下是太阳之宫城，而心下痞是太阳之里也。君主之火用不宣，汗出不彻，内之水气不得越。水气不得散，所以痞硬，邪热不杀谷，故干呕食臭。胁下为少阳之位，太阳之阳气不盛，少阳之相火不支，故水气得支胁下。土虚不能制水，水气从胁入胃，泛溢中州，故腹中雷鸣而下利也。病势已在腹中，病根犹在心下，总因寒热交结于内，以致胃中不和。若用热散寒，则热势猖獗；用寒攻热，

① 【注文浅释】
洵：诚然，实在。

② 【案例犀烛】
傅某，女，38 岁，2012 年 3 月 27 日初诊。咳嗽 1 月余，痰黄白相间，易咯，鼻涕先清后稠，心下压痛，胸闷，恶风，大便稀溏。舌苔薄白，脉细滑。治以：全瓜蒌 20g，细川连 5g，姜半夏 10g，茯苓 15g，生麻黄 10g，杏仁 10g，炙甘草 6g，陈皮 6g。7 剂。

2012 年 4 月 17 日复诊，服上方 7 剂，咳嗽解除，心下压痛及胸闷基本缓解。

按语："正在心下，按之则痛"是小陷胸汤证，咳嗽、痰黄、涕稠本是麻杏石膏汤证，未用石膏，改用黄连，仍不失麻杏石甘汤之义，且"黄连止利"。加用二陈的目的是加强化痰作用。

③ 【注文浅释】
黄连汤无生姜。

则水势横行。法当寒热并举,攻补兼施,以和胃气。故用芩、连除心下之热,干姜散心下之痞,生姜、半夏去胁下之水,参、甘、大枣培腹中之虚。因太阳之病为在里,故不从标本,从乎中治也。且芩、连之苦,必得干姜之辛,始能散痞;人参得甘、枣之甘,协以保心。又君生姜佐半夏,全以辛散甘苦之枢,而水气始散。名曰泻心,实以安心也。

此与十枣症,皆表解而里不和,见心下痞硬,干呕下利。然后因于中风之阳邪,故外症尚有余热,是痞硬下利属于热,故可用苦寒峻利之剂以直攻之。此因于伤寒之阴邪,故内症反有郁逆,是痞硬下利属于虚,故当用寒温兼补之剂以和解之。是治病各求其本也。按:泻心本名理中黄连人参汤,此以病在上焦,故名泻心耳。世徒知膀胱为太阳之里,热入膀胱为犯本,不知心下痞硬为犯本,因有传足不传手之谬。

甘草泻心汤

甘草　黄连　黄芩　干姜　半夏　大枣

伤寒中风,初无下症,下之,利日数十行,完谷不化,腹中雷鸣,其人胃气素虚可知。则心下痞硬而满非有形之结热。以胃中空虚,客气上逆于胃口,故干呕、心烦不得安。所云当汗不汗,其人心烦耳。若认为实热而复下之,则痞益甚矣。本方君甘草者,一以泻心而除烦,一以补胃中之空虚,一以缓客气之上逆也。倍加干姜者,本以散中宫下药之寒,且以行芩、连之气而消痞硬。佐半夏以除呕,协甘草以和中,是甘草得位而三善[①]备,干姜任重而四美[②]具矣。中虚而不用人参者,以未经发汗,热不得越,上焦之余邪未散,与用小柴胡汤有胸中烦者去人参同一例也^①。干呕而不用生姜者，以上焦之津液已虚，毋庸再散耳。此病已在胃，亦不曰理中，仍名泻心者，以心烦痞硬，病在上焦，犹未离乎太阳也。心烦是太阳里症，即是阳明之表症，故虽胃中空虚，完谷不化，而不用人参。因心烦是胃实之根，太阳转属阳明之捷路也。凡伤寒中风，下利清谷属于寒，下利完谷属于热。《内经》所云"暴注下迫属于热"者是也。仲景之去人参，预以防胃家之实欤！

半夏泻心汤

半夏　干姜　黄连　黄芩　人参　甘草　大枣

本论云："呕而发热者，小柴胡主之。"即所云"伤寒中风有柴胡证，但见一症即是，不必悉具"者是也。又云："呕多，虽有阳明证，不可攻之。"可见少阳阳明合病，阖从枢转，故不用阳明之三承气，当从少阳之大柴胡。上焦得通，则津液得下，故大柴胡为少阳阳明之下药也。若伤寒五六日，呕而发热，是柴胡汤证，而以他药下之，枢机废弛，变症见矣。少阳居半表半里之位，其症不全发阳，不全发阴。故下后变症偏于半表者，热入而成结胸；偏于半里者，热结心下而成痞也。结胸与痞，同为硬满之症，当以痛为辨。满而硬痛为结胸热实，大陷胸下之，则痛随利减。如满而不痛者为虚热痞闷，宜清火散寒而补虚。盖泻心汤方，即小柴胡去柴胡加黄连、干姜汤也。不往来寒热，是无半表症，故不用柴胡。痞因寒热之气互结而成，用黄连、干姜之大寒大热者，为之两解，且取其苦先入心，辛以散邪耳。此痞本于呕，故君以半夏。生姜能散水气，干姜善散寒气。凡呕后痞硬，是上焦津液已干，寒气留滞可知，故去生姜而倍干姜。痞本于心火内郁，故仍用黄芩

①【医理探微】
对比半夏泻心汤和生姜泻心汤，甘草泻心汤独缺"人参"，宋本《伤寒论》载："臣亿等谨按，上生姜泻心汤法，本云理中人参黄芩汤，今详泻心以疗痞。痞气因发阴而生，是半夏、生姜、甘草泻心三方，皆本于理中也。其方必各有人参，今甘草泻心中无者，脱落之也。又按《千金》并《外台秘要》，治伤寒蛊食，用此方皆有人参，知脱落无疑。"林亿的推论虽有一定道理，但论据不够充分。首先，不仅宋本《伤寒论》无人参，唐本《伤寒论》及《金匮玉函经》之甘草泻心汤皆无"人参"。多本皆缺漏的可能性不是很大。假如是抄写时缺漏，那药物下"右七味"改成"右六味"绝对不可能是粗心所致。再者，药物组成是由所主疾病决定的，治疗不同疾病的药物很有可能不一样，所以《千金》并《外台秘要》，治伤寒蛊食，用此方皆有人参"也不能证明此甘草泻心汤必有人参。总之，甘草泻心汤有无人参是在两可之间，而柯注"小柴胡汤有胸中烦者去人参同一例也"倒是甘草泻心汤无人参的有力证据。

佐黄连以泻心也。干姜助半夏之辛,黄芩协黄连之苦,痞硬自散。用参、甘、大枣者,调既伤之脾胃,且以壮少阳之枢也。

《内经》曰:"腰以上为阳。"故三阳俱有心胸之病。仲景立泻心汤,以分治三阳。在太阳以生姜为君者,以未经误下而心下成痞,虽汗出表解,水气犹未散,故微寓解肌之义也。在阳明用甘草为君者,以两番妄下,胃中空虚,其痞益甚,故倍甘草以建中,而缓客邪之上逆,是亦从乎中治之法也。在少阳用半夏为君者,以误下而成痞,邪已去半表,则柴胡汤不中与之,又未全入里,则黄芩汤亦不中与之矣。未经下而胸胁苦满,是里之表症,用柴胡汤解表。心下满而胸胁不满,是里之半里症,故制此汤和里,稍变柴胡半表之治,推重少阳半里之意耳。名曰泻心,实以泻胆也。

大黄黄连泻心汤

附子泻心汤

附子　大黄　黄连　黄芩

治心下痞,按之濡,其脉关上浮者,用大黄黄连泻心汤。心下痞而复恶寒汗出者,用附子泻心汤。此皆攻实之剂,与前三方,名虽同而法不同矣。濡者,湿也[①],此因妄下,汗不得出,热不得越,结于心下而成痞。胃火炽于内,故心下有汗,而按之者,知其濡湿耳。结胸症,因症发于阳,热邪留于上焦,故其寸脉独浮,而但头汗出,余处无汗。此心下痞,因症发于阴,热邪已畜于中焦,故其脉独关上浮，而汗但出于心下。心下者，胃口之气。尺寸不浮而关上独浮，此浮为胃实外见之征，不得责之浮为在表矣。子能令母实，故心下之痞不解，母实而兼泻其子，是又治太阳阳明并病之一法也。云泻心者，泻其实耳。热有虚实，客邪内陷为实，藏气自病为虚。黄连苦燥，但能解离宫之虚火，不能除胃家之实邪。非君大黄之勇以荡涤之，则客邪协内实而据心下者，漫无出路。故用一君一臣，以麻沸汤渍其汁，乘其锐气而急下之，除客邪须急也[①]。夫心下痞而大便硬者，是热结于中，当不恶寒而反恶寒，当心下有汗，而余处皆无汗。若恶寒已罢，因痞而复恶寒，初无汗，今痞结而反出汗，是伤寒之阴邪不得散，而两阳之热邪不得舒，相搏于心下而成痞也。法当佐以附子，炮用而别煮，以温其积寒；三物生用而取汁，欲急于除热。寒热各制而合服之，是又于偶方中用反佐之奇法也。夫结热不速去，必成胃家之燥实；心下痞不散，必转成为大结胸。此二方用麻沸汤之意欤？仲景泻心无定法，正气夺则为虚痞，杂用甘补辛散苦泄寒温之品以和之；邪气盛则为实痞，用大寒大热大苦大辛之味以下之。和有轻重之分，下有寒热之别，同名泻心，而命剂不同如此。然五方中诸药味数分两，各有进退加减，独黄连定而不移者，以其苦先入心，中空外坚，能疏通诸药之寒热，故为泻心之主剂。

① 【注文浅释】
在"大黄黄连泻心汤"方下，柯氏未明示具体药物、用量，但此段注释非常明显，柯氏认为"大黄黄连泻心汤"的药物是黄连和大黄，没有黄芩。

旋覆代赭汤

旋覆　代赭　人参　甘草　半夏　生姜　大枣

伤寒发汗，若吐若下，表解后，心下痞硬，噫气不除者，此心气大虚，余邪结于心下，心气不得降而然也。心为君主，寒为贼邪，表寒虽解而火不得位，故使闭塞不通，而心下痞硬；君主不安，故噫气不除耳。此方乃泻心之变剂，以心虚不可复泻心，故去芩、连、干姜辈苦寒辛热之品。心为太阳，通于夏气，旋覆花开于夏，咸能补心而软痞硬；半夏根成于夏，辛能散结气而止噫。二味得夏气之全，故用之以通心气。心本苦缓，此为贼邪伤残之后，而反苦急，故加甘草以缓之；心本欲收，今因余邪留结，而反欲散，故倍生姜以散之。虚气上逆，非得金石之重为之镇坠，则痞硬不能遽消，而噫气无能顿止。代赭秉南方之赤色，入通于心，坚可除痞，重可除噫，用以为佐，急治其标也。人参、大枣，补虚于余邪未平之时，预治其本也。扶正驱邪，神自安。若用芩、连以泻心，能保微阳之不灭哉？旋覆、半夏作汤，调代赭末，治顽痰结于胸膈，或涎沫上涌者最佳。挟虚者加人参甚效。①

干姜黄连黄芩人参汤

治伤寒吐下后，食入口即吐。此寒邪格热于上焦也，虽不痞硬而病本于心，故用泻心之半，干姜以散上焦之寒，芩、连以清心下之热，人参以通格逆之气，而调其寒热以至和平。去生姜、半夏者，胃虚不堪辛散；不用甘草、大枣者，呕不宜甘也。凡呕家夹热者，不利于香、砂、桔、半，服此方而晏如②。妄汗后，水药不得入口，是为水逆。妄吐、下后，食入口即吐，是为食格。此肺气胃气受伤之别也。入口即吐，不使少留，乃火炎上之象，故苦寒倍辛热。不名泻心者，以泻心汤专为痞硬之法耳。要知寒热相结于心下，而成痞硬，寒热相阻于心下，而成格逆，源同而流异也。

①【案例犀烛】
倪某，男，31 岁，2011 年 11 月 28 日初诊。患者有十二指肠球部溃疡病史，近期饮食不规律，两周来胃部胀痛，嗳气频作，饭后较甚，纳差，大便日行 1 次，舌红，苔薄白，脉细。
治用：姜半夏 10 g，潞党参 15 g，干姜 6 g，旋覆花 10 g（包煎），代赭石 10 g，炙甘草 6 g，生姜 15 g，红枣 15 g。7 剂。
2011 年 12 月 5 日复诊，胃胀痛未再出现，嗳气明显减轻，纳谷较前改善，上方续服 7 剂巩固治疗。
按语：旋覆代赭汤证，仲景原文为"心下痞硬、噫气不除"。此痞而"硬"只是稍有抵抗感而已，绝非水热结胸之"按之石硬"。本案胀而痛，局限于胃脘部位，且嗳气频作，既有旋覆代赭汤证，又有"小结胸病"，只用旋覆代赭汤治疗，小陷胸汤并非不可用，而只是未用而已。如果使用旋覆代赭汤效果不佳，则需要合用小陷胸汤。

②【注文浅释】
晏如：平安无事。

赤石脂禹余粮汤

下后下利不止，与理中汤而痢益甚者，是胃关不固，下焦虚脱也。夫甘、姜、参、术，可以补中宫大气之虚，而不足以固大肠脂膏之脱。故利在下焦者，概不得以理中之理收功矣。夫大肠之不固，仍责在胃；关门之不闭，仍责在脾。土虚不能制水，仍当补土。然芳草之气，禀甲乙之化，土之所畏，必择夫禀戊土之化者，以培土而制水，乃克有成。石者，土之刚也。二石皆土之精气所结，味甘归脾，气冲和而性凝静，用以固堤防而平水土，其功胜于草木耳。且石脂色赤入丙，助火以生土；余粮色黄入戊，实胃而涩肠，用以治下焦之标，实以培中宫之本也。此症土虚而火不虚，故不宜于姜、附。本条云："复利不止者，当利其小便。"可知与桃花汤异局矣。凡下焦虚脱者，以二物为本，参汤调服最效。[①]

①【注文浅释】
赤石脂禹余粮汤本是赤石脂、禹余粮两药水煎服，柯注"参汤调服"应该能提高疗效。

抵当汤丸

水蛭　大黄　虻虫　桃仁

太阳病六七日，而表症仍在，阳气重可知。脉当大而反微，当浮而反沉。沉为在里，当做结胸之症，反不结胸，是病不在上焦；诸微无阳，而其人反发狂者，是病不在气分矣。凡阳病者，上行极而下，是热在下焦可知。下焦不治，少腹硬满，是热结于膀胱，当有癃闭之患。而小便反利者，是上焦肺家之气化行，经络之营气不利也。人知内热则小便不通，此热结膀胱，而小便反利，当知小便由肺气矣。凡阳盛者阴必虚，气胜者血必病。瘀热内结于膀胱，营血必外溢于经络。营气伤，故脉微而沉；瘀血畜，故少腹硬满；血瘀不行，心不得主，肝无所藏，神魂不安，故发狂；或身黄而脉沉结者，皆由营气不舒故也。只以小便之自利决之，则病在血分而不谬矣。夫瘀血不去，则新血不生，营气不流，则五脏不通而死可立待。岐伯曰："血清气涩，疾泻之，则气竭焉；血浊气涩，疾泻之，则经可通也。"非得至峻之剂，不足以抵其巢穴，而当此重任矣^①。

①【注文浅释】
　　疾泻：本是针刺手法，柯注作用强烈的方药，医理相通。

水蛭，虫之巧于饮血者也；虻，飞虫之猛于吮血者也。兹取水陆之善取血者攻之，同气相求耳。更佐桃仁之推陈致新，大黄之苦寒以荡涤邪热，名之曰抵当者，谓直抵其当攻之所也。若虽热而未狂，小腹满而未硬，宜小其制，为丸以缓治之。若外证已解，少腹结急而满，人如狂者，是转属阳明也，用桃仁、桂枝于调胃承气汤中以微利之，胃和则愈矣。或问血得热则行，此何以反结？膀胱热则小便不通，此何以反利乎？答曰：冲脉为血海，而位居少腹之上，膀胱居小腹之极底。膀胱热而血多，则血自下而不畜；膀胱热而血少，则血凝而结于少腹矣。水入于胃，上输脾肺，下输膀胱，膀胱为州都之官，全藉脾肺气化而津液得出。此热在下焦，上中二焦之气化不病，故小便自利也。膀胱不利为癃，由太阴之不固；不约为遗溺，由太阴之不摄。仲景制大青龙、大柴胡、白虎汤，治三阳无形之热结。三承气之热实，是糟粕为患；桃仁、抵当之实结，是畜血为眚。在有形中又有气血之分也。凡仲景用硝、黄，是荡热除秽，不是除血。后人专以气分血分对讲，误认糟粕为血，竟推大黄为血分药，不知大黄之芳香，所以开脾气而去腐秽，故方名承气耳。若不加桃仁，岂能破血？非加蛭虻，何以攻坚？是血剂中又分轻重也。凡症瘕不散，久而成形者，皆畜血所致。今人不求其属而治之,反用三棱等气分之药,重伤元气,元气日衰,邪气易结。盖谓糟粕因气行而除,瘀血因气伤而反坚也。明知此理,则用抵当丸,得治癥瘕及追虫攻毒之效。

按：水蛭赋体最柔,秉性最险,暗窃人血而人不知。若饮水而误吞之,留恋胃中,消耗血液,腹中或痛或不痛,令人黄瘦而死。观牛肚中有此者必瘦,可类推矣。虻虫之体,能高飞而远举,专吮牛血,其形气猛于苍蝇。观苍蝇取人血汗最痛,误食入胃,即刻腹痛,必泻出而后止。可知飞虫为阳属,专取营分之血,不肯停留胃中,与昆虫之阴毒不同也。仲景取虻、蛭同用,使蛭亦不得停留胃中,且更有大黄以荡涤之,毒物与畜血俱去,而无遗祸。然二物以毒攻毒者也,若非邪气固结,元气不虚者,二物不可轻用矣。

上共四十六方,其桂枝加葛根、葛根加半夏等,最为易晓,故不具论①。如四逆、真武等剂,乃太阳所借用,其方论各归本位,经论列于后。

①【医理探微】

对桂枝加葛根汤的解读,一般都认为是桂枝汤加葛根,柯注亦仅限于"减桂枝之辛热"(见《伤寒论注》),未能再深究减芍药量的意义。

观仲景治肌肉拘紧,芍药、甘草等量,解肌祛风,桂枝、芍药同量。桂枝汤：桂枝三两,芍药三两,甘草二两。桂枝加葛根汤及葛根汤：桂枝二两,芍药二两,甘草二两。

伤寒附翼

卷 下

阳明方总论

①【注文浅释】
臻：到达。

②【医理探微】
"阳明病，发热汗出者，此为热越，不能发黄也；但头汗出，身无汗，剂颈而还，小便不利，渴引水浆者，此为瘀热在里，身必发黄，茵陈蒿汤主之。"

热不得外越，湿不得下行，湿热内蕴进而发黄。此处"瘀热"之"瘀"多作"郁"解，完全排除瘀血的病理机制。柯注茵陈蒿汤证病理机制，前后不尽一致，多处沿用仲景之"瘀热"一词，而唯独此处明言"瘀血"。"瘀血发黄"，说明瘀血也是发黄的机制之一。就茵陈蒿汤证而言，既有湿热因素，也有瘀血的因素存在，所以"瘀热"仍当作血瘀热结理解为妥。

阳明之病在胃实，当以下为正法矣。然阳明居中，诸病咸臻①，故治法悉具。如多汗无汗，分麻黄、桂枝；在胸在腹，分瓜蒂、栀豉；初硬、燥坚，分大小承气。即用汗吐下三法，亦有轻重浅深之不同也。若大烦大渴而用白虎，瘀血发黄而用茵陈②，小便不利而用猪苓，停饮不散而用五苓，食谷欲吐而用茱萸等法，莫不各有差等。以棋喻之，发汗是先着，涌吐是要着，清火是稳着，利水是间着，温补是忿着，攻下是末着。病至于攻下，无别着矣。故汗之得法，他着都不必用。其用吐法，虽是奇着，已是第二手矣。他着都非正着，惟攻下为煞着，亦因从前之失着也。然诸法皆因清火而设，则清火是阳明之上着与。

栀子豆豉汤

栀子甘草豆豉汤

栀子生姜豆豉汤

栀子厚朴汤

栀子　厚朴　枳实

栀子干姜汤

栀子柏皮汤

栀子　柏皮　甘草

此阳明半表里涌泄之和剂也。少阳之半表是寒,半里是热。而阳明之热自内达外,有热无寒,故其外症身热汗出,不恶寒反恶热,身重,或目痛、鼻干、不得眠;其内症咽燥、口苦、舌苔、烦躁,渴欲饮水,心中懊侬,腹满而喘,此热半在表半在里也。脉虽浮紧,不得为太阳病,非汗剂所宜。又病在胸腹而未入胃府,则不当下,法当涌泄以散其邪。栀子苦能泄热,寒能胜热,其形象心,又赤色通心,故主治心中上下一切症。豆形像肾,又黑色入肾,制而为豉,轻浮上行,能使心腹之浊邪,上出于口,一吐而心腹得舒,表里之烦热悉除矣。所以然者,二阳之病发心脾,以上诸症,是心热不是胃家热,即本论所云有热属脏者攻之,不令发汗之谓也。若夫热伤气者少气,加甘草以益气,虚热相搏者多呕,加生姜以散邪,此可为夹虚者立法也。若素有宿食者,加枳实以降之,地道不通者,加大黄以润之,此可为实热者立法也。叔和用以治太阳差后劳复之症,误甚矣。如妄下后,而心烦腹满起卧不安者,是热已入胃,便不当吐,故去香豉[①];心热未解,不宜更下,故只用栀子以除烦,佐枳、朴以泄满。此两解心腹之妙,是

①【医理探微】
栀子柏皮汤本无豆豉。柯注栀子柏皮汤为“涌泄之剂”,而此处又言“便不当吐”,很明显,前后解释矛盾。

小承气之变局也。或以丸药下之，心中微烦，外热不去，是知寒气留中，而上焦留热，故任栀子以除烦，用干姜逐内寒以散表热，此甘草泻心之化方也。若因于伤寒而肌肉发黄者，是寒邪已解而热不得越，当两解表里之热。故用栀子以除内烦，柏皮以散外热，佐甘草以和之，是又茵陈汤之轻剂矣。此皆栀豉汤加减，以御阳明表症之变幻者。夫栀子之性，能屈曲下行，不是上涌之剂。惟豉之腐气上薰心肺，能令人吐耳。观瓜蒂散必用豉汁和服，是吐在豉而不在栀矣。观栀子干姜汤去豉用姜，是取其横散，栀子厚朴汤以枳、朴易豉，是取其下泄，皆不欲上越之义。旧本二方后俱云得吐止后服，岂不谬哉？观栀子柏皮汤与茵陈汤，方中俱有栀子，俱不言吐，又病人旧微溏者不可与，则栀子之性自明矣。

瓜蒂散

瓜蒂　赤小豆　香豉

此阳明涌泄之峻剂，治邪结于胸中者也。胸中为清虚之府，三阳所受气，营卫所由行，寒邪凝结于此，胃气不得上升，内热不得外达，以致痞硬。其气上冲咽喉不得息者，此寒格于上也；寸脉微浮，寒束于外也，此寒不在营卫，非汗法所能治，因得酸苦涌泄之品，因而越之，上焦得通，中气得达，胸中之阳气复，肺气之治节行，痞硬可得而消也。瓜蒂色青，象东方甲木之化，得春升生发之机，能提胃中阳气，以除胸中之寒热，为吐剂中第一品[①]。然其性走而不守，与栀子之守而不走者异，故必得谷气以和之。赤小豆形色像心，甘酸可以保心气。黑豆形色像肾，性本沉重，霉熟而使轻浮，能令肾家之精气交于心，胃中

① 【医理探微】
　　柯注瓜蒂散涌吐"寒热"，若以理推论，胸中"痰、食"等有形实邪，更宜瓜蒂散涌吐治疗。

之浊气出于口。作为稀糜,调服二味,虽快吐而不伤神,奏功之捷,胜于汗下矣。前方以栀子配豉,此方以赤豆配豉,皆以形色取其心肾合交之义。若夫心中温温欲吐复不吐,始得之,手足寒,脉弦迟者,以不腹满,不得为太阴病。但以欲寐而知其为少阴病,不在上焦而在胸中,亦有可吐之理矣。夫病在少阴,当补无泻,而亦有可吐可下之法者,以其实也。实在胸中可吐,实在胃府当下,此皆少阴阳明合并之病,是吐下二法,仍属阳明也。如病人手足厥冷,脉乍紧,心下满而烦,饥不能食者,是厥阴阳明合病。病本发于厥阴,而实邪结于阳位,急则治其标,亦当从阳明涌吐之法矣。余义见制方大法。

甘草干姜汤

芍药甘草汤[①]

二方为阳明半表半里症,误服桂枝之变症而设也。桂枝汤本为中风自汗而设,若阳明病汗出多微恶寒而无里症者,为表未解,故可用桂枝汤发汗。其脉迟,犹中风之缓,与脉浮而弱者同义。若但浮之脉,在太阳必无汗,在阳明必盗汗出,则伤寒之脉浮而自汗出者,是阳明之热淫于内,而非太阳之浮为在表矣。心烦是邪中于膻,心脉络小肠,心烦则小肠亦热,故小便数。微恶寒而脚挛急,知恶寒将自罢。趺阳脉因热甚而血虚筋急,故脚挛也。此病在半表半里,服栀豉汤而可愈。反用桂枝攻表,汗多所以亡阳。胃脘之阳不至于四肢,故厥。虚阳不归其部,故咽中干、呕吐逆而烦躁也。势不得不用热因热用之法,救桂枝之误以回阳。然阳亡实因于阴虚而无所附，又不得不用益津敛血之法以滋阴，故与甘草干姜汤而厥愈，更与芍药甘草汤脚伸矣。且芍药酸寒，可以止烦、敛自汗而利小便，甘草甘平，可以解烦和肝血而缓筋急，是又内调以解外之一法也。

仲景回阳，每用附子，此用干姜、甘草者，正以见阳明之治法。夫太阳少阴所谓亡阳者，先天之元阳也，故必用附子之下行者回之，从阴引阳也。阳明所谓亡阳者，后天胃脘之阳也，取甘草、干姜以回之，从乎中也。盖桂枝之性辛散，走而不守，即佐以芍药，尚能亡阳；干姜之味苦辛，守而不走，故君以甘草，便能回阳。[①]然先天太、少之阳不易回，回则诸症悉解。后天阳明之阳虽易回，既回而前症仍在，变症又起，故更作芍药甘草汤继之。盖脾主四肢，胃主津液。阳盛阴虚，脾不能为胃行律液以灌四旁，故足挛急。用甘草以生阳明之津，芍药以和太阴之液，其脚即伸，此亦用阴和阳法也。或因姜、桂之遗热，致胃热而谵语，少与调胃承气以和之，仗硝、黄以对待姜、桂，仍不失为阳明从乎中治之法。只以两阳合明之位，气血俱多之经，故不妨微寒之而微利之，与他经亡阳调理不同耳。甘草干姜汤，得理中之半，取其守中，不须其补中；芍药甘草汤，减桂枝之半，用其和里，不取其攻表。是仲景加减法之隐而不宣者。

白虎加人参汤

石膏　知母　甘草　粳米　人参

外邪初解，结热在里，表里俱热，脉洪大，汗大出，大烦大渴，欲饮水数升者，是阳明无形之热。此方乃清肃气

①【医理探微】
理论上，"脾主四肢"，脾阳虚不能温煦四肢，可见四肢手足冷。甘草干姜汤温补脾阳，自然能治四肢手足厥冷。但仲景强调服用甘草干姜汤后"足温"，而甘姜苓术汤治"肾着"之"腰以下冷痛"，似乎甘草干姜汤所治厥证的特点是下肢足冷。

分之剂也。盖胃中糟粕燥结,宜苦寒壮水以夺土;若胃口清气受伤,宜甘寒泻火而护金。要知承气之品,直行而下泄,如胃家未实而下之,津液先亡,反从火化,故妄下之后,往往反致胃实之害。《内经》所谓"味过于苦,脾气不濡,胃气反厚"者是已。法当助脾家之湿土,以制胃家燥火之上炎。《经》曰:"甘先入脾"。又曰:"以甘泻脾①。"又曰:"脾气散津,上归于肺。"是甘寒之品,乃土中泻火而生津液之上剂也。石膏大寒,寒能胜热,味甘归脾,性沉而主降,已备秋金之体,色白通肺,质重而含津,已具生水之用。知母气寒主降,味辛能润,泄肺火而润肾燥,滋肺金生水之源。甘草土中泻火,缓寒药之寒,用为舟楫,沉降之性,始得留连于胃。粳米稼穑作甘,培形气而生津血,用以奠安中宫,阴寒之品,无伤脾损胃之虑矣。饮入于胃,输脾归肺,水精四布,烦渴可除也。更加人参者,以气为水母,邪之所凑,其气必虚,阴虚则无气,此大寒剂中,必得人参之力,以大补真阴,阴气复而津液自生也。若壮盛之人,元气未伤,津液未竭,不大渴者,只须滋阴以抑阳,不必加参而益气。若元气已亏者,但用纯阴之剂,火去而气无由生,惟加人参,则火泻而土不伤,又使金能得气,斯立法之尽善欤! 此方重在烦渴,是热已入里,若伤寒脉浮,发热、无汗、恶寒,表不解者,不可与。若不恶寒而渴者,虽表未全解,如背微恶寒时恶风者,亦用之。若无汗烦渴而表不解者,是麻黄杏子甘草石膏症②。若小便不利,发热而渴,欲饮水者,又五苓猪苓之症矣。若太阳阳明之症,热多寒少,口燥舌干,脉洪大者,虽不得汗,用之反汗出而解。陶氏③以立夏后立秋前天时不热为拘,误人最甚。乌知方因症立,非为时用药也。

竹叶石膏汤

竹叶　石膏　人参　甘草　半夏　麦冬　粳米

此加减人参白虎汤也。三阳合病,脉浮大,在关上,但欲睡而不得眠,合目则汗出,宜此主之[①]。若用于伤寒解后,虚羸少气,气逆欲吐者,则谬之甚矣。三阳合病者,头项痛而胃家实,口苦、咽干、目眩者是也。夫脉浮为阳,大为阳,是三阳合病之常脉。今在关上,病机在肝、胃两部矣。凡胃不和,则卧不安,如肝火旺则上走空窍,亦不得睡。夫肾主五液,入心为汗,血之与汗,异名同类,是汗即血也。心主血而肝藏血,人卧则血归于肝。目合即汗出者,肝有相火,窍闭则火无从泄,血不得归肝,心不得主血,故发而为汗。此汗不由心,故名之为盗汗耳。此为肝眚[②],故用竹叶为引导,以其秉东方之青色,入通于肝。大寒之气,足以泻肝家之火,用麦冬佐人参以通血脉,佐白虎以回津,所以止盗汗耳。半夏禀一阴之气,能通行阴之道,其味辛,能散阳跷之满,用以引卫气从阳入阴,阴阳通,其卧立至,其汗自止矣。其去知母者何?三阳合病而遗尿,是肺气不收,致少阴之津不升,故藉知母以上滋手太阴,知母外皮毛而内白润,肺之润药也。此三阳合病而盗汗出,是肝火不宁,令少阴之精妄泄,既不可复濡少阴之津,又不可再泄皮毛之泽,故用麦冬以代之欤!

①【注文浅释】
　　"三阳合病,脉浮大,上关上,但欲眠睡,目合则汗。"唐本、宋本、成氏注本《伤寒论》及《金匮玉函经》的少阳病篇皆有此条文,但皆未出方治。

②【注文浅释】
　　肝眚:肝病。

茵陈蒿汤

茵陈　栀子　大黄

太阳阳明俱有发黄症,但头汗而身无汗,则热不外越，小便不利，则热不下泄，故瘀热在里而渴饮水浆。然黄有不同。症在太阳之表，当汗而发之，故用麻黄连翘赤豆汤，为凉散法；症在太阳阳明之间，当以寒胜之，用栀子柏皮汤，乃清火法；症在阳明之里，当泻之于内，故立本方，是逐秽法。茵陈秉北方之色，经冬不凋，傲霜凌雪，历偏冬寒之气，故能除热邪留结。佐栀子以通水源，大黄以除胃热，令瘀热从小便而泄，腹满自减，肠胃无伤。仍合"引而竭之"之义，亦阳明利水之奇法也。

仲景治阳明渴饮有四法：本太阳转属者，五苓散微发汗以散水气[①]；大烦燥渴，小便自利者，白虎加参，清火而生津；脉浮发热，小便不利者，猪苓汤滋阴而利水；小便不利腹满者，茵陈汤以泄满，令黄从小便出。病情不同，治法亦异矣。窃思仲景利小便必用化气之品，通大便必用承气之味。故小便不利者，必加茯苓，甚者兼用猪苓，因二苓为化气之品，而小便由于气化矣。此小便不利，不用二苓者何？本论之阳明病，汗出多而渴者，不可与猪苓汤，以汗多胃中燥，猪苓复利小便故也。斯知阳明病汗出多而渴者，不可用，则汗不出而渴者，津液先虚，更不可用明矣。故以推陈致新之茵陈，佐以屈曲下行之栀子，不用枳、朴以承气与芒硝之峻利，则大黄但可以润胃燥，而大便之遄行可知。故必一宿而腹始减，黄从小便去而不由大肠。仲景立法神奇，匪夷所思耳。

大承气汤

大黄　芒硝　枳实　厚朴

小承气汤

大黄　枳实　厚朴

治阳明实热,地道不通,燥屎为患。其外症身热汗出,不恶寒反恶热,日晡潮热,手足濈濈汗出,或不了了。其内症六七日不大便,初欲食反不能食,腹胀满绕脐痛,烦躁谵语,发作有时,喘冒不得卧,腹中转矢气,或咽燥口干,心下痛,自利纯清水,或汗吐下后热不解,仍不大便,或下利谵语。其脉实或滑而数者,大承气汤主之[①]。如大便不甚坚硬者,小承气汤微和之。如大便燥硬而证未剧者,调胃承气汤和之。若汗多微发热,恶寒未罢,腹未满,热不潮,屎未坚硬,初硬后溏,其脉弱或微满者,不可用。夫诸病皆因于气,秽物之不去,由于气之不顺,故攻积之剂必用行气之药以主之。亢则害,承乃制,此承气之所由。又病去而元气不伤,此承气之义也。夫方分大小,有二义焉:厚朴倍大黄,是气药为君,名大承气;大黄倍厚朴,是气药为臣,名小承气。味多性猛制大,其服欲令泄下也,因名曰大;味少性缓制小,其服欲微和胃气也,故名曰小。二方煎法不同,更有妙义。大承气用水一斗,先煮枳、朴,煮取五升,纳大黄煮取三升,内硝者,以药之为性,生者锐而先行,熟者气纯而和缓。仲景欲使芒硝先化燥屎,大黄继通地道,而后枳、朴除其痞满。缓于制剂者,正以急于攻下也。若小承气则三物同煎,不分次第,而服只四合。此求地道之通,故不用芒硝之峻,且远于大黄之锐矣,故称为微和之剂。

①【注文浅释】
仲景原文:"阳明病,谵语发潮热,脉滑而疾者,小承气汤主之。""疾"者,数也。脉滑而疾即脉滑数。可见脉滑而数者,治以小承气汤。柯注"脉……滑而数者,大承气汤主之",与仲景原意不符。

调胃承气汤

大黄　芒硝　甘草

此治太阳阳明并病之和剂也。因其人平素胃气有余,故太阳病三日,其经未尽,即欲再作太阳经,发汗而外热未解。此外之不解,由于里之不通,故太阳之头项强痛虽未除,而阳明之发热不恶寒已外见。此不得执太阳禁下之一说,坐视津液之枯燥也。[①]少与此剂以调之,但得胃气一和,必自汗而解,是与针足阳明同义,而用法则有在经在府之别矣。不用气药而亦名承气者,调胃即所以承气也。《经》曰:"平人胃满则肠虚,肠满则胃虚,更虚更实,故气得上下。"今气之不承,由胃家之热实。必用硝、黄以濡胃家之糟粕,而气得以下;同甘草以生胃家之津液,而气得以上。推陈之中,便寓致新之义,一攻一补,调胃之法备矣。胃调则诸气皆顺,故亦得以承气名之。前辈见条中无燥屎字,便云未坚硬者可用。不知此方专为燥屎而设,故芒硝分两多于大承气。因病不在气分,故不用气药耳。古人用药分两有轻重,煎服有法度,粗工不审其立意,故有三一承气之说。岂知此方全在服法之妙,少少服之,是不取其势之锐,而欲其味之留中,以濡润胃府而存津液也。所云"太阳病未罢者不可下",又与"若欲下之,宜调胃承气汤。"合观之,治两阳并病之义始明矣。白虎加人参,是于清火中益气;调胃用甘草,是于攻实中虑虚。

①【注文浅释】
仲景曰:"二阳并病,太阳初得病时,发其汗,汗先出不彻,因转属阳明,续自微汗出,不恶寒。若太阳病证不罢者,不可下,下之为逆,如此可小发汗。"虽然是二阳并病,但太阳证罢才能用攻下治疗。所以,柯注"太阳之头项强痛虽未除,而阳明之发热不恶寒已外见……少与"调胃承气汤之说不成立。仲景曰:"太阳病,头痛至七日以上自愈者,以行其经尽故也。若欲作再经者,针足阳明,使经不传则愈。"此是"欲作"非是"已作"阳明病,针足阳明是"截病防变"之法。仲景曰"太阳病三日,发汗不解,蒸蒸发热者,属胃也。调胃承气汤主之",此完全是阳明病才用调胃承气汤治疗。总之,有太阳病存在的情况下,则不能使用下法治疗,"下之为逆"。

桃仁承气汤

桃仁　大黄　芒硝　甘草　桂枝

治太阳病不解,热结膀胱,小腹急结,其人如狂,此畜血也。如表症已罢者,用此攻之。夫人身之经营于内外者,气血耳。太阳主气所生病,阳明主血所生病。邪之伤人也,先伤气分,继伤血分,气血交并,其人如狂,是以太阳阳明并病。所云气留而不行者,气先病也;血壅而不濡者,血后病也。若太阳病不解,热结膀胱,乃太阳随经之阳热瘀于里,致气留不行,是气先病也。气者血之用,气行则血濡，气结则血畜，气壅不濡，是血亦病矣。小腹者膀胱所居也，外邻冲脉，内邻于肝。阳气结而不化，则阴血畜而不行，故少腹急结；气血交并，则魂魄不藏，故其人如狂。治病必求其本，气留不行，故君大黄之走而不守者，以行其逆气，甘草之甘平者，以调和其正气；血结而不行，故用芒硝之咸以软之，桂枝之辛以散之，桃仁之苦以泄之。气行血濡，则小腹自舒，神气自安矣。此又承气之变剂也。此方治女子月事不调，先期作痛，与经闭不行者最佳。

蜜煎方

猪胆汁①

①【注文浅释】
仲景原文外导法有三方：蜜煎方、土瓜根方和猪胆汁方。柯氏此处仅列两方。

《经》曰："外者外治，内者内治。"然外病必本于内，故薛立斋于外科悉以内治。故仲景于胃家实者，有蜜煎、胆导等法。蜂蜜酿百花之英，所以助太阴之开；胆汁聚苦寒之津，所以润阳明之燥。虽用甘、用苦之不同，而"滑可去着"之理则一也。惟求地道之通，不伤脾胃之气。此为小便自利津液内竭者设，而老弱虚寒无内热症者最宜之。

少阳方总论

六经各有提纲，则应用各有方法。如太阳之提纲主表，法当汗解，而表有虚实之不同，故立桂枝、麻黄二法。阳明提纲主胃实，法当下解，而实亦有微甚，故分大、小承气。少阳提纲有口苦、咽干、目眩之症，法当清火，而火有虚实：若邪在半表，则制小柴胡以解虚火之游行，大柴胡以解相火之热结，此治少阳寒热往来之二法。若邪入心腹之半里，则有半夏、泻心、黄连、黄芩等剂。叔和搜采仲景旧论，录其对症真方，提防世急，于少阳、太阴二经，不录一方，因不知少阳证，故不知少阳方耳。

小柴胡汤

柴胡　人参　黄芩　甘草　半夏　姜　枣

此为少阳枢机之剂，和解表里之总方也。少阳之气游行三焦，而司一身腠理之开阖。血弱气虚，腠理开发，邪气因入与正气相搏，邪正分争，故往来寒热。与伤寒头疼发热而脉弦细，中风两无关者，皆是虚火游行于半表，故取柴胡之轻清微苦微寒者，以解表邪，即以人参之微甘微温者，预补其正气，使里气和而外邪勿得入也。其口苦、咽干、目眩、目赤、头汗、心烦、舌苔①等症，皆虚火游行于半里，故用黄芩之苦寒以清之。即用甘、枣之甘以缓之，亦以提防三阴之受邪也。太阳伤寒则呕逆，中风则干呕。此欲呕者，邪正相搏于半里，故欲呕而不逆。胁居一身之半，为少阳之枢，邪结于胁，则枢机不利，所以胸胁苦满默默不欲食也，引用姜、半之辛散，一以佐柴、芩而逐邪，一以行甘、枣之泥滞，可以止呕者，即可以泄满矣。夫邪在半表，势已向里，未有定居，故有或为之证，所以方有加减，药无定品之可拘也。若胸中烦而不呕者，去半夏、人参，恐其助烦也。若烦而呕者，则人参可去，而半夏不得不用矣。加栝蒌实者，取其苦寒降火而除烦也。若渴者，是元气不足而津液不生，去半夏之辛温，再加人参以益气而生津液，更加栝蒌根之苦寒者，以升阴液而上滋也。若腹中痛者，虽相火为患，恐黄芩之苦，转属于太阴，

① **【注文浅释】**
舌苔：指舌上白苔。原文："阳明病，胁下硬满，不大便而呕，舌上白胎者，可与小柴胡汤。"

故易芍药之酸以泻木。若邪结于胁下而痞鞕者，去大枣之甘能助满，加牡蛎之咸以软坚也。若心下悸、小便不利者，是为小逆，恐黄芩之寒转属于少阴，故易茯苓之淡渗而利水。若内不渴而外微热者，是里气未伤，而表邪未解，不可补中，故去人参，加桂枝之辛散，温覆而取其微汗。若咳者，是相火迫肺，不可益气，故去人参，所谓肺热还伤肺者此也。凡发热而咳者重在表，故小青龙于麻、桂、细辛中加干姜、五味。此往来寒热而咳者，重在里，故并去姜、枣之和营卫者，而加干姜之苦辛，以从治相火上逆之邪，五味之酸，以收肺金之气也。合而观之，但顾邪气之散，而正气无伤，此制小柴胡之意欤。是方也，与桂枝汤相仿。而柴胡之解表，逊于桂枝；黄芩之清里，重于芍药；姜、枣、甘草，微行辛甘发散之常；而人参甘温，已示虚火可补之义。且去滓再煎之法，又与他剂不同。粗工恐其闭住邪气，妄用柴、芩而屏绝人参，所以夹虚之症，不能奏功，反以速毙也。按：本方七味，柴胡主表邪不解，甘草主里气不调，五物皆在进退之列。本方若去甘草，便名大柴胡；若去柴胡，便名泻心、黄芩、黄连等汤矣。前辈皆推柴胡为主治，卢氏[1]又以柴胡三生半冬配半夏为主治，皆未审本方加减之义耳。本方为脾家虚热，四时疟疾之圣药，余义详少阳病解制方大法。

①【注文浅释】
卢氏：指卢之由。

大柴胡汤

柴胡　黄芩　半夏　芍药　枳实　姜　枣

伤寒发热，汗出不解，十余日结热在里，心下痞硬，呕吐下利，复往来寒热。或妄下后，柴胡证仍在，与小柴胡汤，呕不止，心下急，郁郁微烦者。此皆少阳半表里气分之症。此方是治三焦无形之热邪,非治胃府有形之实邪也。其心下急烦痞硬,是病在胃口而不在胃中,结热在里,不是结实在胃。因不属有形,故十余日复能往来寒热,若结实在胃,则蒸蒸而发热,不复知有寒矣。因往来寒热,故倍生姜,佐柴胡以解表;结热在里,故去参、甘,加枳、芍以破结。条中并不言及大便硬,而且有下利症,仲景不用大黄之意晓然。后人因有下之二字,妄加大黄以伤胃气,非大谬乎①?妄作伤寒书者,总不知凭脉辨症以用药,专以并合仲景方为得意。如加甘草于大承气中,而名三一承气,加柴、芩、芍药于承气中,而名六一顺气,以为可以代三承气、大柴胡、大陷胸等汤。竟不审仲景方分大小,药分表里,设方命剂,当因病人病机变迁轻重耳。岂圣贤之立方不精也,须尔辈更改乎?大、小柴胡,俱是两解表里之剂。大柴胡主降气,小柴胡主调气。调气无定法,故小柴胡除柴胡、甘草外,皆可进退;降气有定局,故大柴胡无加减法。后人每方俱有加减,岂知方者哉!

柴胡桂枝干姜汤

柴胡　桂枝　干姜　黄芩　甘草　牡蛎　栝蒌根②

伤寒五六日,发汗不解,尚在太阳界,反下之,胸胁满微结,是系在少阳矣。此微结与阳微结不同。阳微结对纯阴结言,是指结实在胃;此微结对大结胸言,是指胸胁

五次,大便或稀或黏或硬,近日大便溏,脐周腹痛腹泻,泻后痛缓。口苦或甜,右胁下或左胸疼痛时作,乏力,嗜睡。苔薄,脉弱。治用:北柴胡10g,炒黄芩10g,姜半夏10g,枳壳10g,防风10g,炒白芍10g,陈皮10g,炒白术10g,桂枝10g,干姜10g,党参15g,煅牡蛎15g。14剂。

2020年11月10日复诊:大便晨起日解1次,便黏不畅,午后有便意,未大便。诸痛未作,体力明显改善,少觉,一夜睡5小时即可。补述,长期喷嚏、鼻塞、清涕或稠。上方加白芷10g,茯苓15g。续服。

①【注文浅释】
宋本、唐本、成注本《伤寒论》大柴胡汤:"柴胡半斤,黄芩三两,芍药三两,半夏半升洗,生姜五两切,枳实四枚炙,大枣十二枚擘。右七味,以水一斗二升,煮取六升,去滓再(唐本作'更')煎。温服一升,日三服。一方加大黄二两,若不加,恐不为(唐本作'名')大柴胡汤。"
《金匮玉函经》载大柴胡汤:"柴胡半斤,黄芩三两,芍药三两,半夏半升,生姜三两,枳实四枚炙,大枣十二枚,大黄二两。右八味,以水一斗二升,煮取六升,去滓再煎,取三升。温服一升。一方无大黄,然不加不得名大柴胡汤也。"

②【案例犀烛】
某男,26岁。初诊日期:2020年10月20日。体检报告:两肺多发小结节,部分磨玻璃结节,较大直径为5mm。肝脏良性肿瘤38×32mm。胆囊炎胆结石2mm。左肾小囊肿,腹膜后小淋巴结肿大。胃镜示:慢性浅表性胃炎,肠镜无异常。
中小学时期易感冒发热,面肿,病程半个月以上。平时易脐周疼痛,大便后即缓解,平时大便日解一次。
刻诊:近两个月大便日解四

按语:本方有柴胡桂枝干姜汤、四逆散、痛泻要方三方组成,三方分别对应的方证是,口苦,大便溏,嗜睡;右胁下痛,左胸痛;腹痛而泻,泻后痛缓。因乏力无口渴,故未用栝蒌根而用党参。

痞硬。小便不利者,因下后下焦津液不足也。头为三阳之会,阳气不得降,故但头汗出;半表半里之寒邪未解,上下二焦之邪热已甚,故往来寒热心烦耳。此方全从柴胡加减。心烦不呕不渴,故去半夏之辛温,加栝蒌根以生津。胸胁满而微结,故减大枣之甘满,加牡蛎之咸以软之。小便不利而心下不悸,是无水可利,故不去黄芩,不加茯苓。虽渴而太阳之余邪不解,故不用参而加桂。生姜之辛,易干姜之温苦,所以散胸胁之满结也。初服烦即微者,黄芩、栝蒌之效;继服汗出周身,内外全愈者,姜、桂之功。小柴胡加减之妙,若无定法,而实有定局矣。更其名曰柴胡桂枝干姜,以柴胡证具,而太阳之表犹未解,里已微结,须此桂枝解表,干姜解结,以佐柴胡之不及耳。

柴胡桂枝汤

柴胡　桂枝　人参　甘草　半夏　黄芩　芍药　大枣　生姜

柴胡二汤,皆调和表里之剂。桂枝汤重解表,而微兼清里;柴胡汤重和里,而微兼散表。此伤寒六七日,正寒热当退之时,尚见发热恶寒诸表症,更兼心下支结诸里症,表里不解,法当双解之。然恶寒微,则发热亦微可知;支节烦疼,则一身骨节不痛可知。微呕心下亦微结,故谓之支结。表症虽不去而已轻,里症虽已见而未甚,此太阳少阳并病之轻者。故取桂枝之半,以解太阳未尽之邪;取柴胡之半,以解少阳之微结。凡口不渴,身有微热者,当去人参。此以六七日来邪虽不解,而正气已虚,故用人参以和之也。外症虽在,而病机已见于里,故方以柴胡冠桂枝之前,为双解两阳之轻剂。[1]

①【案例犀烛】
仇某,男,43 岁,2019 年 6 月 3 日初诊。近半年来两肋下疼痛时作,胸部闷胀疼痛,嗳气后闷胀疼痛不减,声哑,苔腻稍黄,舌下中重度瘀紫,左脉细弦,两关弱。

治以:北柴胡 10 g,炒黄芩 10 g,姜半夏 10 g,生姜 15 g,党参 15 g,桂枝 10 g,炒白芍 10 g,川朴 10 g,苏叶梗 10 g,炙甘草 6 g,茯苓 10 g。7 剂。

2019 年 6 月 10 日复诊。两肋及胸闷疼痛明显减轻,声哑减,上方续服 7 剂巩固治疗。

按语:柴胡桂枝汤既可以治疗外感病,也可以治疗内伤杂病。胸胁闷胀、脉弦细是柴胡证;舌下瘀紫是桂枝、芍药证;胸部满闷、声哑,是半夏厚朴汤证;两肋疼痛是四逆散证。"随证治之",合用四方,疗效满意。

柴胡加龙骨牡蛎汤

柴胡　人参　黄芩　半夏　生姜　龙骨　牡蛎　桂枝　铅丹　茯苓　大黄　大枣

伤寒八九日不解，阳盛阴虚，下之应不为过，而变症蜂起者，是未讲于调胃承气之法，而下之不得其术也。胸满而烦，小便不利，三阳皆有是症。而惊是木邪犯心；谵语是热邪入胃；一身尽重是病在阳明而无气以动也；不可转侧，是关少阳而枢机不利也。此为少阳阳明并病。故取小柴胡之半，以转少阳之枢；辅大黄之勇，以开阳明之阖；满者忌甘，故去甘草；小便不利，故加茯苓。惊者须重以镇怯，铅禀乾金之体，受癸水之气，能清上焦无形之烦满，中焦有形之热结，炼而成丹，不特入心而安神，且以入肝而滋血矣。龙骨重能镇惊而平木，蛎体坚不可破，其性守而不移，不特静可以镇惊，而寒可以除烦热。且咸能润下，佐茯苓以利水；又能软坚，佐大黄以清胃也。半夏引阳入阴，能治目不瞑，亦安神之品，故少用为佐。人参能通血脉，桂枝能行营气，一身尽重不可转侧者，在所必须，故虽胸满谵语而不去也。此于柴胡方加味而取龙蛎名之者，亦以血气之属，同类相求耳。[①]

黄连汤

黄连　人参　甘草　桂枝　干姜　半夏　大枣

伤寒表不发热，而胸中有热，是其人未伤寒时素有畜热也。热在胸中，必上形头面，故寒邪不得上干；上焦实，必中气虚，故寒邪得从胁而入胃。《内经》云："中于胁则

①【医理探微】
综观仲景治心悸的用药有桂枝、炙甘草、茯苓、大枣、龙骨、牡蛎等。柴胡加龙骨牡蛎汤一方含5味治心悸药物。虽然仲景柴胡加龙骨牡蛎汤原文未标示心悸症状，但心悸仍然是应用柴胡加龙骨牡蛎汤的重要依据。

入少阳，"此类是已。凡邪在少阳，法当柴胡主治。此不往来寒热，病不在半表，则柴胡不中与之。胸中为君主之宫城，故用半夏泻心加减。胸中之热不得降，故炎上而欲呕；胃因邪气之不散，故腹中痛也。用黄连泻心胸之热，姜、桂祛胃中之寒，甘、枣缓腹中之痛，半夏除呕，人参补虚。虽无寒热往来于外，而有寒热相搏于中，所以寒热并用，攻补兼施，仍不离少阳和解之治法耳。此症在太阴、少阳之间，此方兼泻心、理中之剂。[①]

黄芩汤

黄芩　芍药　甘草　大枣

太阳阳明合病，是寒邪初入阳明之经，胃家未实，移寒于脾，故自下利。此阴盛阳虚，与葛根汤辛甘发散以维阳也。太阳少阳合病，是热邪陷入少阳之里，胆火肆逆[②]，移热于脾，故自下利。此阳盛阴虚，与黄芩汤苦甘相淯以存阴也。凡太少合病，邪在半表者，法当从柴胡桂枝加减。此则热淫于内，不须更顾表邪，故用黄芩以泄大肠之热，配芍药以补太阴之虚，用甘、枣以调中州之气。虽非胃实，亦非胃虚，故不必人参以补中也。若呕是上焦之邪未散，故仍加姜、夏。此柴胡桂枝汤去柴桂人参方也。凡两阳之表病，用两阳之表药；两阳之半表病，用两阳之半表药。此两阳之里病，用两阳之里药。逐条细审，若合符节。然凡正气稍虚，表虽在而预固其里。邪气正盛，虽下利而不须补中。此又当着眼处。《内经·热病论》云："太阳主气，阳明主肉，少阳主胆。伤寒一日太阳，二日阳明，三日少阳。"冬不藏精，则精不化气，故先气病，次及肉之病而及胆，仍自外之内。此病本虽因于内，而病因为伤于寒,故一病两名耳。胆汁最苦最寒,乃相火中之真味。火旺之水亏,胆汁上溢而口苦,故用芩、连之品以滋胆汁而清相火也。^①

太阴方总论

太阴主内,为阴中至阴,最畏虚寒,用温补以理中,此正法也。然太阴为开,故太阴亦能中风,则亦有可汗症。若见四肢烦疼之表,而脉浮者,始可与桂枝汤发汗。若表热里寒,下利清谷,是为中寒。当用四逆以急救其里,不可攻表,以汗出必胀满也。又恐妄汗而腹胀满,故更制厚朴生姜甘草半夏人参汤以解之。太阴本无下症,因太阳妄下而腹满时痛者,是阳邪内陷,故有桂枝加芍药汤之下法。若病不从太阳来,而腹满时痛,是太阴本病。倘妄下之,必胸下结硬而成寒实结胸,故更制三物白散以散之。此仲景为太阴误汗误下者立救逆法也。叔和不能分明六经之方治,而专以汗吐下之三法教人,重集诸可与、不可与等浮泛之辞,以混仲景切近的当之方法,是点金成铁^②矣。

理中丸

人参　白术　干姜　甘草

太阴病,以吐利腹满痛为提纲,是遍及三焦矣。然吐虽属上,而由于腹满,利虽属下,而由于腹满,皆因中焦不治以致之也。其来由有三:有因表虚而风寒自外入者,有因下虚而寒湿自下上者,有因饮食生冷而寒邪由中发者,总不出于虚寒。法当温补以扶胃脘之阳,一理中而满痛吐利诸症悉平矣。故用白术培脾土之虚,人参益中宫之气,干姜散胃中之寒,甘草缓三焦之急也。且干姜得白术,能除满而止吐,人参得甘草,能疗痛而止利。或汤或丸,随机应变,此理中确为之主剂欤！夫理中者理中焦,此仲景之明训,且加减法中又详其吐多下多腹痛满等法。而叔和录之于大病差后治真吐一症,是坐井观天者乎。

按：太阴伤寒,手足自温者,非病由太阳,必病关阳明。此阴中有阳,必无吐利交作之患,或暴烦下利,或发黄便硬,则腹满腹痛,是脾家实,而非虚热。而非寒矣,又当于茵陈、调胃辈求之。

四逆汤

干姜　附子　甘草

脉浮而迟,表热里寒二句,是立方之大旨。脉浮为在表,迟为在脏,浮中见迟,是浮为表虚,迟为脏寒矣。腹满吐利,四肢厥逆,为太阴症。姜、附、甘草,本太阴药,诸条不冠以太阴者,以此方为太阳并病立法也。按四逆诸条,皆是太阳坏病转属太阴之症。太阳之虚阳留于表而不罢,太阴之阴寒与外来之寒邪相得而益深。故外症则恶寒发热,或大汗出,身体痛,四肢疼,手足冷,或脉浮而迟,或脉微欲绝。内症则腹满腹胀,下利清谷,小便自利,或吐利交作。此阴邪猖獗,真阳不归,故云逆也。本方是用四物[①]以救逆之谓,非专治四肢厥冷而为名。盖仲景凡治虚症,以补中为主。观协热下利,脉微弱者,用人参。汗后身疼,脉沉迟者,加人参。此脉微欲绝,下利清谷,且不烦不咳,中气大虚。元气已虚,若但温不补,何以救逆乎？观茯苓四逆之治烦躁,且用人参,其冠以茯苓而不及参,则本方有参可知。夫人参通血脉者也,通脉四逆,岂得无

① **【注文浅释】**
四物：指附子、干姜、甘草、人参四药。四逆汤由附子、干姜、甘草组成,但柯氏认为方中还有人参。

参？是必因本方之脱落而仍之耳。薛新甫①用三生饮，加
人参两许，而驾驭其邪。则仲景用生附，安得不用人参以
固其元气耶？叔和以太阴之吐利四逆，混入厥阴，不知厥
阴之厥利，是木邪克土为实热，太阴之厥利，是脾土自病
属虚寒，径庭自异。若以姜、附治相火，岂不逆哉？按理
中、四逆二方，在白术、附子之别。白术为中宫培土益气
之品，附子为坎宫扶阳生气之剂。故理中只理中州脾胃
之虚寒，四逆能佐理三焦阴阳之厥逆也。后人加附子于
理中，名曰附子理中汤，不知理中不须附子，而附子之功
不专在理中矣。盖脾为后天，肾为先天，少阴之火所以生
太阴之土。脾为五脏之母，少阴更太阴之母，与四逆之为
剂，重于理中也。不知其义者，谓生附配干姜，补中有发。
附子得生姜而能发散，附子非干姜则不热，得甘草则性
缓。是只知以药性上论寒热攻补，而不知于病机上分上
下浅深也，所以不入仲景之门也哉！

厚朴生姜半夏甘草人参汤

此太阴调胃承气之方也。凡治病必分表里，而表里
偏有互呈之证。如麻黄之喘，桂枝之自汗，大青龙之烦
躁，小青龙之咳，皆病在表而夹里症也。用杏仁以治喘，
芍药以止汗，石膏以治烦躁，五味、干姜以治咳，是于表剂
中兼治里也。若下利腹胀满者，太阴里症而兼身体疼痛
之表症，又有先温其里，后解其表之法。若下利清谷，而
兼脉浮表实者，又有只宜治里，不可攻表之禁。是知仲景
重内轻外之中，更有浅深之别也。夫汗为阳气，而腰以上
为阳。发汗只可散上焦营卫之寒，不能治下焦脏腑之湿。
若病在太阴，寒湿在肠胃而不在营卫，故阴不得有汗。妄

① 【注文浅释】
薛新甫：名已，字新甫，号立
斋，明代著名医学家，吴县（今江
苏苏州）人，著有《内科摘要》《校
注妇人良方》等书。

发其汗，则胃脘之微阳随而达于表，肠胃之寒湿入经络，而留于腹中，下利或止，而清谷不消，所以汗出必胀满也。凡太阳汗后胀满，是阳实于里，将转属阳明。太阴汗后而腹满，是寒实于里，而阳虚于内也。邪气盛则实，故用厚朴、姜、夏散邪而除胀满；正气夺则虚，故用人参、甘草补中而益元气。此亦理中之剂欤！若用之于太阳汗后，是抱薪救火，如此症而妄作太阳治之，如水益深矣。

三物白散

桔梗　贝母　巴豆

太阳表热未除，而反下之，热邪与水气相结，成实热结胸；太阴腹满时痛，而反下之，寒热相结，成寒实结胸。夫大小陷胸用苦寒之品者，为有热也。此无热症者，则不得概以阳症之法治之矣。三物小陷胸汤者，即白散也。以其结硬而不甚痛，故亦以小名之^①。以三物皆白，欲以别于小陷胸之黄连，故以白名之。在太阳则或汤或丸，在太阴则或汤或散，随病机之宜也。贝母善开心胸郁结之气，桔梗能提胸中陷下之气。然微寒之品，不足以胜结硬之阴邪，非巴豆之辛热斩关而入，何以使胸中之阴气流行也？故用二分之贝、桔，必得一分之巴豆以佐之。则清阳升而浊阴降，结硬斯可得而除矣。和以白饮之甘，取其留恋于胃，不使速下，散以散之，比汤以荡之者，尤为得当也。服之而病在膈上必吐，在膈下者必利，以本症原自吐利，因胸下结硬而暂止耳。今因其势而利导之，使还其出路，则结硬自散也。然此剂非欲其吐，本欲其利，亦不欲其过利。故不利进热粥一杯，利过不止进冷粥一杯，此又复方之妙理欤！仲景每用粥为反佐者，以草木之性各有

①【医理探微】
寒实结胸是寒邪与有形痰水相结所致，非柯注"寒热相结"。方以"小"名之，是因用量之小，而非柯注"结硬而不甚痛"之故。三物小白散虽用量很小，仅半钱已，但因巴豆药力强大，故三物小白散可以治疗结硬而痛甚者。

偏长,惟稼穑作甘为中和之味,人之精神血气,皆赖之以生。故桂枝汤以热粥发汗,理中汤以热粥温中,此以热粥导利,复以冷粥止利,神哉!东垣云:"淡粥为阴中之阳,所以利小便。"则利水之剂,未始不可用也。今人服大黄后用冷粥止利,尚是仲景遗意乎!此证叔和编在太阳篇中水濊病后,云"寒实结胸无热症者,与三物小陷胸汤,白散亦可服"。按本论小陷胸汤是黄连、栝蒌、半夏三物,而贝母、桔梗、巴豆亦是三物。夫黄连、巴豆,寒热天渊,岂有可服黄连之症,亦可服巴豆之理?且此外更无别方,则当云三物小陷胸汤为散亦可服。如云白散亦可服,是二方矣。而方后又以身热皮粟一段杂之,使人昏昏不辨。今移之太阴胸下结硬之后,其症其方,若合符然。

麻仁丸[①]

杏仁　芍药　枳壳　厚朴　大黄　麻仁

土为万物之母者,以其得和平之气也。湿土不能生草木,然稻、藕、菱、芡等物,亦有宜于水者。若燥土坚硬无水以和之,即不毛之地矣。凡胃家之实,多因于阳明之热结,而亦有因太阴之不开者,是脾不能为胃行其津液,故名为脾约也。承气诸剂,只能清胃,不能扶脾。如病在仓卒,胃阳实而脾阴不虚,用之则胃气通而大便之开阖如故。若无恶热、自汗、烦躁、胀满、谵语、潮热等症,饮食小便如常,而大便常自坚硬,或数日不行,或出之不利,是谓之孤阳独行,此太阴之病不开,而秽污之不去,乃平素之蓄积使然也。慢而不治,则饮食不能为肌肉,必至消瘦而死。然府病为客,藏病为主。治客须急,治主须缓。病在太阴,不可荡涤以取效,必久服而始和。盖阴无骤补之法,亦无骤攻之法。故取麻仁之甘平入脾,润而多脂者为君,杏仁之降气利窍,大黄之走而不守者为臣,芍药之滋阴敛液,与枳、朴之消导除积者为佐,炼蜜为丸,少服而渐加焉,以和为度。此调脾承气,推陈致新之和剂也。使脾胃更虚更实,而受盛传道之官,各得其职,津液相成,精血相生,神气以清,内外安和,形体不敝矣。

上太阴五方。按诸经皆有温散温补法,惟少阳不用温;诸经皆有益阴清火法,惟太阴忌寒凉。若热病传经有嗌干等症,仍当清火;素有脾约大便不顺,亦当滋阴。要知制方,全在活法,不可执也。

少阴方总论

仲景以病分六经,而制方分表里寒热虚实之六法,六经中各具六法,而有偏重焉。太阳偏于表寒,阳明偏于里热,太阴偏于虚寒,厥阴偏于实热。惟少阳与少阴司枢机之职,故无偏重。而少阳偏于阳,少阴偏于阴,制方亦因之而偏重矣。然少阴之阴中有阳,故其表症根于里,热证因于寒。治表症先顾其里,热症多从寒治者①。盖阴以阳为主,固肾中之元阳,正以存少阴之真阴也。其或阳盛阴虚,心烦不得卧,见于二三日中,可用芩、连者,无几耳。肾本无实,实症必转属阳明,亦由少阴之虚。知其虚,得其机矣。

①【注文浅释】
热症多从寒治:此热症是指在表的发热症状,非热性症状。仲景书中真武汤、四逆汤、通脉四逆汤等皆是治里寒又兼发热者。

麻黄附子细辛汤

麻黄附子甘草汤

少阴主里,应无表症;病发于阴,应无发热。今始受风寒即便发热,似乎太阳而属之少阴者,以头不痛而但欲寐也。《内经》曰:"逆冬气而少阴不藏,肾气独沉。"故少阴之发热而脉沉者,必于表剂中加附子,以预固其里。盖肾为坎象,二阴不藏,则一阳无蔽,阴邪因得以内侵,孤阳无附而外散耳。夫太阳为少阴之表,发热无汗,太阳之表不得不开,沉为在里,少阴之本不得不固。设用麻黄开腠理,细辛散浮热,而无附子以固元气,则少阴之津液越出,太阳之微阳外亡,去生远矣。惟附子与麻黄并用,内外咸调,则风寒散而阳自归,精得藏而阴不扰。此里病及表,脉沉而当发汗者,与表病及里脉浮而可发汗者径庭矣。若得之二三日,表热尚未去,里症亦未见,麻黄未可去,当以甘草之和中,易细辛之辛散。佐使之任不同,则麻黄之势亦减,取微汗而痊,是又少阴发表之轻剂矣。二方皆少阴中风托里解外法。

风本阳邪,虽在少阴中而即发,不拘于五六日之期。用细辛、麻黄者,所以治风,非以治寒也;用附子者,所以固本,非热因热用也。寒本阴邪,即在太阳,热不遽发,故有或未发之辞。麻黄、桂枝,长于治风,而非治寒之主剂,故主治在发热恶寒。若无热恶寒者,虽有头项强痛之表急,当以四逆、真武辈救其里矣。盖病发于阴,便已亡阳,不得以汗多亡阳一语为谈柄也。少阴制麻附细辛方,犹太阳之麻黄汤,是急汗之峻剂;制麻附甘草汤,犹太阳之桂枝汤,是缓汗之和剂[①]。盖太阳为阳中之阳而主表,其汗易发,其邪易散,故初用麻黄、甘草而助以桂枝,次用桂枝、生姜而反佐以芍药,少阴为阴中之阴而主里,其汗最不易发,其邪最不易散,故用麻黄、附子而助以细辛,其次亦用麻黄、附子而缓以甘草。则少阴中风,脉阳微阴浮者,为欲愈,非必须阴出之阳而解耶。然必细审其脉沉而无里症者,可发汗,即知脉沉而症为在里者,不可发汗矣。此等机关,必须看破。人皆谓麻黄治太阳之伤寒,而不知仲景用以治少阴之中风。且麻黄在太阳,只服八合,不必尽剂,妙在更发汗,则改用桂枝。在少阴始得之与二三日,皆可温服一升,日三服。则《汤液本草》分麻黄为太阳经药,犹掘井得泉,而曰水专在是矣。

附子汤

人参　白术　附子　茯苓　芍药

此大温大补之方,乃正治伤寒之药,为少阴固本御邪之剂也。夫伤则宜补,寒则宜温,而近世治伤寒者,皆以寒凉克伐相为授受,其不讲于伤寒二字之名实久矣。少阴为阴中之阴,又为阴水之藏,故伤寒之重者,多入少阴。所以少阴一经,最多死症。如少阴病,身体痛,手足寒,骨节痛,口中和,恶寒脉沉者,是纯阴无阳之症。方中用生附二枚[①],取其力之锐,且以重其任也。盖少火之阳,鼓肾间动气以御外侵之阴翳,则守邪之神有权,而呼吸之门有锁钥,身体骨节之痛自除,手足自温,恶寒自罢矣。以人参固生气之原,令五脏六腑之有本,十二经脉之有根,肾脉不独沉矣。三阴以少阴为枢,设使扶阳而不益阴,阴虚而阳无所附,非治法之善也。故用白术以培太阴之土,芍药以滋厥阴之木,茯苓以利少阴之水。水利则精自藏,土安则水有所制,木润则火有所生矣。扶阳以救寒,益阴以固本,此万全之术。其畏而不敢用,束手待毙者,曷可胜计耶? 此与麻黄附子汤,皆治少阴表症而大不同。彼因病从外来,表有热而里无热,故当温而兼散;此因病自内出,表里俱寒而上虚,故大温大补。然彼发热而用附子,

①【注文浅释】

附子汤方中附子,唐本、宋本《伤寒论》及《金匮玉函经》中皆是炮附子,成注本《伤寒论》未注明是"炮"。柯注此处是"生附",但在"伤寒论注"部分附子汤又明确是"附子二枚炮"。

此不热而用芍药,是又阴阳互根之理欤!此与真武汤似同而实异。此倍术、附去姜而用参,全是温补以壮元阳。彼用姜而不用参,尚是温散以逐水气。补散之分歧,只在一味之旋转欤!

真武汤

附子　生姜　白术　茯苓　芍药

真武,主北方水也。坎为水,而一阳居其中,柔中之刚,故名真武。取此名方者,所以治少阴水气为患也。^①盖水体本静,其动而不息者,火之用耳。若坎宫之火用不宣,则肾家之水体失职,不润下而逆行,故中宫四肢俱病。此腹痛下利,四肢沉重疼痛,小便不利者,由坎中阳虚,下焦有寒不能制水故也。法当壮元阳以消阴翳,培土泄水,以消留垢。故君大热之附子,以奠阴中之阳;佐芍药之酸苦,以收炎上之气;茯苓淡渗,止润下之体;白术甘温,制水邪之溢;生姜辛温,散四肢之水。使少阴之枢机有主,则开阖得宜,小便得利,下利自止,腹中四肢之邪解矣。若兼咳者,是水气射肺所致,加五味之酸温,佐芍药以收肾中水气,细辛之辛温,佐生姜以散肺中水气,而咳自除。若兼呕者,是水气在胃,因中焦不和,四肢亦不治,此病不涉少阴,由于太阴湿化不宣也。与治肾水射肺者不同法,不须附子以温肾水,倍加生姜以散脾湿,此为和中之剂,而非治肾之剂矣。若大便自利而下利者,是胃中无物,此腹痛因于胃寒,四肢因于脾湿。故去芍药之阴寒,加干姜以佐附子之辛热,即茯苓之甘平者亦去之,此为温中之剂,而非利水之剂矣。要知真武加减,与小柴胡不同,小柴胡为少阳半表之剂,只不去柴胡一味,便可名柴胡汤。真

①【案例犀烛】

李某,男,28 岁,2019 年 2 月 18 日初诊。双肾多发结石(较大者,左 1.0×0.6 cm,右 1.5×1.0 cm),右肾区隐痛,怕冷,小便正常,大便稀,舌边齿痕,舌下轻瘀,苔白,脉沉细。

治以加味真武汤:制附片先煎 10 g,茯苓 15 g,炒白芍 15 g,炒白术 15 g,金钱草 30 g,海金沙(包)30 g,鸡内金 10 g,猪苓 15 g,生姜 15 g。14 剂。

2019 年 3 月 4 日复诊,肾区疼痛减轻,怕冷缓解,脉沉。上方改炒白芍 30 g。14 剂续服。其间排出结石 5 枚,排出结石时没有明显腹痛不甚。

按语:真武汤温阳利水,还有很好的止痛作用,附子温阳止痛,芍药缓急止痛。真武汤加三金汤治疗泌尿系结石有很好的效果,既能排石,又能减少疼痛。

武以五物成方，为少阴治本之剂，去一味便不成真武。故去姜加参，即名附子汤。于此见制方有阴阳动静之别也。

白通汤

葱白　干姜　附子

白通加猪胆汁汤

前方加猪胆汁①。

白通者，通下焦之阴气，以达于上焦也。少阴病，自利而渴，小便色白者，是下焦之阳虚，而阴不生少火。不能蒸动其水气而上输于肺，故渴；不能生土，故自利耳。法当用姜附以振元阳，而不得升腾之品，则利止而渴不能止，故佐葱白以通之。葱白禀西方之色味入通于肺，则水出高源而渴自止矣。凡阴虚则小便难，下利而渴者，小便必不利，或出涩而难，是厥阴火旺，宜猪苓、白头翁辈。此小便色白，属少阴火虚，故曰下焦虚。又曰：虚故引水自救。自救者，自病人之意，非医家之正法也。若厥阴病欲饮水者，少少与之矣。

通脉四逆汤

甘草　干姜　附子　葱

下利清谷，里寒外热，手足厥逆，脉微欲绝。此太阴坏症，转属少阴之症，四逆汤所主也。而但欲寐，是系在少阴。若反不恶寒，或咽痛干呕，是为亡阳。其人面赤色，是为戴阳。此下焦虚极矣，恐四逆之剂，不足以起下焦之元阳，而续欲绝之脉，故倍加其味，作为大剂，更加葱以通之。葱禀东方之色，能行少阳生发之机，体空味辛，能入肺以行营卫之气。姜、附、参、甘，得此以奏捷于经络之间，而脉自通矣。脉通则虚阳得归其部，外热自除，而里寒自解，诸症无虞矣。按：本方以阴症似阳而设。症之异于四逆者，在不恶寒而面色赤；方之异于四逆者，若无葱，当与桂枝加桂加芍同矣。何更加以通脉之名？夫人参所以通血脉，安有脉欲绝而不用者？旧本乃于方后云：面赤色者加葱，利止脉不出者加参。岂非抄录者之疏失于本方，而蛇足于加法乎？且减法所云去者，去本方之所有也[①]。而此云去葱、芍、桂[②]者，是后人之加减可知矣。

茯苓四逆汤

茯苓　人参　甘草　干姜　附子

干姜附子汤

前方去人参、甘草、茯苓。

发汗若下之，病仍不解，烦躁者，茯苓四逆汤主之。下后复发汗，昼日烦躁不得眠，夜则安静，不呕不渴，无表症，脉微沉[③]，身无大热者，干姜附子汤主之。此二条皆太阳坏病转属少阴也。凡太阳病而妄汗妄下者，其变症或仍在太阳，或转属阳明，或转系少阳，或系在太阴，皆是阳气为患。若汗而复下，或下而复汗，阳气丧亡，则转属少阴矣。此阳症变阴，阴症似阳，世医多不能辨。用凉药以治烦躁，鲜有不速其毙者。由不知太阳以少阴为里，少阴为太阳之根源也。脉至少阴则沉微，邪入少阴则烦躁，烦躁虽六经俱有，而兼见于太阳少阴者，太阳为真阴之标，

①【注文浅释】
宋本《伤寒论》等在通脉四逆汤方下有："面色赤者，加葱九茎；腹中痛者，去葱，加芍药二两；呕者，加生姜二两；咽中痛者，去芍药，加桔梗一两；利止脉不出者，去桔梗，加人参二两。"

②【注文浅释】
桂：通脉四逆汤方及加减中皆无桂枝，而有桔梗。此"桂"应该是"桔"，是字形相近所误。

③【注文浅释】
脉微沉：微，微弱，不可作微微、轻微解。"伤寒论注"部分是"脉沉微"，宋本《伤寒论》等亦是"脉沉微"。此处"脉微沉"意同"脉沉微"。

少阴为真阴之本也。阴阳之标本,皆从烦躁见;烦躁之虚实,又从阴阳而分。如未经汗下而烦躁,属太阳,是烦为阳盛,躁为阴虚矣。汗下后烦躁属少阴,是烦为阳虚,躁为阴竭矣。阴阳不相附,故烦躁。其亡阳亡阴,又当以汗之先后,表症之解不解为之详辨,则阴阳之差多差少,不致混淆,而用方始不误矣。先汗后下,于法为顺,而表仍不解。是妄下亡阴,阴阳俱虚而烦躁也,故制茯苓四逆,固阴以收阳。先下后汗,于法为逆,而表症反解,内不呕渴,似于阴阳自和,而实妄汗亡阳,所以虚阳扰于阳分,昼则烦躁也,故专用干姜附子,固阳以配阴。二方皆从四逆加减,而有救阳救阴之异。茯苓感天地太和之气化,不假根而成,能补先天无形之气,安虚阳外脱之烦,故以为君。[①] 人参配茯苓,补下焦之元气;干姜配生附,回下焦之元阳。调以甘草之甘,比四逆为缓,固里宜缓也。姜、附者,阳中之阳也,用生附而去甘草,则势力更猛,比四逆为峻,回阳当急也。一去甘草,一加茯苓,而缓急自别,加减之妙,见用方之神乎!

① 【医理探微】
茯苓除宁心除烦外,还有利水作用。我们临床上用茯苓四逆汤治疗心衰而水肿时,真是应用茯苓的利水作用。

吴茱萸汤

吴茱萸　人参　生姜　大枣

少阴吐利,手足厥冷,烦躁欲死者,此方主之。按少阴病吐利,烦躁四逆者死,此何复出治方? 要知欲死是不死之机,四逆是兼胫臂言,手足只指指掌言,稍甚微甚之别矣。岐伯曰:"四末阴阳之会,气之大路也。四街者,气之经络也。络绝则经通,四末解则气合从。"合在肘膝之间,即四街也,又谓之四关。夫四郊扰攘,而关中犹固,知少阴生气犹存。然五脏更相生,不生即死。少阴之生气注于肝,阴盛水寒,则肝气不舒而木郁,故烦躁;肝血不荣于四末,故厥冷;水欲出地而不得出,则中土不宁,故吐利耳。病本在肾而病机在肝,不得相生之机,故欲死。势必温补少阴之少火,以开厥阴之出路,生死关头,非用气味之雄猛者,不足以当绝处逢生之任也。吴茱萸辛苦大热,禀东方之气色,入通于肝,肝温则木得遂其生矣。苦以温肾,则水不寒,辛以散邪,则土不扰。佐人参固元气而安神明,助姜、枣调营卫以补四末。此拨乱反正之剂,与麻黄附子之拔帜先登,附子、真武之固守社稷者,鼎足而立也。若命门火衰,不能腐熟水谷,故食谷欲呕。若干呕吐涎沫而头痛,是脾肾虚寒,阴寒上乘阳位也。用此方鼓动先天之少火,而后天之土自生;培植下焦之真阳,而上焦之寒自散。开少阴之关,而三阴得位者,此方是欤?

上少阴十一方,皆温散温补法。

黄连阿胶汤

黄连　阿胶　黄芩　芍药　鸡子黄

纳胶烊尽少冷,纳鸡子黄搅令相得,温服七合,日三服,此少阴之泻心汤也。凡泻心必借芩、连,而导引有阴阳之别。病在三阳,胃中不和而心下痞硬者,虚则加参、甘补之①,实则加大黄下之。病在少阴而心中烦不得卧者,既不得用参、甘以助阳,亦不得用大黄以伤胃矣。用黄连以宣折心火,佐芍药以收敛神明,所以扶阴而益阳也。然以但欲寐之病情,而至于不得卧,以微细之病脉,而反见心烦,非得气血之属以交合心肾,甘平之味以滋阴和阳,不能使水升而火降。阴火不归其部,则少阴之热不除。鸡子黄禀南方之火色,入通于心,可以补离宫之火。用生者搅和,取其流动之义也。黑驴皮禀北方之水色,且

① 【注文浅释】
参甘补之:此"甘"指"甘草",非指"甘味"。参、甘补之即人参、甘草补气。

①【注文浅释】

阿井：阿胶因用阿井水熬制而得名。

②【案例犀烛】

林某，女，60 岁，2011 年 11 月 22 日初诊。顽固性失眠五六年，近一月加重，心烦，两目干涩，记忆力下降，夜间口干，胃脘不适，舌苔薄腻稍黄，脉细弱。

治以黄连阿胶汤：细川连 10 g，炒黄芩 10 g，炒白芍 10 g，阿胶 10 g，炙甘草 6 g，鸡蛋黄 1 枚，鸡血藤 10 g。7 剂。

2011 年 11 月 29 日复诊，心烦及睡眠较前明显改善，口干及胃脘不适缓解，上方加茯神 15 g 续服巩固治疗。

按语：仲景黄连阿胶汤证，"心烦不得卧"，即失眠之时不仅内心烦乱，而且形体躁动，其机制是心火亢旺、阴液不足。本例失眠、心烦而舌苔黄腻是湿热表现，目涩、脉细弱是肝血不足现象。之所以用黄连阿胶汤治疗有效，是因为黄连、黄芩不仅能清热，亦能燥湿；芍药、阿胶、鸡子黄不仅养阴，也可补血的缘故。

③【注文浅释】

不根不苗：不长根，也不长茎叶。

④【案例犀烛】

苏某，女，28 岁，2010 年 3 月 22 日初诊。尿路感染多次发作。刻诊：尿频（30 分钟一次）尿急，憋尿后尿痛，尿隐血（＋），伴口干，饮后即尿，无腰酸腰痛，无发热，舌有齿痕，苔薄白，尺脉稍弱。

治用：猪茯苓各 15 g，泽泻 15 g，滑石包 10 g，阿胶烊 10 g，桃

咸先入肾，可以补坎宫之精，内合于心，而性急趋下。则阿井①有水精凝聚之要也，与之相溶而成胶，用以配鸡子之黄，合芩、连、芍药，是降火归原之剂矣。《经》曰："火位之下，阴精承之。阴平阳秘，精神乃治。"斯方之谓欤！②

猪苓汤

猪苓　茯苓　泽泻　滑石　阿胶

少阴病，得之二三日，心烦不得卧，是上焦实热，宜黄连阿胶汤清之。少阴病，欲吐不吐，心烦但欲寐，至五六日自利而渴者，是下焦虚寒，宜白通汤以温之。此少阴初病而下利，似为虚寒，至六七日反见咳而呕渴，心烦不得卧者，此岂上焦实热乎？是因下多亡阴，精虚不能化气，其阳不藏，致上焦之虚阳扰攘，而致变症见也。下焦阴虚而不寒，非姜、附所宜，上焦虚而非实热，非芩、连之任，故制此方。二苓不根不苗③，成于太空元气，用以交合心肾，通虚无氤氲之气也。阿胶味厚，乃气血之属，是精不足者，补之以味也。泽泻气味轻清，能引水气上升，滑石体质重坠，能引火气下降，水升火降，得既济之理矣。且猪苓、阿胶，黑色通肾，理少阴之本；茯苓、滑石，白色通肺，滋少阴之源；泽泻、阿胶，咸先入肾，培少阴之体；二苓、滑石，淡渗膀胱，利少阴之用。五味皆甘淡，得土中冲和之气，是水位之下，土气承之也。五物皆润下，皆滋阴益气之品，是君火之下，阴精承之也。以此滋阴利水而升津，诸症自平矣。④

仁 10 g，虎杖 10 g。7 剂。

2010 年 3 月 29 日复诊，药后尿频、尿急诸症基本解除，上方续 7 剂巩固治疗。

按语：尿频尿急尿痛属"淋证"，病变机制为"肾虚膀胱热"。猪苓汤治疗淋证，充分体现出猪苓汤育阴清热利水的功效。

四逆散

柴胡　枳实　芍药　甘草

少阴病,四逆,泄利下重,其人或咳或悸,或小便不利,或腹中痛者,此方主之。少阴为水火同处之藏,水火不和,则阴阳不相顺接。四肢为阴阳之会,故厥冷四逆,有寒热之分。胃阳不敷于四肢为寒厥,阳邪内扰于阴分为热厥。然四肢不温,故厥者必利,先审泻利之寒热,而四逆之寒热判矣。下利清谷为寒,当用姜、附壮元阳之本;泄泻下重为热,故用白芍、枳实酸苦涌泄之品以清之。不用芩、连者,以病于阴而热在下焦也。更用柴胡之苦平者,以升散之,令阴火得以四达。佐甘草之甘凉①以缓其下重。合而为散,散其实热也。用白饮和服,中气和而四肢之阴阳自接,三焦之热自平矣。此症以泄利下重,知少阴之阳邪内扰于阴,四逆即非寒症矣。四逆皆少阴枢机无主,升降不利所致,只宜治下重,不须兼治诸症也。仲景因有四逆症,欲以别于四逆汤,故以四逆散名之。本方有咳者,加五味、干姜;悸者,加桂枝;腹痛,加附子;泄利下重,加薤白,俱非泄利下重所宜。且五味、姜、桂加五分,于附子加一枚,薤白三升,何多寡不同若是? 且以散只服方寸匕,恐不济此症,此后人附会可知也。

① 【注文浅释】
柯注"甘草之甘凉",此性"凉"与"伤寒论注"部分四逆散之甘草所标"炙"不符,宋本《伤寒论》等四逆散之甘草皆标注"炙"。甘草之性,生者为凉,炙者为温。

猪肤汤

猪肤　白蜜　花粉

少阴病多下利,以下焦之虚也。阴虚则阳无所附,故下焦虚寒者,反见上焦之实热。少阴脉循喉咙,挟舌本,其支者，出络心，注胸中。凡肾精不足，肾火不藏，必循经上走于阳分咽也。痛胸满心烦者，因阴并于下，而阳并于上，承不上承于心，火不下交于肾，此未济之象。猪为水畜，而津液在肤，取其肤以治上焦虚浮之火，和白蜜、花粉之甘，泻心润肺而和脾。滋化原^①，培母气，水升火降，上热下行，虚阳得归其部，不治利而利自止矣。三味皆食物，不藉于草，所谓随手拈来，尽是道矣。

①【注文浅释】
滋化原：同"滋化源"。

――― 甘草汤 ―――

甘草

――― 桔梗汤 ―――

甘草　桔梗

――― 半夏汤 ―――

半夏　桂枝　甘草

――― 苦酒汤 ―――

半夏　鸡子白　苦酒

四方皆因少阴咽痛而设也。少阴之脉循喉咙，挟舌本，故有咽痛症。若因于他症而咽痛者，不必治其咽。如脉阴阳俱紧，反汗出而吐利者，此亡阳也。只回其阳，则吐利止而咽痛自除。如下利而胸满心烦者，是下焦虚而上焦热也。升水降火，上下和调而痛自止。若无他症而但咽痛者，又有寒热之别。见于二三日，是阴火上冲，可与甘草汤,甘凉泻火以缓其热。不瘥者,配以桔梗,兼辛以散之,所谓奇之不去而偶之也。二方为正治之轻剂,以少阴为阴中之阴,脉微细而但欲寐,不得用苦寒之剂也。若其阴症似阳,恶寒而欲吐者,非甘、桔所能疗,当用半夏之辛温,散其上逆之邪;桂枝之甘温,散其阴寒之气;缓以甘草之甘平;和以白饮之谷味,或为散,或为汤,随病之意也。如咽中因痛而且伤,生疮不能言,语声不出者,不得即认为热症。必因呕而咽痛,胸中之痰饮未散,仍用半夏之辛温,取苦酒之酸以敛疮,鸡子白之清以发声。且三味相合,而半夏减辛烈之猛,苦酒缓收敛之骤,取鸡子白之润滋其咽喉,又不令泥痰饮于胸膈也。故其法以鸡子连壳置刀环中,安火上,只三沸即去滓,此意在略见火气,不欲尽出半夏之味也明矣。二方皆少少含咽,是从治缓剂。按鸡卵法太极之形,含阴阳两气,其黄走血分,故心烦不卧者用之。此仲景用药法象之义也。

上少阴七方,皆凉解法。后二方,皆温补法。

厥阴方总论

太阴以理中丸为主,厥阴以乌梅丸为主。丸者,缓也。太阴之缓,所以和脾胃之气;厥阴之缓,所以制相火之逆也。观所主诸方,治手足厥冷,脉微欲绝,而不用姜、附[1];下利脉沉结,而用黄柏[2];心动悸脉代结,而用生地、麦冬。总因肝有相火,当泻无补,与肾中虚阳之发,当补当温者不同耳。夫三阴皆有本经之热:太阴之热,脾家实而行胃脘之阳也;少阴之热,肾阴虚而元阳发越也;厥阴之热,肝胆热而拂郁之火内热也。举世误于传经热邪之说,遇三阴热症,漫无主张。见发热脉沉者,断为阳症见

① 【注文浅释】

"少阴病,下利清谷,里寒外热,手足厥逆,脉微欲绝,身反不恶寒,其人面色赤……者。通脉四逆汤主之";"手足厥寒,脉细欲绝者,当归四逆汤主之",可见"手足厥寒"有脉微、脉细之别,仲景原意"手足厥冷(寒)"之"脉微欲绝"者,治用通脉四逆汤;"脉细欲绝"者,治用当归四逆汤。而柯注当归四逆汤证是"脉微欲绝"。"伤寒论翼"部分有:"手足厥冷,脉微欲绝,是厥阴伤寒之外症,当归四逆是厥阴伤寒之表药。夫阴寒如此而不用姜附者,以相火寄于肝经,外虽寒而藏不寒……诊厥阴脉,以阳为主,而治厥阴病,以阴为主。故当归四逆不去芍药……要知脉微欲绝,手足厥冷,虽是阴盛,亦未阳虚,故可表散外邪,不可固里。"柯氏将当归四逆汤证"脉细欲绝"改为"脉微欲绝",有违仲景原意。

② 【注文浅释】

此指白头翁汤证。

阴脉而不治。中风下利者，妄呼为漏底伤寒。不明仲景之论，因不敢用仲景之方，非不学无术乎？

乌梅丸

乌梅　干姜　桂枝　附子　蜀椒　黄连　黄柏　人参　当归　细辛

六经惟厥阴最为难治，其本阴而标热，其体风木，其用相火，以其具合晦朔之理。阴之初尽，即阳之初出，所以一阳为纪，一阴为独，则厥阴病热，是少阳之相火使然也。火旺则水亏，故消渴；气有余便是火，故气上撞心，心中疼热；木甚则克土，故饥不欲食，是为风化；饥则胃中空虚，蛔闻食臭则出，故吐蛔。此厥阴之火症，非厥阴之伤寒也。《内经》曰："必伏其所主，而先其所因。或收或散，或逆或从，随所利而行之，调其中气，使之和平。"是厥阴之治法也。仲景之方，多以辛甘、甘凉为君，独此方用酸收之品者，以厥阴主肝而属木。《洪范》云："木曰曲直，曲直作酸。"《内经》曰："木生酸，酸入肝，以酸泻之，以酸收之。"君乌梅之大酸，是伏其所主也。佐黄连泻心而除痞，黄柏滋肾以除渴，先其所因也。肾者肝之母，椒、附以温肾，则火有所归，而肝得所养，是固其本也。肝欲散，细辛、干姜以散之。肝藏血，桂枝、当归引血归经也。寒热并用，五味兼收，则气味不和，故佐以人参调其中气。以苦酒浸乌梅，同气相求，蒸之米下，资其谷气。加蜜为丸，少与而渐加之，缓以治其本也。仲景此方，本为厥阴诸症之法，叔和编于吐蛔条下，令人不知有厥阴之主方。观其用药，与诸症符合，岂只吐蛔一症耶？[①] 蛔，昆虫也，为生冷之物与湿热之气相成，故寒热互用以治之。且胸中烦而

① 【案例犀烛】

石某，男，34 岁，2020 年 9 月 21 日初诊。有糖尿病病史，腹泻 1 年余，完谷不化，平素怕风冷，胸骨后烧灼感，易腹胀，凌晨 3 点易醒，舌暗有齿痕，舌下瘀紫，脉细。

治用：乌梅 15 g，细辛 6 g，桂枝 10 g，黄连 3 g，黄柏 10 g，当归 10 g，生晒参 10 g，蜀椒 10 g，干姜 10 g，制附片先煎 20 g。7 剂。

2020 年 9 月 28 日复诊，腹泻、怕冷及胸骨后烧灼感皆缓解。上方改乌梅 20 g 续服。

按语：本例患者，腹泻 1 年且完谷不化，是虚寒之证；但胸骨后烧灼感，又是上热现象。乌梅丸治疗有效，体现乌梅丸清上温下之功，非治蛔厥一证。

吐蛔，则连、柏是寒因热用。蛔得酸则静，得辛则伏，得苦则下。杀虫之方，无更出其右者。久利则虚，调其寒热，扶其正气，酸以收之，其利自止。愚按：厥利发热诸症，诸条不立方治，当知治法不出此方矣。

当归四逆汤

桂枝　芍药　当归　细辛　通草　甘草　大枣

当归四逆加吴茱萸生姜汤

前方加吴茱萸、生姜、酒。

此厥阴伤寒发散表邪之剂也。厥阴居两阴之交尽，名曰阴之绝阳。外伤于寒，则阴阳之气不相顺接，故手足厥冷，脉微欲绝。然相火居于厥阴之藏，藏气实热，则寒邪不能侵，只外伤于经，而内不伤藏，故先厥者，后必发热。凡伤寒初起，内无寒症，而外寒极盛者，但当温散其表，勿遽温补其表。此方用桂枝汤以解外，而以当归为君者，因厥阴主肝为血室也。^①肝苦急，甘以缓之，故倍加大枣，犹小建中加饴糖法。肝欲散，当以辛散之细辛，其辛能通三阴之气血，外达于毫端，比麻黄更猛，可以散在表之严寒。不用生姜，不取其横散也。通草即木通，能通九窍而通关节，用以开厥阴之阖而行气于肝。夫阴寒如此，而仍用芍药者，须防相火之为患也。是方桂枝得归、芍，生血于营；细辛同通草，行气于卫；甘草得枣，气血以和。且缓中以调肝，则营气得至手太阴，而脉自不绝；温表以逐邪，则卫气行四末而手足自温。不须参、术之补，不用姜、桂之燥，此厥阴之四逆，与太、少不同治，而仍不失辛

① **【注文浅释】**
此"厥阴主肝为血室"与前"热入血室"之解释一致。

甘发散为阳之理也。若其人内有久寒者，其相火亦不足。加吴萸之辛热，宜达厥阴之藏；生姜之辛散，淫气于筋；清酒以温经络。筋脉不沮弛①，则气血如故，而四肢自温，脉息自至矣。此又治厥阴内外两伤于寒之剂也，冷结膀胱而少腹满痛，手足厥冷者宜之。

小建中汤

桂枝　芍药　甘草　生姜　大枣　饴糖

厥阴为阖，外伤于寒，肝气不舒，热郁于下，致伤中气，故制此方以主之。凡六经外感未解者，皆用桂枝汤解外。如太阳误下，而阳邪下陷于太阴者，桂枝汤倍加芍药，以泻木邪之干脾也。此肝火上逼于心脾，于桂枝加芍药汤中更加饴糖，取酸苦以平肝藏之火，辛甘以调脾家之急，又资其谷气以和中也。此方安内攘外，泻中兼补，故名曰建；外症未除，尚资姜、桂以散表，不全主中，故称曰小②。所谓中者有二：一曰心中，一曰腹中。如伤寒二三日，心中悸而烦者，是厥阴之气逆上冲于心也。比心中疼热者稍轻，而有虚实之别：疼而热者为实，当用苦寒以泻心火；悸而烦者为虚，当用甘温以保心气。是建腹中之宫城也。伤寒阳脉涩，阴脉弦，腹中急痛者，是厥阴之逆气上侵脾胃也。比饥不欲食，食则吐蛔者，为更重，而有形气之别：食即吐蛔为有形，当用酸苦以安蛔；腹中急痛为无形，当用辛寒以止痛。是建腹中之都会也。世不明厥阴之为病，便不知仲景所以制建中之理。不知胆藏肝内，则不明仲景先里后表之法。盖寒虽外来，而热从中发。必先开厥阴之阖，始得转少阴之枢；先平厥阴阴脉之弦，始得通少阳阳脉之涩。此腹中痛者，先与小建中汤，不差者,继用小柴胡汤之理也。凡腹痛而用芍药者,因相火为患。若因于虚寒者,大非所宜,故有建中、理中之别。或问:腹痛既与小建中温之,更用小柴胡凉之,先热后寒,仲景亦姑试之乎? 曰:不差者,但未愈,非更甚也。先之以建中,是解肌而发表,止痛在芍药;继之以柴胡,是补中以逐邪,止痛在人参。按柴胡加减法,腹中痛者,去黄芩加芍药,其功倍于建中。可知阳脉仍涩,故用人参以助桂枝;阴脉仍弦,故用柴胡以助芍药。若一服建中而即差,则不必人参之补,亦不须柴胡之散矣。

茯苓甘草汤①

桂枝　生姜　茯苓　甘草

此厥阴伤寒发散内邪之汗剂。凡伤寒厥而心下悸者,宜先治水,后治其厥,不尔水渍入胃,必作利也。此方本欲利水,反取表药为里症用,故虽重用姜、桂,而以里药名方耳。厥阴伤寒,先热者后必厥,先热时必消渴。今厥而心下悸,是下利之源,斯时不热不渴可知矣。因消渴时饮水多,心下之水气不能入心为汗,畜而不消,故四肢逆冷而心下悸也。肺为水母,肺气不化,则水气不行。茯苓为化气之品,故能清水之源。然得猪苓、泽泻,则行西方收降之令,下输膀胱而为溺。桂枝、生姜,则从辛入肺,使水气通于肺,以行营卫阴阳,则外走肌表而为汗矣。佐甘草以缓之。汗出周身,而厥自止,水精四布,而悸自安。以之治水者,即所以治厥也。凡厥阴之渴在未汗时,太阳之渴在发汗后。如伤寒心悸,汗出而渴者,是水气不行,而津液又不足,须小发汗以散水气,故用五苓。伤寒心悸无汗而不渴者,津液未亏,故可用此方大发其汗。五苓因

①【医理探微】
茯苓甘草汤一般解读为"温胃化饮"剂,而柯氏别出心裁,注为"厥阴伤寒发散内邪之汗剂",其依据恐与茯苓甘草汤证之"厥"有关。

小发汗、故少佐桂枝，不用生姜用白术者，恐渍水入脾也。此用姜、桂与茯苓等分，而不用芍药、大枣，是大发其汗。佐甘草者，一以协辛发汗，且恐水渍入胃也。厥阴厥而不利，与见厥复利者，因热少而不能消水，水渍入胃，故仲景言其症而未及治法。与本方汗之则利自止，是下者举之之义也。本方为汗家峻剂，与麻黄汤义异，而奏捷则同。因水气在心下而不在皮毛，故不用麻黄；悸而不喘，故不用杏仁；且外不热而内不渴，故不用小青龙。仲景化水发汗之剂，不同如此[①]。

按伤寒汗出而渴，是伤寒、温病分歧处，大宜着眼。要知不恶寒、反恶热者，即是温病；有水气而心下悸，尚是伤寒。若无水气，则五苓燥热，即温病发火之药矣。

炙甘草汤

炙甘草　人参　阿胶　麻仁　桂枝　麦冬　生姜　大枣　清酒　生地

厥阴伤寒，则相火内郁，肝气不舒，血室干涸，以致营气不调，脉道涩滞而见代结之象。如程郊倩所云："此结者不能前而代替，非阴盛也。"凡厥阴病，则气上冲心，故心动悸。此悸动因于脉代结，而手足不厥，非水气为患矣。不得甘寒多液之品以滋阴而和阳，则肝火不息，而心血不生。心不安其位，则悸动不止。脉不复其常，则代结何以调？故用生地为君，麦冬为臣，炙甘草为佐，大剂以峻补真阴，开来学滋阴之一路也。反以甘草名方者，藉其载药入心，补离中之虚以安神明耳。然大寒之剂，无以奉发陈蕃秀之机，必须人参、桂枝佐麦冬以通脉，姜、枣佐甘草以和营，胶、麻佐地黄以补血，甘草不使速下，清酒引之

①【注文浅释】
柯注茯苓甘草汤"用姜、桂与茯苓等分，而不用芍药、大枣，是大发其汗。佐甘草者，一以协辛发汗，且恐水渍入胃也"，较之单纯从温化胃中水饮解释，更加全面。但比较表、里之治，茯苓甘草重点在温胃散水。茯苓甘草汤应归入"苓桂剂"，与苓桂甘枣汤、苓桂术甘汤一样，偏重在温阳化饮。柯氏将茯苓甘草汤视作"汗家峻剂"，则有失偏颇。

上行，且生地、麦冬，得酒力而更优也。^①

烧裈散

男女交媾而病传焉，奇病也。其授者始因伤寒，而实种于欲火，其受者因于欲火，而实发于阴虚，此阴阳易之病所由来也。无恶寒发热之表，无胃实自利之症。此因两精相搏，而当时即发，与冬不藏精，春必病温者不同。夫邪之所凑，其气必虚。阴虚者阳必凑之，故少气而热上冲胸；气少不得运，故头重不举，身体皆重；邪中于阴，故阴中拘挛；冲任脉伤，故少腹里急；精神散乱，故目中生花；动摇筋骨，故膝胫拘急；病由于肾，毒侵水道，故小便不利。谅非金石所能愈，仍须阴阳感召之理以致之。裈裆者，男女阴阳之卫。卫乎外者，自能清乎内。感于无形者，治之以有形。取其隐内，烧而服之，形气相感，小便即利。阴头微肿，浊阴走下窍而清阳出上窍，欲火平而诸症自息矣。男服女，女服男，然更宜六味地黄汤合生脉散治之。

六经方余论

既论制方之大法，又分六经之方以论之，亦云详矣。而定方不同之故，更不可不辨也。夫风寒暑湿之伤人，六经各有所受，而发见之脉不同，或脉同而症异，或脉症皆同而主症不同者，此经气之有别也。盖六经分界，如九州之风土，人物虽相似，而衣冠、饮食、言语、性情之不同，因风土而各殊。则人身表里之寒热虚实，亦皆因经气而异矣。如太阳一经，寒热互呈，虚实递见，治之者，当于表中顾里，故发表诸方，往往兼用里药。阳明之经主实热，治者当于实中防虚，故制攻下诸方，而又叮咛其不可轻用。

①【案例犀烛】

李某，女，39 岁，2016 年 12 月 12 日初诊。心悸 4 月，影响睡眠，心电图示频发室性早搏，二联律。心超示轻度主动脉瓣关闭不全，轻度三尖瓣关闭不全。多食胃胀，月经正常，大便两日一解，偶尔硬结，舌边齿痕，苔薄白腻，脉代。

治用：炙甘草 15g，桂枝 10g，生晒参 10g，麦冬 15g，生地 15g，阿胶 10g，火麻仁 10g，生姜 15g，大枣 30g，姜半夏 10g。7 剂。

2016 年 12 月 26 日复诊，心慌减轻，大便改善，脉缓律齐，上方改生地 25g 续服巩固治疗。

按语：《难经》有曰"损其心者，调其营卫"，炙甘草汤调和营卫，又有"复脉之功"，治疗"伤寒，脉结代，心动悸"。炙甘草汤虽然可以对证治疗"脉结代，心动悸"，但其治疗外感病引起的"脉结代、心动悸"效果最好。炙甘草汤是治疗病毒性心肌炎第一方，不论是急性病毒性心肌炎，还是慢性病毒性心肌炎，用炙甘草汤治疗皆可取得显著的效果。

少阳之经气主虚热，故立方凉解，每用人参。太阴之经气主虚寒，故立方温补，不离姜、附。少阴之经气多虚寒，故虽见表热而用附子，亦间有虚热，故亦有滋阴之剂。厥阴之经气主实热，故虽手足厥冷，脉微欲绝，而不用姜、附。然此为无形之实热，与阳明有形之实热径庭矣。仲景制方，因乎经气，《内经》"审其阴阳，以别刚柔，阳病治阴，阴病治阳，定其气血，各守其乡"之理也。所以表里攻补阴阳之品，或同或异者，亦因其经气血之多少而为之定剂耳。请再以表里论之：三阳主表而有里，三阴主里而无表，何也？太阳为五脏之主，以胸中为里，以少阴为里；阳明为六府之主，以腹中为里，以太阴为里；少阳为十一脏所决之主，故胸腹皆为其里而无定位，以厥阴为里，犹运筹于帷幄也。治三阳者，既顾心腹之里，又顾三阴之里，所以阳经之方倍于阴经。而阳有多少，病有难易，所以阳明之方不及太阳，少阳之方更少于阳明也。三阴非无表症也，而谓其无表，故少阴之一身尽热，无非太阳渐外之阳；太阴之四肢烦疼，原是胃脘之所发；厥阴之厥而发热，畴非三焦胆甲之气也。第不头痛项强，胃家不实，不口苦、目眩，定其为阴经耳。三阴之表自三阳来，所以三阴表剂，仍用麻黄、桂枝为出路。太阴之芍药，少阴之附子，厥阴之当归，得互列于表剂之间，并行而不悖。此《内经》阴阳、表里、雌雄相输应之义也。[①]

麻黄升麻汤

麻黄　升麻　黄芩　知母　石膏　芍药　天冬　干姜　桂枝　当归　茯苓　白术　玉竹　甘草

六经方中，有不出于仲景者，合于仲景，则亦仲景而已矣。若此汤其大谬者也。伤寒六七日,大下后,寸脉沉而迟。夫寸为阳,主上焦,沉而迟,是无阳矣。沉为在里,则不当发汗;迟为藏寒,则不当清火。且下部脉不至,手足厥冷,泄利不止,是下焦之元阳已脱。又咽喉不利吐脓血,是上焦之虚阳无依而将亡,故扰乱也。如用参、附以回阳,而阳不可回,故曰难治,则仲景不立方治也明矣。此用麻黄、升麻、桂枝以散之,汇集知母、天冬、黄芩、芍药、石膏等大寒之品以清之,以治阳实之法,治亡阳之症,是速其阳之毙也。安可望其汗出而愈哉!用干姜一味之温,苓、术、甘、归之补,取玉竹以代人参,是犹攻金城高垒^①,而用老弱之师也。且用药至十四味,犹广罗原野,冀获一兔。与防风通圣等方,同为粗工侥幸之符^②也。谓东垣用药多多益善者,是不论脉病之合否,而殆为妄谈欤!

①【注文浅释】
金城高垒:坚固的城墙,高大的堡垒。

②【注文浅释】
符:符箓,道士画的驱使鬼神的图形或线条,在此是指麻黄升麻汤粗制滥造。